Anleitung
zur
Gesundheitspflege
auf Kauffahrteischiffen

Bearbeitet im

Reichsgesundheitsamt

Sechste, abgeänderte Ausgabe

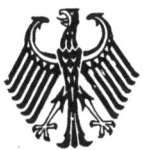

Springer-Verlag Berlin Heidelberg GmbH 1929

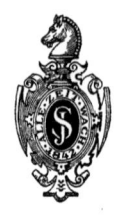

ISBN 978-3-662-40859-9   ISBN 978-3-662-41343-2 (eBook)
DOI 10.1007/978-3-662-41343-2
Softcover reprint of the hardcover 6th edition 1929

Alle Rechte vorbehalten.

Vorwort.

Die „Anleitung zur Gesundheitspflege auf Kauffahrteischiffen" ist dazu bestimmt, einerseits in den Seefahrtschulen beim Unterricht als Leitfaden zu dienen, andererseits den Kapitän und die Schiffsoffiziere an Bord zu befähigen, auf Grund der bei diesem Unterricht erworbenen Kenntnisse die zur Verhütung von Erkrankungen der Schiffsbesatzung und die bei eingetretenen Verletzungen und Krankheitsfällen erforderlichen Maßnahmen, soweit dies beim Fehlen ärztlicher Hilfe möglich ist, zu treffen und folgenschwere Mißgriffe zu vermeiden.

Die vorliegende neue Ausgabe schließt sich in der Gliederung des behandelten Stoffes im wesentlichen den früheren Ausgaben an. Bei der Durchsicht erwies es sich an zahlreichen Stellen als erforderlich, die Angaben über die Krankheiten und ihre Behandlung, entsprechend den im Schiffsverkehr hervorgetretenen praktischen Bedürfnissen, zu ändern und zu ergänzen sowie mit den neueren wissenschaftlichen Forschungen in Einklang zu bringen (z. B. hinsichtlich der Verhütung und Behandlung der Geschlechtskrankheiten und der Behandlung der Malaria). Ferner sind entsprechend den Wünschen ärztlicher Lehrer an den Seefahrtschulen umfangreichere Änderungen unter anderem bei denjenigen Kapiteln vorgenommen worden, welche die Beköstigung, die Desinfektion, die gesundheitliche Behandlung der Seeschiffe in den Häfen, die Schiffsapotheke, die Versorgung von Wunden und Knochenbrüchen zum Gegenstande haben. Auch sonst wurden zahlreiche, in dankenswerter Weise von ärztlichen Lehrern ergangene Anregungen und Abänderungsvorschläge nach Möglichkeit verwertet. Die Abbildungen sind erheblich vermehrt worden. Die Neubearbeitung ist durch das Mitglied des Reichsgesundheitsamts Oberregierungsrat Dr. Bogusat erfolgt.

Inhaltsverzeichnis.

Erster Abschnitt.
Gesundheitspflege.

Vorbemerkung 1
I. Vom Baue und den Vorrichtungen des menschlichen Körpers.
§§ 1—8.
    Allgemeines. § 1 3
    Die Knochen. § 2 5
    Nerven. Blutgefäße. § 3 6
    Herz. Blutkreislauf. § 4 8
    Luftwege. Lungen. Atmung. Schilddrüse. § 5 11
    Speiseröhre. Magen. Leber. Milz. Darm. § 6 13
    Harn- und Geschlechtsorgane. § 7 15
    Körpersäfte, Blut, Lymphe. § 8 16
II. Untersuchung der anzumusternden Leute. § 9 17
III. Beschaffenheit von Schiff und Ladung. §§ 10—15.
    Logisräume. § 10 20
    Aborte und Pissoire. § 11 23
    Schiffsraum und Bilge. § 12 23
    Ballast. § 13 24
    Ladung. § 14 24
    Lüftung. § 15 26
IV. Kleidung, Wäsche und Hautpflege der Schiffsmannschaft.
§§ 16—18.
    Kleidung und Wäsche. § 16 27
    Reinigung derselben. § 17 27
    Körperliche Reinigung. § 18 27
V. Beköstigung. §§ 19—35.
    Allgemeine Regeln für die Beköstigung. § 19 28
    Fleisch. § 20 31
    Fische. § 21 33
    Butter und Käse. § 22 34
    Mehl. § 23 34
    Teigwaren. § 24 35
    Brot. § 25 35
    Früchte. § 26 36
    Hülsenfrüchte und Hülsenfruchtmehle. § 27 36

Seite

Kartoffeln und Stärkearten. § 28 37
Gemüse und Gemüsedauerwaren. § 29 37
Suppenzutaten und Gewürze. § 30 38
Fremdländische Lebensmittel. § 31 39
Kaffee und Tee. § 32 40
Bier, Wein, Branntwein. § 33 41
Zitronensaft. § 34 42
Wasser. § 35 43

VI. Sonstige Maßnahmen zur Bewahrung eines guten Gesundheitszustandes. §§ 36—42.
Verhalten in kalten Gegenden. § 36 46
Verhalten in warmen Gegenden. § 37 47
Maßnahmen beim Einlaufen in einen Hafen. § 38 49
Verhalten in einem verseuchten Hafen. § 39 51
Verhalten bei Erkrankungen an Bord. § 40 55
Desinfektion. § 41 56
Gesundheitliche Behandlung der Seeschiffe in den Häfen. § 42 67

Zweiter Abschnitt.
Krankenpflege.

I. Innere Krankheiten.

A. Allgemeine Vorschriften. §§ 43—50.
Untersuchung des Kranken. § 43 69
Wartung und Pflege des Kranken. § 44 73
Fieber. § 45 77
Krankenkost. § 46 80
Die Schiffsapotheke. § 47 82
Angaben über einzelne Mittel. § 48 87
Einige Hilfeleistungen bei Kranken. § 49 90
Ärztliche Hilfe im Auslande. § 50 94

B. Vorschriften für einzelne Krankheiten. §§ 51—103.
1. Infektionskrankheiten. §§ 51—66.
Das Wesen der Infektionskrankheiten. § 51 95
Pest. § 52 96
Cholera. § 53 100
Gelbfieber. § 54 103
Wechselfieber. § 55 109
Schwarzwasserfieber. § 56 114
Pocken. § 57 115
Fleckfieber. § 58 119
Ruhr (Dysenterie). § 59 121
Unterleibstyphus. § 60 123

	Seite
Tuberkulose. § 61	127
Geschlechtskrankheiten. § 62	130
a) Harnröhrentripper nebst Folgekrankheiten	135
b) Weicher Schanker	140
c) Syphilis	144
Verhütung der Geschlechtskrankheiten. § 63	150
Windpocken, Masern, Röteln. § 64	154
Scharlach. Diphtherie. § 65	155
Influenza (Grippe). § 66	159

2. Einige andere wichtige Krankheiten. §§ 67—75.

Lungenentzündung. § 67	160
Brust- und Rippenfellentzündung. § 68	162
Herzleiden. § 69	163
Gelenkrheumatismus und Gicht. § 70	163
Magengeschwür. § 71	166
Wurmfortsatzentzündung (Blinddarmentzündung). § 72	167
Magenblutung. § 73	169
Skorbut und Segelschiffsberiberi. § 74	171
Beriberi. § 75	175

3. Sonstige Erkrankungen, insbesondere einzelner Organe und Körperteile. §§ 76—103.

Kopfschmerzen. § 76	177
Nasenbluten. § 77	177
Mundentzündung. § 78	178
Hals- und Mandelentzündung. § 79	179
Kehlkopfkatarrh. § 80	179
Luftröhren- und Lungenkatarrh. § 81	180
Brustbeklemmung (Asthma). § 82	181
Magenkatarrh. § 83	181
Magenkrampf. § 84	183
Darmkatarrh. § 85	183
Brechdurchfall. § 86	184
Verstopfung. § 87	185
Gelbsucht. § 88	186
Eingeweidewürmer und Trichinen. § 89	187
Nierenentzündung. § 90	190
Wassersucht. § 91	191
Blasenkatarrh. § 92	191
Hämorrhoiden. § 93	192
Blutarmut. § 94	192
Muskelrheumatismus. § 95	193
Seekrankheit. § 96	194
Fallsucht. § 97	194

	Seite
Geistesstörung und Säuferwahnsinn. § 98	195
Ohnmacht. § 99	196
Schlaganfall (Gehirnschlagfluß). § 100	196
Hitzschlag und Sonnenstich. § 101	197
a) Hitzschlag	197
b) Sonnenstich	200
Vergiftungen. § 102	200
1. durch Säuren	201
2. durch Laugen	201
3. durch Sublimat, Arsenik, Phosphor	201
4. durch pflanzliche Gifte und Alkohol	201
5. Fleisch- und Fischvergiftungen	202
6. durch Gase	203
Scheintod. § 103	204
1. Behandlung Ertrunkener. Künstliche Atmung	205
2. Behandlung Erhängter, Erdrosselter und Erwürgter	211
3. Behandlung Erstickter	211
4. Behandlung vom Blitzschlag oder elektrischen Strome Getroffener	212
5. Behandlung Erstarrter	212

II. Verletzungen und äußere Krankheiten.

A. Allgemeine Vorschriften über die Behandlung von Verletzungen. §§ 104—106.

Untersuchung, Fortschaffung, Lagerung und Pflege des Verletzten. § 104	213
Behandlung des verletzten Körperteils. § 105	216
Verbände. § 106	216

B. Vorschriften für die Behandlung einzelner Arten von Verletzungen. §§ 107—136.

1. Wunden. §§ 107—116.

Wundbehandlung. § 107	223
Blutstillung. § 108	230
Verschiedene Arten von Wunden und ihre Behandlung. §§ 109—116.	
Schnittwunden. § 109	235
Stichwunden. § 110	235
Quetsch- und Rißwunden. § 111	236
Schußwunden. § 112	236
Besonders schwere Wunden mit Verletzungen wichtiger Organe. § 113	237
a) Kopfwunden	237
b) Brustwunden	237

	Seite
c) Bauchwunden	238
d) Gelenkwunden	240
Vergiftete Wunden a) durch Schlangenbiß, b) durch giftige Fische. § 114	241
Brandwunden und Frostschäden. § 115	243
Beispiel für die Wundbehandlung: Kopfverletzung. § 116	245

2. **Verstauchungen und Verrenkungen. §§ 117—126.**

Allgemeines. § 117	247
Verstauchungen. § 118	248
Verrenkungen im allgemeinen. § 119	249
Behandlung der einzelnen Verrenkungen. §§ 120—126.	
Unterkiefer. § 120	250
Schultergelenk. § 121	251
Ellbogengelenk. § 122	253
Handgelenk. § 123	254
Fingergelenke. § 124	254
Hüftgelenk. § 125	255
Fußgelenk. § 126	257

3. **Knochenbrüche. §§ 127—136.**

Erkennung und Behandlung im allgemeinen. § 127	258
Vorbereitung des Verbandes. § 128	260
Verfahren bei Einrichtung eines Knochenbruchs und Anlegung des Verbandes. § 129	262
Behandlung der einzelnen Knochenbrüche. §§ 130-136.	
Schädel. Unterkiefer. § 130	265
Rippen. Schlüsselbein. Wirbelsäule. § 131	267
Oberarm. § 132	269
Unterarm. Speiche. Finger. § 133	271
Oberschenkel. § 134	272
Kniescheibe. Unterschenkel. Knöchel. § 135	275
Beispiel für einen offenen Knochenbruch (Bruch des Unterschenkels mit Hautzerreißung). § 136	279

C. Einige wichtige äußere Erkrankungen und ihre Behandlung. §§ 137—150.

1. **Wundkrankheiten, Entzündungen, Geschwüre. §§ 137 bis 143.**

Wundrose (Erysipel, Rotlauf) und Wundstarrkrampf (Tetanus). § 137	282
Furunkel (Blutschwär, Blutfinne, Schweinsbeule) und Karbunkel (Brandbeule). § 138	284
Fingerentzündung (Fingergeschwür, Fingerwurm, Abel). § 139	286
Zellgewebsentzündung (Blutvergiftung). § 140	288

	Seite
Gelenkentzündung. § 141	289
Unterschenkelgeschwüre. § 142	290
Durchliegen (Druckbrand). § 143	291

2. Augen-, Ohren- und Zahnkrankheiten. §§ 144—146.

Augenentzündung. § 144	291
Nachtblindheit. § 145	293
Ohrenschmerzen, Zahnschmerzen, Zahngeschwür. § 146	293

3. Einige andere äußere Leiden. §§ 147—150.

Unterleibsbrüche. § 147	294
Wasserbruch. Krampfaderbruch. § 148	297
Hitzeausschlag (roter Hund). § 149	298
Krätze; Filz-, Kopf- und Kleiderläuse. § 150	298

Anhang.
Gesetzliche Vorschriften und amtliche Vereinbarungen.

1. Bekanntmachung, betreffend die Untersuchung von Schiffsleuten auf Tauglichkeit zum Schiffsdienste 301
2. Bekanntmachung, betreffend die Logis-, Wasch- und Baderäume sowie die Aborte für die Schiffsmannschaft auf Kauffahrteischiffen 305
3. Verordnung, betreffend Krankenfürsorge auf Kauffahrteischiffen 310
4. Kurze Anleitung zu mikroskopischen Untersuchungen. (Unter Berücksichtigung der im Verzeichnis III vorgeschriebenen Hilfsmittel.) 357
5. Auszug aus der Zusammenstellung der Vorschriften über die Führung und Behandlung des Schiffstagebuchs 360
6. Speiserolle 366
7. Vorschriften für die Beförderung von Leichen auf dem Seewege 367
8. Einige für den Kapitän wichtige Bestimmungen des Internationalen Sanitätsabkommens zu Paris vom 21. Juni 1926 370
9. Warnung! Vorsicht bei Schiffsausgasungen mit Blausäure 378

Alphabetisches Sachverzeichnis 1*

Erster Abschnitt.

Gesundheitspflege.

Vorbemerkung.

Die Sterblichkeit der Seeleute auf den Kauffahrteischiffen übertrifft die der gleichalterigen männlichen Bevölkerung an Land. Besonders zahlreich sind die Todesfälle durch Ertrinken infolge Unterganges des Schiffes oder Überbordfallens sowie durch sonstige Unglücksfälle während des Dienstes an Bord. Nach den Ver-

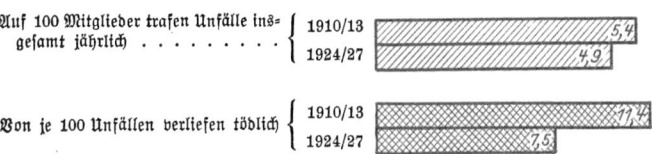

Abb. 1. Unfälle und tödliche Verunglückungen der Pflichtmitglieder der Seeberufsgenossenschaft 1910—1913 und 1924—1927.

waltungsberichten der Seeberufsgenossenschaft zu Hamburg sind in dem vierjährigen Zeitraum von 1924 bis einschl. 1927 unter der unfallversicherungspflichtigen Besatzung der deutschen Kauffahrteischiffe und verwandter Betriebe einschl. der Hochseefischereifahrzeuge 10392 Unfälle mit 779 Todesfällen vorgekommen. Berechnet man die Zahl der Besatzungsmannschaften im vierjährigen Durchschnitt auf rund 53200, so ergibt sich für diese eine durchschnittliche jährliche Zahl von 2598 Unfällen mit 195 Todesfällen. Es verlief also im Durchschnitt rund jeder 13. Unfall tödlich, was einer Unfallsterblichkeit von 3,7 ⁰/₀₀ der Besatzung gleichkommen würde. Für die gesamte männliche Bevölkerung des Deutschen Reichs im Alter von 15 bis 30 und von 30 bis 60 Jahren, also in dem für die seefahrende Bevölkerung fast ausschließlich in Betracht kommenden Lebensalter, betrug im Jahre 1926 die Sterblichkeit an tödlichen Verunglückungen 0,58 %0 (für das Alter von 15 bis 30) und 0,62 %0 (für das Alter von 30 bis 60), also im Durchschnitt 0,60 %0 für das Alter von 15 bis 60 Jahren; von je 100 dieser Verstorbenen verunglückten u. a. durch Ertrinken 16,2, Maschinenverletzung 3,2, Einsturz und Explosionen 9,3 sowie durch Fall 13,4. Für das gleiche Jahr berechnete sich die Unfallsterblichkeit der Seeleute (einschl. der Hochseefischer) auf 4,8. Sie war also achtmal so hoch wie die der gleichalterigen männlichen Gesamtbevölkerung im Deutschen Reiche im Jahre 1926.

Neben dieser hohen Unfallsterblichkeit der Seeleute tritt die Sterblichkeit an inneren Krankheiten zurück. Doch gefährden gewisse Krankheiten, wie die Tuberkulose, das Wechselfieber und die eigentlichen Tropenkrankheiten, Gesundheit und Leben der seemännischen Bevölkerung besonders stark.

Von den verschiedenen Berufsarten weist das untere Maschinenpersonal (Heizer und Kohlenzieher) die größte Sterblichkeit auf; es leidet viel an den Folgen übergroßer Hitze in den Heizräumen (Heizerkrämpfe, Hitzschlag) und an Herzkrankheiten; ferner wird es, wie auch das Aufwartepersonal, besonders von der Tuberkulose heimgesucht. Viele von diesen Krankheits- und Todesfällen lassen sich verhindern. Ebenso können durch eine sachgemäße Hilfeleistung und Behandlung an Bord üble Folgen der zahlreich vorkommenden Verletzungen (Knochenbrüche, Wunden usw.) verhütet werden. Von dem obenerwähnten vierjährigen Durchschnitt der Unfälle (2598) entfielen auf nicht tödlich verlaufene Verletzungen jährlich durchschnittlich 2403, d. h. von je 1000 Mann der Besatzung deutscher Seeschiffe erlitten in dem vierjährigen Zeitraum von 1924 bis 1927 durchschnittlich 49 jährlich Verletzungen, die nach den Vorschriften der Unfallversicherung als Unfall anzusehen waren, d. h. eine mindestens dreitägige völlige oder teilweise Arbeitsunfähigkeit zur Folge hatten. Ein großer

— 3 —

Teil dieser Unfälle und Verletzungen ereignet sich auf See, fern von ärztlicher Hilfe.

Der Seemann ist an Bord in allen Lebensverhältnissen von dem Schiffe und seinem Führer abhängig. Es ist daher die Pflicht des Kapitäns, für die Gesundheit der ihm anvertrauten Leute zu sorgen. Täglich und stündlich hat er mit allen ihm zu Gebote stehenden Mitteln und Kenntnissen, mit Umsicht und Sorgfalt auf die Erhaltung eines guten Gesundheitszustandes und die Verhütung von Krankheiten auf seinem Schiffe Bedacht zu nehmen. Dies wird ihm durch die in Ausführung der Seemannsordnung erlassenen Vorschriften erleichtert, in denen über die Untersuchung der Schiffsleute auf Tauglichkeit zum Schiffsdienst, über die Größe und Einrichtung der Logisräume, die Einrichtung der Wasch- und Baderäume und der Aborte für die Schiffsmannschaft und über die Krankenfürsorge eingehende Bestimmungen getroffen sind*).

I. Von dem Baue und den Verrichtungen des menschlichen Körpers.

§ 1.
Allgemeines.

Der äußeren Form nach kann man am menschlichen Körper Kopf, Rumpf und Gliedmaßen unterscheiden. Sie werden überzogen von der Haut, die aus drei Schichten: der Oberhaut, Lederhaut und dem Unterhautbinde- oder Unterhautfettgewebe besteht. In der Lederhaut befinden sich zahlreiche Drüsen, deren Ausgänge (Poren) sich nach der Oberfläche öffnen, und von denen ein Teil den Hauttalg, der andere den Schweiß absondert. Die Haut ist in wechselndem Grade mit Haaren besetzt und an den Fingern und Zehen mit den aus einer hornartigen Masse bestehenden Nägeln bekleidet. An den ins Innere führenden Körperöffnungen (Mund, Nase usw.) geht die Haut in die Schleim-

---

*) Diese Vorschriften, welche durch die Bekanntmachungen vom 1. und 2. Juli 1905 (Reichs-Gesetzbl. S. 561 und 563) erlassen sind, sind im Anhang (S. 301 ff.) abgedruckt.

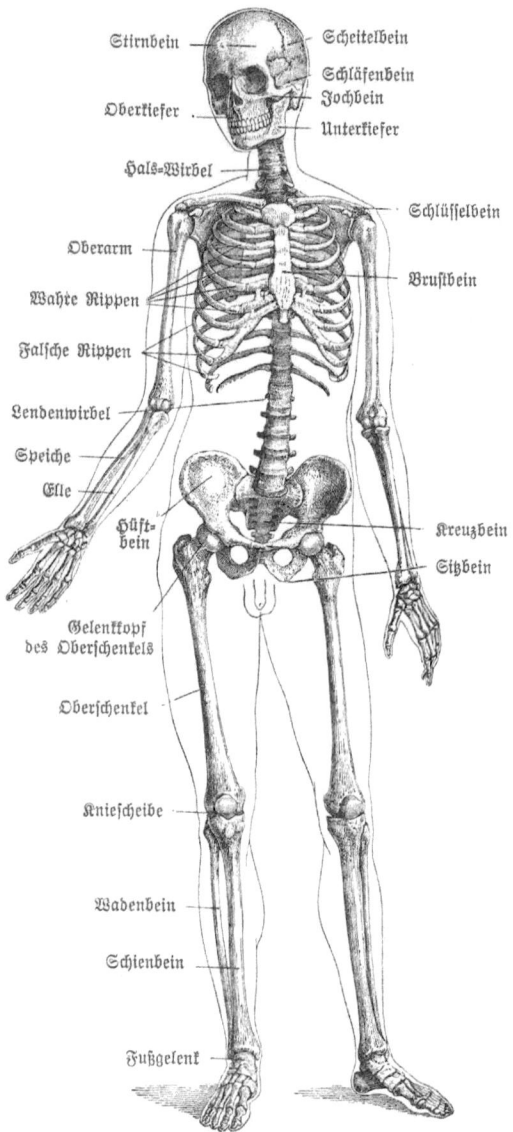

Abb. 2. Skelett von vorn gesehen.

haut über, die ihren Namen von dem Schleimüberzuge trägt, der von den in der Schleimhaut liegenden Schleimdrüsen beständig abgesondert wird und der Schleimhaut dadurch stets eine feuchte Beschaffenheit und ein glänzendes Aussehen verleiht. Unter der Haut liegen außer einer mehr oder weniger dünnen Fettschicht die Muskeln, die man gewöhnlich als das „Fleisch" bezeichnet. Sie können sich zusammenziehen und wieder ausdehnen und dienen daher zur Bewegung der einzelnen Körperteile und des ganzen Körpers. Ihre Stütze erhalten sie durch das Knochengerüst, mit dem sie sich meist durch die Sehnen verbinden.

§ 2.
Die Knochen.

Die Knochen, von denen manche im Innern das Knochenmark enthalten, sind außen mit einem feinen, festen Überzuge, der Knochenhaut, versehen. Die Knochen des Kopfes umschließen schalenförmig das Gehirn und die wichtigsten Sinneswerkzeuge. Dem Kopfe fügen sich die Wirbelknochen an, die die Wirbelsäule zusammensetzen. In dieser verläuft das Rückenmark als Fortsetzung des Gehirns. Von den Brustwirbelknochen gehen die Rippen ab, die mit Hilfe des Brustbeins den Brustkorb bilden. Am Rücken liegen ihnen die Schulterblätter, vorn die Schlüsselbeine auf. Diesen ist seitlich der Oberarmknochen angefügt, an den zwei Unterarmknochen und die Hand- und Fingerknochen sich anschließen. Unten ruht die Wirbelsäule auf den Beckenknochen, die mit den unteren Rippen und den umgebenden Muskeln die Bauchhöhle umschließen. Dem Becken fügt sich jederseits ein Oberschenkelknochen an, diesem wieder je zwei Unterschenkelknochen; ihrer Verbindungsstelle ist die knöcherne Kniescheibe vorgelagert. Den Unterschenkelknochen folgen die Fuß- und Zehenknochen. Die meisten Knochen sind in sogenannten Gelenken beweglich und an diesen Stellen von der aus sehnenartigen Bandmassen bestehenden Gelenkkapsel umhüllt. An den Gelenkenden sind die Knochen mit einem Knorpelüberzuge versehen.

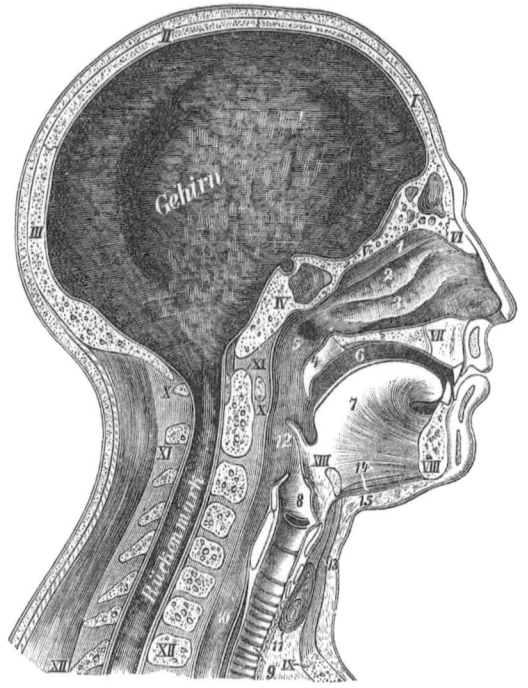

Abb. 3. Kopf und Hals im senkrechten Durchschnitte.

I—V Schädelknochen (I Stirnbein, II Scheitelbein, III Hinterhauptbein, IV Keilbein, V Siebbein), VI Nasenbein, VII Oberkiefer, VIII Unterkiefer, IX Brustbein, X bis XII Wirbel, XIII Zungenbein, 1—3 Nasenmuscheln, 4 Weicher Gaumen mit Zäpfchen, 5 Mündung der Ohrtrompete, 6 Mundhöhle, 7 Zunge, 8 Kehlkopf, 9 Luftröhre, 10 Speiseröhre, 11 Schilddrüse, 12 Kehldeckel, 13, 14 Halsmuskel, 15 Haut.

§ 3.
Nerven. Blutgefäße.

Neben gewissen Muskeln verlaufen, gewöhnlich gemeinsam, die größeren Nerven und Blutgefäße, während ihre feineren Verzweigungen den ganzen Körper durchsetzen. Die Nerven haben ihren Ausgangspunkt im Gehirn und Rückenmark; sie dienen der Empfindung und vermitteln außerdem die Bewegung. Bei den

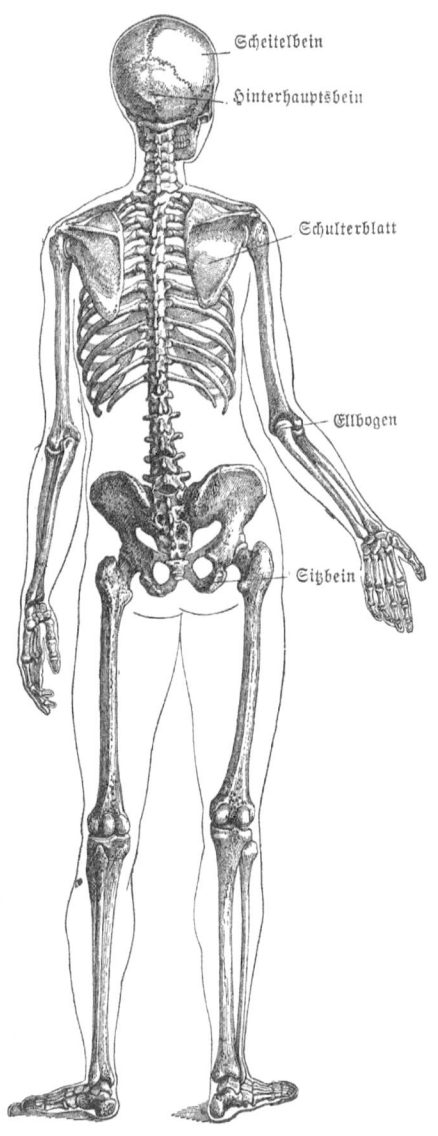

Abb. 4. Skelett von hinten gesehen.

Blutgefäßen unterscheidet man die Schlagadern oder Pulsadern (Arterien), in denen das Blut vom Herzen fort nach den verschiedenen Körpergegenden fließt, und die Blutadern (Venen), die das Blut von dort nach dem Herzen zurückleiten. Die Verbindung zwischen den Schlag- und Blutadern wird durch ein überall sich ausbreitendes Netz feinster Blutgefäße, sogenannter Haargefäße (Kapillaren), bewirkt.

Die wichtigsten Blutgefäße sind die unmittelbar vom Herzen ausgehende Hauptschlagader und ihre Verzweigungen, die größeren Schlagadern. Zu diesen gehören die Halsschlagader (an jeder Seite des Halses neben dem Kehlkopf gelegen), die Schlüsselbeinschlagader (hinter jedem Schlüsselbeine), die, nach dem Arme hinüberlaufend, die Achselschlagader in der Achselhöhle und die Oberarmschlagader an der Innenseite des Oberarms bildet. In der Ellenbogengegend teilt sich die Oberarmschlagader in zwei Schlagadern, die an der Kleinfinger- und der Daumenseite des Unterarms bis zur Hand hinführen. Die an der Daumenseite laufende Schlagader wird in der Nähe des Handgelenkes, wo sie dicht unter der Haut liegt, gewöhnlich zum Fühlen des Pulses benutzt.

Vom absteigenden Teile der Hauptschlagader geht nach unten jederseits die Oberschenkelschlagader ab, die aus dem Becken etwa in der Mitte der Schenkelbeuge heraustritt und an der Innenseite des Oberschenkels zwischen den Muskeln nach hinten zur Kniekehle verläuft, um sich dann in die Unterschenkelschlagadern zu teilen.

§ 4.
Herz. Blutkreislauf.

Die Blutbewegung kommt dadurch zustande, daß das Herz durch seine pumpenartige Tätigkeit das Blut in die Adern hineinpreßt. Das Herz, das im mittleren und unteren Teile der Brusthöhle, etwas nach links geneigt, vorn zwischen den Lungen liegt, ist ein kegelförmiger Hohlmuskel von der Größe der Faust des Menschen. Es wird vom Herzbeutel umgeben. Durch eine

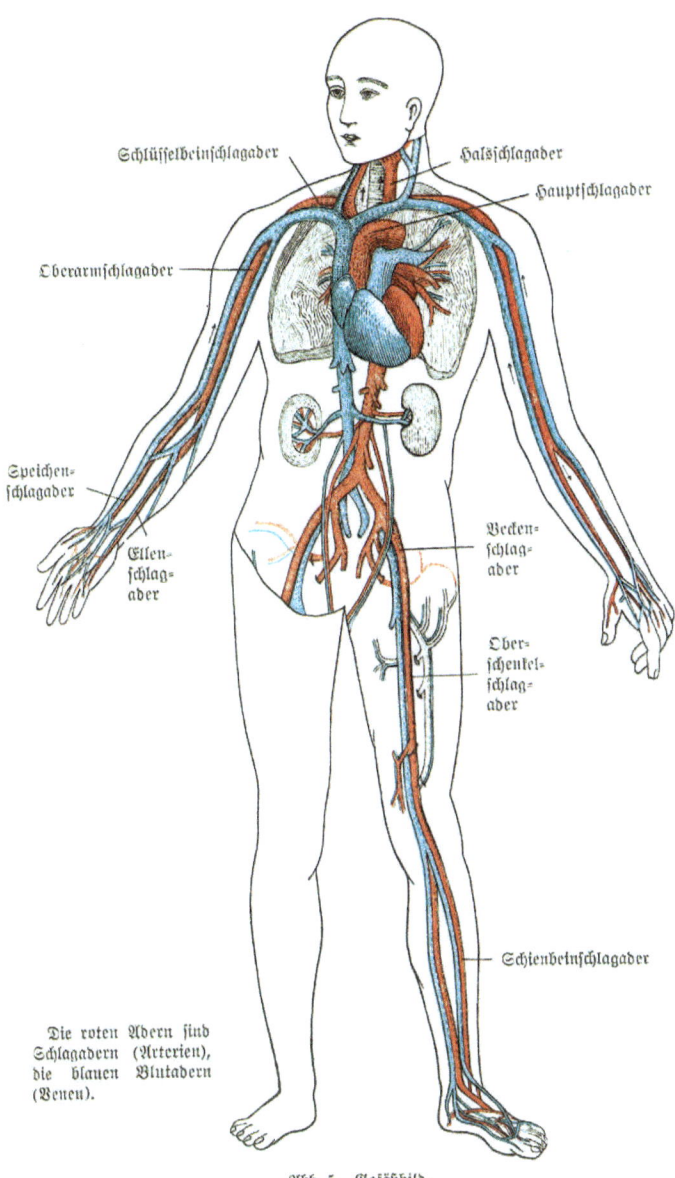

Abb. 5. Gefäßbild.

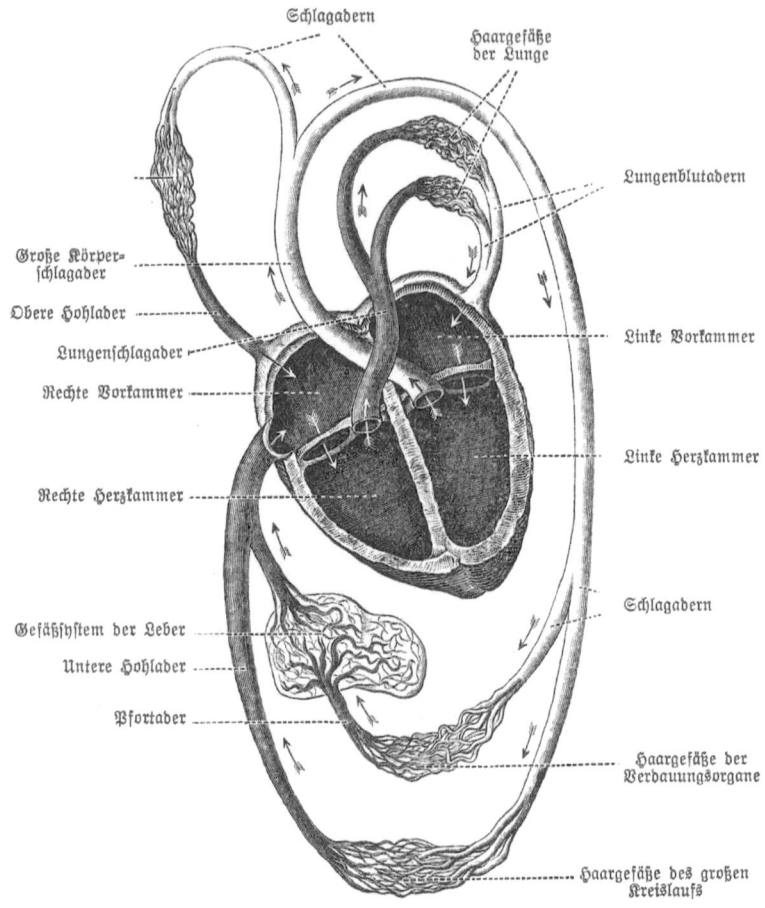

Abb. 6. Blutkreislauf.

Scheidewand wird die rechte von der linken Herzhälfte geschieden. Jede Herzhälfte wird durch eine Querwand in einen unteren Abschnitt, Herzkammer, und einen oberen, Vorkammer, getrennt. Diese beiden Abschnitte stehen durch eine mit Klappen versehene Öffnung in der Querwand miteinander in Verbindung.

Das aus den Blutadern sich sammelnde, dem Herzen zufließende Blut, das sich bei seinem Laufe durch den Körper infolge der Aufnahme von Kohlensäure aus dem Körpergewebe in seiner Zusammensetzung und Färbung geändert hat und dunkelrot aussieht, ergießt sich durch die obere und untere Hohlader in die rechte Vorkammer und von dort in die rechte Herzkammer. Aus dieser wird es durch die Lungenschlagader den Lungen zugeführt und kommt in diesen mit der eingeatmeten Luft in Berührung. Hierbei erhält es durch Aufnahme von Sauerstoff eine Auffrischung, die sich auch durch die nunmehr hellrote Farbe verrät. Dieses frische Blut sammelt sich aus den Lungen wieder, um durch die Lungenblutadern in die linke Vorkammer und von dort in die linke Herzkammer zu fließen. Aus dieser wird es durch die regelmäßigen Zusammenziehungen des Herzens in die Schlagadern gepreßt und durchläuft den ganzen Körper, um sich schließlich wieder in den Blutadern zu sammeln und zum Herzen zurückzufließen. Von dort aus wird es zur Auffrischung, d. h. um Sauerstoff neu aufzunehmen und die beim Durchfließen der Körpergewebe gesammelte Kohlensäure abzustoßen, dann wieder in die Lungen gepumpt und beginnt so den Kreislauf von neuem. Die Tätigkeiten des Herzens und der Lungen stehen also in innigem Zusammenhange.

§ 5.
Luftwege, Lungen. Atmung. Schilddrüse.

Die Brusthöhle wird von einer zarten Haut, dem Brustfell, ausgekleidet, das auf die Lungen übergeht. Diese Haut heißt an der Brustwand Rippenfell, an den Lungen Lungenfell. Zwischen Rippen= und Lungenfell befindet sich der Brustfellraum. Die Lungen enthalten, wie ein Schwamm, zahlreiche kleinste Hohlräume (Lungenbläschen), in welche die Luft bei der Atmung einströmt. Die Lungenbläschen werden vom Blute in einem dichten Netze feinster Äderchen umflossen, so daß die eingeatmete Luft mit dem Blute in enge Berührung kommt. Die Luft tritt vom Munde oder von der Nase aus in die Rachenhöhle, alsdann durch den Kehlkopf in die Luftröhre. Sie verteilt sich durch die zahllosen Verzweigungen der Luftröhre, die schließlich als feinste Röhrchen in den Lungenbläschen endigen, in beiden Lungen. Der

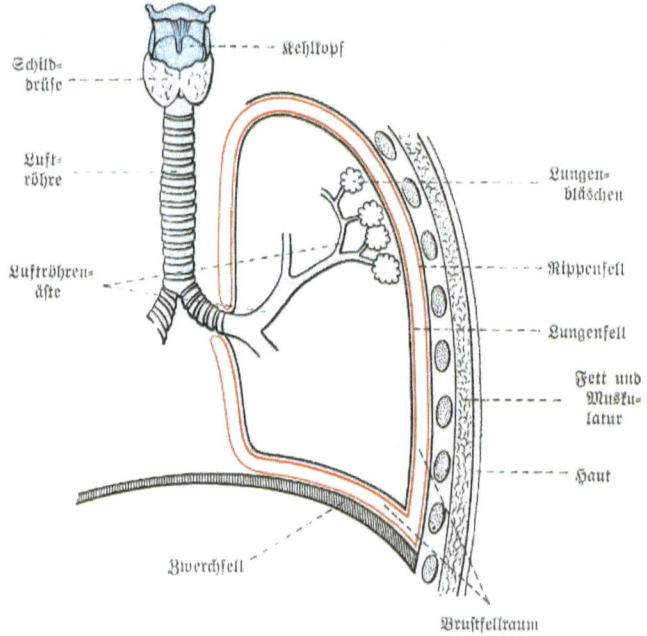

Abb. 7. Schema der Atmungsorgane.

Kehlkopf, zu dessen beiden Seiten vor dem obersten Teil der Luftröhre die Schilddrüse liegt, ist der Sitz der Stimmbildung für die Sprache und den Gesang. Die Einatmung der Luft geschieht besser durch die Nase als durch den Mund, weil die Luft beim Durchgang durch die Nase vorgewärmt und von Staub befreit wird.

Ein- und Ausatmung werden durch die Erweiterung und Zusammenziehung des Brustkorbes bewirkt, die durch die Tätigkeit verschiedener am Brustkorb und zwischen den Rippen liegender

Muskeln erfolgen. Bei der Erweiterung des Brustkorbes strömt Luft in die Lungenbläschen, und die Lungen blähen sich auf (Einatmung). Bei der die Ausatmung begleitenden Verengerung des Brustkorbes sinken die Lungen wieder zusammen, und die Luft entweicht aus ihnen. Dieser Wechsel erfolgt, erkennbar an der Zahl der Atemzüge, gewöhnlich 16= bis 18 mal in der Minute; bei Anstrengungen und in manchen Krankheiten, namentlich bei fieberhaften, häufiger.

§ 6.
Speiseröhre. Magen. Leber. Milz. Darm.

Hinter dem Kehlkopf und der Luftröhre zieht die vom Schlunde herabführende Speiseröhre zum Magen hin. Sie durchbricht dabei das Zwerchfell; dieses ist ein Muskel, der wie

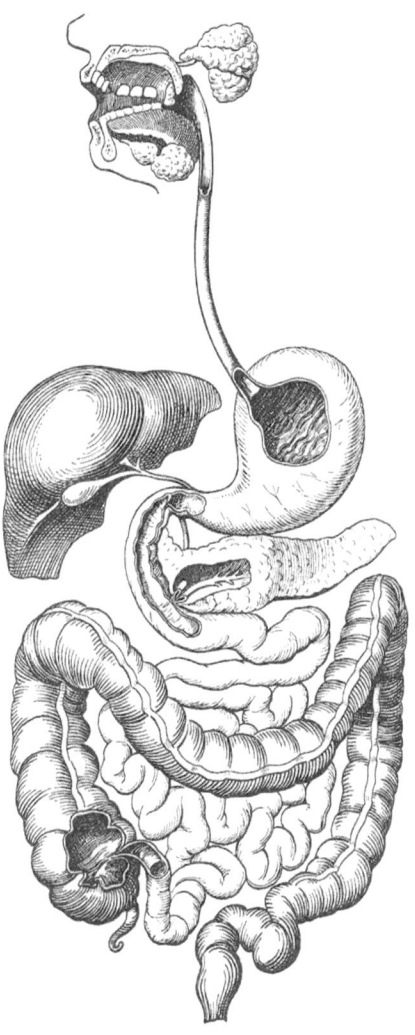

Abb. 8. Verdauungsorgane in ihrem natürlichen Zusammenhange, aber auseinandergerückt, teilweise eröffnet.

eine Querscheidewand Brust- und Bauchhöhle voneinander trennt. Die Bauchhöhle wird vom Bauchfell ausgekleidet. In ihrem oberen vorderen Teile enthält sie den Magen. Seine Lage entspricht etwa der Herz- oder Magengrube dicht unterhalb des Brustbeins. Rechts vom Magen liegt die Leber mit der ihr am unteren Rande angelagerten Gallenblase, die zur Aufnahme der von der Leber abgesonderten Galle dient. Links hinten und seitlich vom Magen liegt die Milz, die bei der Blutbereitung mitwirkt. Der Magen, in den die vom Munde beim Schlucken durch die Speiseröhre beförderten Speisen zuerst gelangen, setzt sich in den Dünndarm fort. Die durch das Kauen mittels der Zähne im Munde zerkleinerten Speisen vermischen sich mit dem Speichel und dem von der Schleimhaut des Magens abgesonderten Magensaft und werden dadurch für die Verdauung im Darme vorbereitet. Sie kommen dann im Anfang des Dünndarms mit der Galle, die aus der Gallenblase sich in den Darm ergießt, und anderen für die Verdauung wichtigen Säften zusammen. Ist der Speisebrei durch diese Verdauungssäfte genügend verarbeitet, so werden diejenigen Stoffe, welche zur Aufnahme in den Körper geeignet sind, durch die in der Schleimhaut des Darmes vorhandenen Saugadern (Lymphgefäße) gesammelt. Diese Saugadern vereinigen sich zu einem Hauptlymphgefäß (Milchbrustgang), das vor der Wirbelsäule aufwärts steigt und in die obere Hohlader mündet. Auf diese Weise treten die in Rede stehenden Stoffe in das Blut und damit in die Körpersäfte über. Die übrigbleibenden, nicht zur Aufnahme geeigneten Reste werden vom Dünndarm mittels regelmäßiger Bewegungen, die der mit Muskeln in seiner Wandung ausgestattete Darm vollführt, in den Dickdarm befördert und gelangen aus dem letzten Teile des Dickdarms, dem Mastdarm, durch den After als Kot nach außen.

An der Übergangsstelle zwischen Dünn- und Dickdarm befindet sich in der rechten unteren Bauchgegend ein dünner, blind endigender Fortsatz von wechselnder Länge, nach seiner Gestalt der Wurmfortsatz genannt. Dieser Fortsatz ist oft der Sitz gefährlicher Erkrankungen, der sogenannten Blinddarmentzündungen.

§ 7.
Harn- und Geschlechtsorgane.

An der Hinterwand der Bauchhöhle, neben der Wirbelsäule, in der Höhe zwischen Rippen und Beckenknochen liegen die Nieren, in denen der Harn (Urin) aus dem Blute abgesondert wird. Von jeder Niere gelangt der Harn durch ein häutiges Röhrchen in die

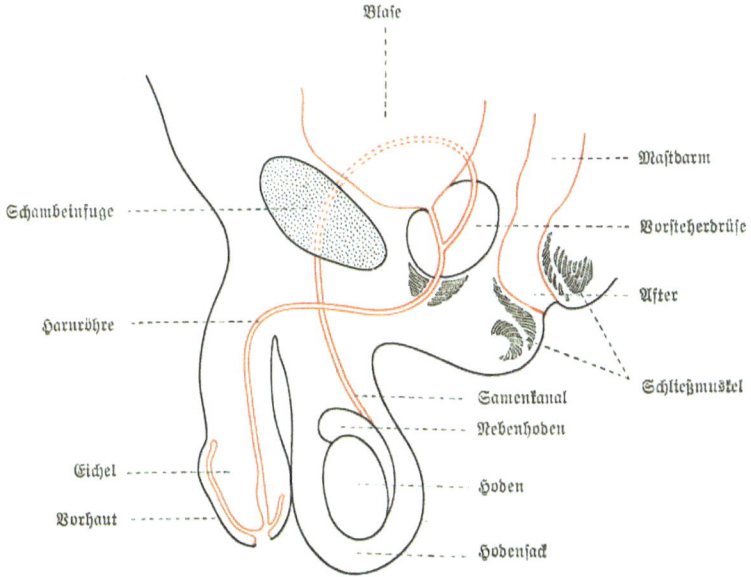

Abb. 9. Männliche Harn- und Geschlechtsorgane. Rot = Schleimhaut.

vorn am Grunde der Bauchhöhle liegende Harnblase und wird von hier durch die Harnröhre nach außen entleert. Die Harnröhre, hinter deren Anfangsteil sich die Vorsteherdrüse befindet, liegt beim Manne an der unteren Seite des männlichen Gliedes und durchbohrt dessen Ende, die Eichel, mit einer spaltförmigen Öffnung. Die Eichel ist von der Vorhaut umgeben. Für die Fortpflanzung unentbehrliche Drüsen sind die im Hodensack befindlichen beiden Hoden. (Abb. 9.)

§ 8.
Körpersäfte, Blut, Lymphe.

Blut und Lymphe bilden die Körpersäfte. Das Blut, das sich aus der farblosen Blutflüssigkeit (Plasma), den roten und weißen Blutkörperchen sowie den Blutplättchen zusammensetzt, ist rot, die Lymphe, die der Blutflüssigkeit entstammt, ist farblos oder

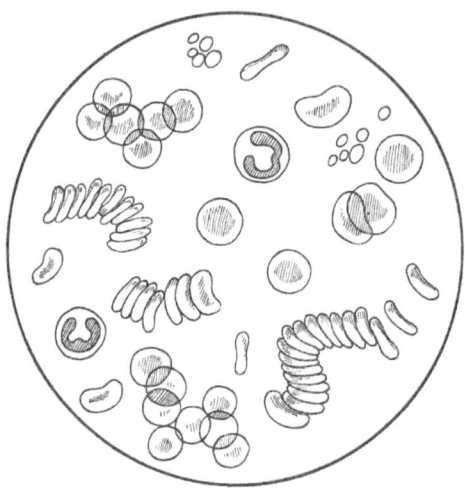

Abb. 10. Mikroskopisches Blutbild: rote Blutkörperchen, zum Teil in Geldrollenform aneinander gelagert, weiße Blutkörperchen mit gelappten Kernen, Blutplättchen.

milchig trübe. (Abb. 10.) Das Blut wird durch die Tätigkeit des Herzens ständig in fließender Bewegung gehalten und durchkreist in den Adern den ganzen Körper. Die Lymphe besitzt keinen solchen Kreislauf wie das Blut, durchzieht aber ebenfalls den ganzen Körper innerhalb zahlreicher feiner Gefäße, die den Zweck haben, überall aus den Geweben Flüssigkeit aufzunehmen und diese schließlich durch Vermittlung des Milchbrustganges an die obere Hohlader abzugeben. Sichtbar werden diese Lymphgefäße als rote, unter der Haut liegende Stränge oft bei Entzündungen, namentlich an den Gliedmaßen. Zugleich schwellen dabei die in den Verlauf dieser Gefäße eingeschalteten, gewissermaßen Filtriereinrichtungen darstellenden Lymphdrüsen an, die dann besonders am Halse, in der Achselhöhle oder der Schenkelbeuge leicht als bohnen= bis walnußgroße Gebilde zu sehen und zu fühlen sind und auf Druck schmerzen; gelegentlich können sie sogar vereitern.

II. Untersuchung der anzumusternden Leute.

§ 9.

Viele Krankheitsfälle werden vermieden, wenn dafür gesorgt wird, daß nur solche Schiffsleute angenommen werden, die den Anstrengungen ihres Dienstes gewachsen und frei von übertragbaren Krankheiten sind. Durch die Bekanntmachung vom 1. Juli 1905, betreffend die Untersuchung von Schiffsleuten auf Tauglichkeit zum Schiffsdienst, ist für alle Reisen, welche die Grenzen der kleinen Fahrt überschreiten, eine solche Untersuchung vorgeschrieben*) Bei Anmusterungen im Inland muß die Untersuchung durch einen Arzt erfolgen. Dies hat auch im Ausland als Regel zu gelten; nur für den Fall, daß ein Arzt nicht oder nur schwer zu erreichen ist, kann davon abgesehen werden. Es hat dann der Kapitän die Untersuchung selbst vorzunehmen. Damit er diese verantwortungsvolle Aufgabe richtig erfüllen kann, ist dringend zu empfehlen, daß der Kapitän von dem ihm gesetzlich gewährten Rechte Gebrauch macht, den ärztlichen Untersuchungen seiner Leute im Inland beizuwohnen. Eine sorgfältige Untersuchung der im Ausland, namentlich in überseeischen Ländern anzunehmenden Leute ist um so dringender notwendig, als dort die Gefahr der Einschleppung ansteckender Krankheiten an Bord meist noch größer ist. Auch bei den sogenannten Überarbeitern darf die Untersuchung nicht unterlassen werden.

---

*) Teilweise ausgenommen sind nur die Hochseefischerei=Fahrzeuge; vgl. den Abdruck der Bekanntmachung auf Seite 301.

Auch für diejenigen Fahrten, für welche eine Untersuchungspflicht nicht besteht, kann im Interesse der Gesundheit und Arbeitsfähigkeit der Schiffsmannschaft die ärztliche Untersuchung wenigstens der neu anzumusternden Leute nur bringend angeraten werden. Keinesfalls sollte der Kapitän es unterlassen, wenn eine ärztliche Untersuchung nicht stattgefunden hat, sich selbst womöglich vor der Anmusterung von dem Gesundheitszustande seiner Leute zu überzeugen und Kranke und Krankheitsverdächtige zurückzuweisen oder einem Arzte zuzuführen.

Äußerlich wahrnehmbare, allgemeine Zeichen einer für den Schiffsdienst geeigneten Körperbeschaffenheit sind: feste, elastische Haut, starker Nacken, breite Schultern, eine normal gebaute Brust, wohlgeformter Rücken, starke Knochen, kräftig entwickelte Muskeln, gelenkige Arme und Hände, gesunde Füße.

Hingegen lassen folgende Kennzeichen auf nicht genügende Widerstandsfähigkeit des Körpers schließen: blasse oder welke Haut, namentlich blasse Lippen, eingesunkene Augen, geschwüriges Zahnfleisch, langer schmaler Brustkorb, eingesunkene obere Schlüsselbeingruben, herabhängende Schultern, auffallend hohler Rücken, abstehende Schulterblätter, dürftig entwickelte Muskeln der Gliedmaßen.

Mit schweren Herzleiden, mit Tuberkulose oder anderen ansteckenden Krankheiten (besonders auch Syphilis und Tripper) behaftete Leute, Geisteskranke und Epileptische sind zurückzuweisen. Auch Leute mit ausgebildeten Unterleibsbrüchen, größeren Hautgeschwüren (besonders an den Unterschenkeln), umfangreichen dunkelgefärbten oder mit dem Knochen verwachsenen Narben, Fisteln, Krampfadern, größeren Geschwülsten, ansteckenden Augenkrankheiten, eitrigem Ohrenausfluß, erheblicher Schwerhörigkeit oder Taubheit sind zum Schiffsdienst nicht geeignet. Hochgradiges Stottern macht bedingt untauglich.

Erhebliche Anforderungen an die Leistungsfähigkeit und Widerstandskraft stellt der Dienst vor den Feuern. Bei der Untersuchung von Leuten, die als Heizer oder Kohlenzieher angenommen werden sollen, ist dies wohl zu berücksichtigen. Sichtlich schwächliche

Personen, Fettsüchtige und Herzleidende sind von diesem Dienste unbedingt auszuschließen; Personen unter 18 Jahren dürfen nur ausnahmsweise und nur nach Untersuchung durch einen Arzt und mit dessen Zustimmung für den Maschinendienst angemustert werden. Die Einstellung unbefahrener Leute als Heizer und Kohlenzieher (auch sogenannter Überarbeiter) sollte ebenfalls nur dann erfolgen, wenn sie sich bei ärztlicher Untersuchung als tauglich erwiesen haben.

Auch bei den Untersuchungen der für andere Zweige des Schiffsdienstes bestimmten Leute sind die Besonderheiten des betreffenden Dienstes zu berücksichtigen.

Bei der Annahme von Ausländern ist darauf zu sehen, daß sie längstens innerhalb 10 Jahre gegen Pocken geimpft worden sind, andernfalls ist dafür zu sorgen, daß die Impfung noch vor der Abfahrt erfolgt.

Findet die Untersuchung der Schiffsleute durch einen Arzt statt, so hat dieser den Kapitän zu benachrichtigen, wenn bei einem Untersuchten solche Leiden vorhanden sind, die ihn für den Schiffsdienst überhaupt oder für den besonderen, von ihm zu übernehmenden Dienst als untauglich oder nur bedingt oder minder tauglich erscheinen lassen. Der Kapitän hat sich dann zu entschließen, ob der Mann anzunehmen ist und für welchen Dienst; doch ist zu beachten, daß die Anmusterung von Personen, die bei der Untersuchung als untauglich für den zu übernehmenden Dienst befunden sind, verboten ist.

Hat ausnahmsweise der Kapitän die Untersuchung vorzunehmen, so soll er die Leute unter Berücksichtigung der vorerwähnten Zeichen der Tauglichkeit und Untauglichkeit genau besichtigen und über ihren Gesundheitszustand, namentlich in bezug auf Lungen- und Herzleiden, befragen. Die Besichtigung soll an dem völlig unbekleideten Körper des zu Besichtigenden und möglichst bei Tageslicht vorgenommen werden.

Von der Leistungsfähigkeit der Sinnesorgane des seemännischen Personals, namentlich der Augen, hängt oft die Sicherheit des Schiffes ab. Es ist deshalb nicht nur die Zulassung als Kapitän und Steuermann von dem Nachweis ausreichenden Seh- und Farbenunterscheidungsvermögens abhängig gemacht*), sondern es dürfen auch nur solche Schiffsleute zum Ausguckdienste verwendet werden, die sich über den Besitz einer entsprechenden Bescheinigung ausweisen können. Der Kapitän ist hinsichtlich der zum Decksdienst bestimmten Schiffsleute verpflichtet, die Bescheinigungen über den Ausfall der Untersuchungen auf Seh- und Farbenunterscheidungsvermögen vor der Abfahrt aus dem Musterungshafen einer sorgfältigen Durchsicht zu unterziehen. Er kann sich dadurch vergewissern, daß er genügend sehtüchtige Leute an Bord hat. Die Bescheinigungen müssen von bestimmten behördlich bezeichneten Ärzten oder einer der amtlichen Untersuchungsstellen ausgestellt sein. Die näheren Vorschriften enthält die Verordnung des Reichsverkehrsministers über die Untersuchung der Seeschiffer und Seesteuerleute auf Hör-, Seh- und Farbenunterscheidungsvermögen, vom 9. April 1929 (Reichsministerialbl. S. 293).

Auch für die übrigen Schiffsleute ist ein gewisses Sehvermögen erforderlich; Heizer müssen in der Nähe deutlich sehen, z. B. den Wasserstand in den Manometerröhren sicher erkennen können. Zur einfachen Prüfung des Sehvermögens genügt eine Vergleichung der Sehleistung mit derjenigen eines anderen Mannes, dessen gutes Sehvermögen bekannt ist, unter Umständen mit der eigenen.

Ferner ist auf gutes Hörvermögen Wert zu legen. Über die Prüfung des Hörvermögens siehe die vorgenannte Verordnung.

III. Beschaffenheit von Schiff und Ladung.

§ 10.

Die Logisräume für die Schiffsmannschaft sollen so beschaffen sein, daß die Leute in der Freizeit und Schlafzeit Erholung von

---

*) Verordnung über den Befähigungsnachweis der Seeschiffer und Seesteuerleute auf deutschen Kauffahrteischiffen. Vom 25. Juli 1925 (Reichs-Gesetzbl. II S. 714.)

der geleisteten und frische Kräfte für die bevorstehende Arbeit finden. Nach § 55 der Seemannsordnung hat die Schiffsmannschaft Anspruch auf einen ihrer Zahl und der Größe des Schiffes entsprechenden, nur für sie und ihre Sachen bestimmten, wohl verwahrten und genügend zu lüftenden Logisraum. Die näheren gesundheitlichen Vorschriften sind in der Bekanntmachung vom 2. Juli 1905 enthalten, welche auf Seite 305 abgedruckt ist. Es mag hier nur angeführt werden, daß im allgemeinen die Logisräume so groß sein sollen, daß auf jeden darin untergebrachten Mann mindestens 3,5 cbm Luftraum und 1,5 qm Fußbodenfläche, bei einer mittleren lichten Höhe von mindestens 2 m, entfallen. Ferner ist vorgeschrieben, daß die Logisräume gegen Nässe, üble Gerüche, Wärme benachbarter Räume und sonstige belästigende Einflüsse tunlichst geschützt, dem Tageslicht in ausreichendem Maße zugänglich und bei dunklem Wetter und zur Nachtzeit ausreichend künstlich beleuchtet sein müssen. Eine genügende Helligkeit ist dann vorhanden, wenn man in dem mittleren freien Aufenthaltsraum am Tage bei gewöhnlichem Wetter Druckschrift mittlerer Größe bequem lesen kann.

Der mittlere Teil des Logisraums soll frei von Schächten, Tunneln, durchgehenden Luftsaugern und anderen Leitungen sein. Die Fußböden müssen mit Holz bedeckt oder mit einem dichten, leicht rein zu haltenden, schlecht Wärme leitenden Belage versehen sein. Die Wände und Decken der Logisräume müssen mit heller Ölfarbe angestrichen sein; freiliegende eiserne Decken müssen einen Schutzbelag zur Verhinderung des Tropfens haben.

Für die Lüftung der Logisräume sind, abgesehen von der natürlichen Lüftung durch Fenster und Türen, solche Einrichtungen zu treffen, daß auch bei schlechtem Wetter, wenn die Fenster geschlossen sind, eine hinreichende Lufterneuerung stattfindet. Die zuströmende Luft soll aus dem Freien kommen und nicht mit Luft aus anderen Schiffsräumen vermischt sein. Luftsauger müssen so angebracht sein, daß aus ihrem unteren Ende kein unmittelbarer Austritt von kalter Luft auf Schlafkojen stattfindet. Günstig gelegene, gut zu lüftende Logisräume tragen in besonderem Maße zur Vorbeugung von Erkrankungen wie auch des Hitzschlags bei.

Für ausreichende Heizung ist nach Bedarf zu sorgen. Eiserne Öfen haben sich oft verderblich erwiesen, weil sie leicht undicht werden und giftige Kohlengase entweichen lassen, die bei der Kleinheit der Räume um so schädlicher wirken. Wo man Öfen benutzen muß, ist stets dafür zu sorgen, daß sie dicht sind und daß die Schornsteine frei und nicht unmittelbar neben höheren Winden u. dgl. über Deck münden. Auch empfiehlt es sich, die Mündung mit einer sicher wirkenden Schornsteinkappe (Sauger) zu versehen. Zur Förderung der Wärmeverteilung und Minderung der Wärmeausstrahlung müssen die Öfen mit einem mindestens 5 cm weit abstehenden, abnehmbaren eisernen Mantel, der am Boden einige große Öffnungen zum Einströmen der Luft hat, umgeben sein. Verstellklappen am Schornstein und Verschlüsse (Schosse) an den Ofenröhren sind verboten. Auf Dampfschiffen empfiehlt sich der Gebrauch von Dampfheizung.

Jeder Schiffsmann muß seine eigene Koje zum alleinigen Gebrauche haben. Doppelkojen ohne Scheidewand sind unzulässig. Die Kojen dürfen nicht unter 1,83 m lang und nicht unter 0,6 m breit im Lichten sein. Der Abstand zwischen dem Fußboden und der unteren Koje muß mindestens 25 cm betragen; er darf bis auf 15 cm herabgehen, wenn drei Kojen übereinander liegen, die aus Eisen gefertigt und leicht entfernbar sind. Der Abstand zwischen je zwei übereinander befindlichen Kojen sowie derjenige zwischen dem Boden der oberen Koje und der Decke des Logisraums muß mindestens 75 cm betragen. Mehr als zwei Kojen sollten sich nicht übereinander befinden; mehr als drei Kojen übereinander sind unzulässig. Eiserne Kojen sind hölzernen vorzuziehen. Die Kojen sind sauber zu halten und jedesmal nach dem Gebrauche wieder in Ordnung zu bringen. Der Kapitän hat darauf zu achten, daß das Kojenzeug recht häufig gründlich gelüftet und gereinigt wird.

Die Ausstattung der Logisräume mit Tischen, Bänken, Schränken u. dgl. soll billigen Anforderungen entsprechen. Tische und

Sitzgelegenheit müssen für mindestens die Hälfte der Belegschaft in den Logisräumen zur Verfügung stehen, es sei denn, daß ein besonderer Eßraum oder eine sonstige Gelegenheit zur Einnahme von Mahlzeiten an einem vom Schlafraum getrennten Platze vorhanden ist. Spucktöpfe dürfen in keinem Logisraum fehlen und müssen immer reinlich gehalten und mit feuchtem Sande oder dergleichen gefüllt sein. Nasses Zeug, nasse Stiefel, Speisereste sollten in Logisräumen nicht aufgehoben werden. Der Kapitän hat darauf zu achten, daß die Logisräume vorschriftsmäßig benutzt und in reinlichem Zustand und, soweit angängig, trocken gehalten werden.

§ 11.

Aborte und Pissoire müssen in abgeschlossenen Räumen liegen; für Seeleichter genügt ein fester sicherer Abort, für Segelschiffe von nicht mehr als 400 cbm Brutto-Raumgehalt eine sichere Abortsitzgelegenheit. Bei mehr als zehn Aufwärtern ist für diese ein besonderer Abortraum vorgeschrieben.

Die Aborträume bedürfen aufmerksamer Reinhaltung und ausreichender Lüftung; sie müssen dem Tageslichte zugänglich und mit heller Ölfarbe gestrichen sein. Urinrinnen und Sitztrichter werden zweckmäßig mit Kohlenteer ausgepinselt. Der Innenraum, einschließlich der Sitze, muß täglich abgespült werden.

§ 12.

Auch der Reinhaltung des Schiffsraumes und der Bilge ist Beachtung zu schenken. Faules Holz und alle fäulnisfähigen Abfälle (wie Kehricht, Deckwaschwasser, Mudd der Ankerketten, Proviantreste, Leckage aus den Fleischfässern, tierischer und menschlicher Unrat, totes Ungeziefer usw.) sind nicht nur durch ihre Ausdünstungen geeignet, das Wohlbefinden zu beeinträchtigen, sie begünstigen auch die Entstehung mancher ansteckenden Krankheiten. Auf das Vorkommen von Ratten und Mäusen an Bord ist zu achten, weil es sich gezeigt hat, daß diese Nagetiere für die Pest leicht empfänglich sind, und daß durch sie diese Krankheit nicht nur auf das Schiff, sondern auch von Bord in die angelaufenen Hafenorte verschleppt werden kann. Es empfiehlt sich deshalb, das Schiff von diesen Tieren nach Möglichkeit freizuhalten. Dazu trägt vor allem die tatkräftige Unterstützung der von den Behörden vieler Hafenorte angeordneten Maßnahmen zur Vertilgung der Ratten bei; wo solche Maßregeln nicht getroffen sind, hat der Kapitän selbst dafür zu sorgen (Fallenstellen, Auslegen von Rattengift durch sogenannte Kammerjäger u. dgl.). Besonders empfiehlt sich dies vor dem Anlaufen pestverseuchter Häfen (§ 39). Bei auffälligem Rattensterben an Bord ist nach den in § 52 am Schlusse gegebenen Ratschlägen zu verfahren.

§ 13.

Als Ballast eignen sich am besten Steine, trockener Sand oder Kies. Erdiger Ballast ist nur dann zu benutzen, wenn er frei von fäulnisfähigen Stoffen (Unrat, Abfällen) ist. Wird Wasser als Ballast genommen, so ist ebenfalls zu beachten, daß es nicht mit derartigen Stoffen verunreinigt ist. Verunreinigtes Wasser, namentlich Hafenwasser, enthält häufig Krankheitskeime (Cholera, Typhus). Daher sollte in choleraverseuchten Häfen Hafenwasser nicht als Ballast genommen werden; läßt sich dies nicht vermeiden, so ist das Wasser möglichst bald darauf, am besten vor dem Anlaufen des nächsten seuchefreien Hafens, in See zu entleeren und sodann durch unverdächtiges Wasser zu ersetzen.

§ 14.

Die Ladung kann für die Gesundheit der Schiffsbewohner durch üble Ausdünstungen und giftige Gase schädlich werden. Aus demselben Grunde sowie auch wegen der Feuersgefahr ist der Selbsterhitzung der Ladung vorzubeugen. Gefährlich in dieser Hinsicht sind feuchte, frische, unabgelagerte Kohlen, feuchte Ladungen von Baumwolle, Jute, Flachs, Wolle, Kopra, Zucker, Reis, Getreide, Lumpen, Papier, Chemikalien u. dgl. Beginnende Erhitzung feuchter Ladung macht sich oft früh=

zeitig durch einen scharfen Geruch nach Salmiakgeist im Schiffe bemerkbar.

Auch Terpentin- und Harzladungen sind bei zu starker Ausdünstung gesundheitsschädlich. Bisweilen lassen Verdauungsstörungen und Blutharnen, die bei der Mannschaft auftreten, die Gefahr erkennen.

Sind Laderäume lange Zeit geschlossen gewesen, so ist beim Einsteigen oder Betreten große Vorsicht nötig, weil sich dort während der Reise giftige Gase angesammelt haben können. Bestimmte Ladegüter (besonders Ölkuchen, Getreide, Kohlen u. dgl.) haben die Eigenschaft, bei längerem Lagern in einem geschlossenen Raume den Sauerstoff der Luft dieses Raumes an sich zu reißen, so daß die Luft schließlich so arm an Sauerstoff wird, daß sie zur Einatmung nicht mehr genügt und Erstickung verursacht. Bei unvorsichtigem Betreten derartiger Räume sind schon des öfteren Todesfälle vorgekommen. Ähnliches gilt vom Betreten anderer, lange nicht gelüfteter Räume an Bord. Als besonders gefährlich haben sich in dieser Hinsicht längere Zeit verschlossen gebliebene, leere eiserne Tanks, leere Kessel und ähnliche mit eisernen Wänden versehene Räume erwiesen, da auch das Eisen die Eigenschaft hat, den Sauerstoff der Luft an sich zu ziehen.

Alle derartigen Räume müssen vor dem Einsteigen oder Betreten ausgiebig gelüftet werden. Sollte jemand durch unvorsichtiges Betreten eines solchen, nicht genügend gelüfteten Raumes zu Schaden gekommen sein, so ist vor Beginn der Rettungsversuche zunächst eine gründliche Lüftung des Raumes vorzunehmen, weil sonst die Hilfeleistenden selbst in Gefahr kommen zu ersticken. Falls Verdacht besteht, daß sich in einem Raume explodierbare Gase angesammelt haben könnten, darf dieser Raum nicht mit offenem Lichte betreten werden. Es empfiehlt sich, hierfür eine sogenannte Sicherheits- oder Wetterlampe zu benutzen, die auf jedem Schiffe vorhanden sein muß. Dasselbe gilt natürlich von Räumen, in denen explodierbare Stoffe selbst verladen sind. Auch mit Mehl- oder Kohlenstaub erfüllte Luft kann unter Umständen zu Explosionen Veranlassung geben.

§ 15.

Für die Lüftung gelten folgende Regeln:

1. Im allgemeinen läuft bei offenen Luken im Innern von Schiffen ein dem Winde entgegengerichteter Luftstrom; so strömt z. B. bei achterlichem Winde die Luft im Schiffe von vorn nach hinten, man bekommt also die meiste Luft in das Schiff, wenn man den bestehenden Luftstrom unterstützt, d. h. die Luvluftsauger vom Winde ab, die Leeluftsauger in den Wind hineindreht. In solchen Fällen aber, in welchen der Raum gesundheitsschädliche Ladung enthält, müssen die Luftsauger des Laderaums möglichst so gestellt werden, daß die ausströmende Luft so hoch über Deck streicht, daß die dort beschäftigten Leute sie nicht einatmen.

2. Jeder Raum, jede Abteilung muß für sich gelüftet werden. Es darf also ein Laderaumluftsauger nicht zugleich zur Lüftung des Logis oder eines anderen Wohn- oder Schlafraums dienen. Sind Heizer- und Matrosenlogis getrennt, so ist jede Abteilung besonders zu lüften.

3. Lufterneuerung kann nur dann eintreten, wenn zwei Öffnungen vorhanden sind, eine, durch welche die frische, gute Luft hineingelangt, und eine zweite, durch welche die schlechte, verbrauchte Luft abgelassen wird.

4. Die Luftsaugerköpfe und Rohre müssen möglichst groß und weit sein und frei über die Reeling hinausragen. Windsäcke und Windsegel allein genügen nicht, ein Schiff ordentlich zu lüften, dahingegen können sie bei gutem Wetter und im Hafen als Beihilfen zu ausgiebiger Lüftung dienen.

Die Lüftung der Heiz- und Maschinenräume bedarf besonderer Sorgfalt, namentlich auf den in überseeischer Fahrt verwendeten Dampfern. Außer der natürlichen Lüftung durch Luftschächte, Windsäcke u. dgl. sollten hierfür durch Dampf oder Elektrizität betriebene Lüftungsmaschinen vorhanden sein, durch welche frische Luft von außen in die Heizräume hineingetrieben werden kann, sobald eine genügende Lüftung durch natürlichen Luftwechsel nicht mehr möglich ist. Auf größeren Schiffen sind derartige Anlagen für künstliche Lüftung auch für die Wohn- und Speiseräume der

Reisenden und der Mannschaft sowie für die Küchenräume, Aborte, Hospitäler usw. wünschenswert, da für die zahlreichen, zum Teil ungünstig im Innern des Schiffes gelegenen Räume großer Auswandererdampfer die natürliche Lüftung den im Interesse der Gesundheit der Reisenden und der Mannschaft zu stellenden Anforderungen oft nicht mehr zu genügen pflegt.

IV. Kleidung, Wäsche und Hautpflege der Schiffsmannschaft.

§ 16.

Auf allen Schiffen, auch auf solchen, auf denen sich die Schiffsleute ihre Kleider nach eigener Wahl und auf eigene Kosten beschaffen, halte der Kapitän darauf, daß die Leute ausreichende Kleidung und Wäsche (auch Bettwäsche) zum Wechseln haben. Das Unterzeug bestehe aus Wolle oder Baumwolle (nicht aus Leinen) und sei von heller Farbe, damit der Schmutz leicht erkannt werde. Die Hemden sollen so lang sein, daß sie den ganzen Unterleib bedecken. Die Kleidung soll dem Klima und der Jahreszeit angepaßt sein (vgl. §§ 36 u. 37). Für genügende Menge Ölzeug ist Sorge zu tragen.

§ 17.

Mindestens einmal in jeder Woche sollen die Leute ihr Zeug instand setzen, lüften und reinigen sowie die Betten und die Decken ausklopfen und sonnen. Reicht die Menge des zum Waschen verausgabten Frischwassers — wie öfters auf Segelschiffen — nicht aus, um die Wäsche darin ganz rein zu waschen, so ist folgendermaßen zu verfahren: in der einen Hälfte des Frischwassers weichen die Leute das eingeseifte Zeug ein, lassen es einige Zeit stehen, waschen dann in Seewasser, wringen aus und spülen mit der zweiten Hälfte Frischwasser nach. Auf diese Weise kommt die Seife gut zur Geltung und bleibt vom Salze des Seewassers nur wenig im Zeuge zurück.

§ 18.

Die Schiffsmannschaft hat Anspruch darauf, daß ihr, wie zum Zeugwaschen, so auch zur körperlichen Reinigung Gelegenheit gegeben werde.

Für größere Dampfer (mit mehr als 20 Mann) ist ein besonders eingerichteter Waschraum vorgeschrieben; für die Maschinenmannschaft muß, wenn sie mehr als 10 Mann zählt, ein weiterer Waschraum vorhanden sein. Die Einrichtung von Warmwasserbrausen ist auf solchen Schiffen vorzusehen, bei denen für die Reisenden derartige Brausen vorhanden sind.

Auf kleineren Schiffen muß mindestens zweimal in der Woche der Schiffsmannschaft Süßwasser für die körperliche Reinigung zur Verfügung gestellt werden.

Jeder neu Eingestellte sollte, bevor er in das Logis kommt, vollständig gebadet oder abgewaschen sein. — Täglich ist der ganze Oberkörper gründlich zu waschen und sind Zähne und Mund zu reinigen. In warmen Gegenden ist außerdem jeden Abend eine gründliche Abspülung vorzunehmen; in kälteren Gegenden sollte mindestens einmal wöchentlich der ganze Körper mit Seife und warmem Wasser gereinigt werden. Einer besonderen Hautpflege bedarf die Maschinenmannschaft; diese Leute sollen nach beendeter Wache den Logisraum erst dann betreten, wenn sie den ganzen Körper gründlich durch Abseifen und Abbrausen gereinigt haben. Badewannen sind sofort nach jedem Bade zu entleeren.

Nur durch häufige Besichtigungen und persönliches Eingreifen wird es dem Kapitän gelingen, immer ein sauberes Schiff und eine gesunde, kräftige und gut aussehenden Mannschaft zu haben; es empfiehlt sich, schon bei der Anmusterung auf die von den Schiffsleuten verlangte Sauberkeit und die darauf hinzielenden Besichtigungen hinzuweisen.

V. Beköstigung.

§ 19.

Die Schiffskost muß unter Verwendung guter, einwandfreier Nahrungsmittel und Zutaten sachgemäß und schmackhaft zubereitet sowie abwechslungsreich und bekömmlich sein. Der Kapitän achte deshalb darauf, einen Koch von ausreichenden Fähigkeiten und mit genügender praktischer Erfahrung mitzunehmen. Einer besonders sorgfältigen Auswahl bedarf es für Segelschiffe mit langen Reisen, auf denen wegen der geringeren Abwechslung in der zur Verfügung stehenden täglichen Kost die Kunst des Kochens sich bei der Zusammenstellung der Mahlzeiten und ihrer Zubereitung bewähren muß. Ein ungeeigneter Koch kann auf solchen Schiffen durch fehlerhafte Auswahl und mangelhafte Zubereitung der Speisen nicht nur den Ausbruch von gefährlichen Krankheiten (Skorbut, Segelschiffsberiberi) beschleunigen und sogar mitverschulden, sondern durch die infolgedessen eintretende Arbeitsunfähigkeit eines großen oder wichtigen Teiles der Besatzung auch die Sicherheit des ganzen Schiffes gefährden.

Von einer richtig ausgewählten und sachgemäß zubereiteten Kost hängt die Gesundheit und Leistungsfähigkeit der Schiffsbesatzung in hohem Maße ab. Einförmigkeit der Ernährung stört nicht nur die Verdauung, sondern nährt auch weniger gut; Mangel an frischen Lebensmitteln kann infolge der darin fehlenden lebenswichtigen Ergänzungsstoffe (Vitamine) die Gesundheit bedrohen.

Manche Arten von Dauerproviant sind nicht so leicht verdaulich wie frischer Proviant; insbesondere ist Dauerproviant einschließlich der Büchsenkonserven mehr oder weniger frei von Ergänzungsstoffen. Wenn es unumgänglich ist, an Stelle von frischem Fleisch besonders lange Zeit aufbewahrtes Salzfleisch zu verabreichen, so ist, auch wenn dafür die doppelte Menge gegeben wird, auf frische Beikost besonderer Wert zu legen. Wenn irgend angängig, werde sogleich vom Antritt der Reise an konserviertes oder frisches Fleisch, unter Umständen auch Büchsenfleisch, und außerdem frisches Gemüse an Stelle von Salzfleisch und Trockengemüsen mindestens zweimal wöchentlich, besser öfter, verabreicht. Empfehlenswerte frische Beikost sind auch grüne Salate und Obst. Auf Schiffen, die mit genügenden Kühlräumen zum längeren Aufbewahren von frischem Fleische versehen sind, sollte Salzfleisch nur ausnahmsweise verabreicht werden.

Wenn Dauerproviant gegeben werden muß, so sind zwar die für den einzelnen Mann verabreichten Portionen reichlicher zu bemessen als bei Verpflegung mit frischem Proviant; dadurch wird aber der Mangel dieses Dauerproviants an für die Gesundheit wichtigen Stoffen nicht ausgeglichen. Stark fetthaltiges Fleisch (Schweinefleisch) ist hauptsächlich mit Hülsenfrüchten, Rindfleisch oder präserviertes Fleisch mit Grieß, Reis, Nudeln, Graupen oder Gemüse zusammen zu geben. Bei Verdauungsstörungen, Neigung zu Durchfällen sind an Stelle der Hülsenfrüchte und des Salzfleisches möglichst schleimige, leichtverdauliche Nahrungsmittel, z. B. Reis, Grütze, mit Fleischkonserven, auch ungesüßtes, ohne Milch zubereitetes Kakaogetränk zu verabfolgen. (Vgl. im übrigen „Krankenkost" § 46.) In den heißen Gegenden sei die Nahrung weder sehr steif gekocht noch sehr fettreich und enthalte immer einiges Gemüse (Kartoffeldauerwaren, getrocknetes Grünzeug, Zwiebeln usw.) oder Obst, während für kalte Gegenden Salzfleisch, Hülsenfrüchte und fettreiche Kost neben frischem Gemüse und Obst sich besser eignen.

Je länger die Reise dauert, ohne daß eine Unterbrechung der einförmigen Ernährung mit Dauerproviant durch frischen Proviant in den angelaufenen Häfen möglich gewesen ist, desto näher rückt die Gefahr, daß durch diese einförmige Ernährung mit Dauerproviant Erkrankungen (Skorbut, Segelschiffsberiberi) verursacht werden. Die neuere Forschung hat gezeigt, daß es nicht so sehr die eintönige Kost oder eine nicht einwandfreie Zubereitung ist, sondern daß der Mangel in dem Dauerproviant selbst gelegen ist.

Während des Aufenthalts im Hafen sollten daher der Mannschaft stets nur frische Nahrungsmittel verabfolgt werden, soweit irgend möglich und angängig, mindestens aber zweimal wöchentlich, und zwar sind nicht nur frisches Fleisch oder frische Fische, sondern möglichst auch frische pflanzliche Kost (Gemüse, Salate, Obst) und frisch eingekauftes Brot zu geben. Die Versorgung der Mannschaft mit frischem Obst kann nicht dringend genug empfohlen werden. Die dem Schiffsmann bei Reisen in großer Fahrt für den Tag mindestens zu verabreichenden Speisen und Getränke sind in der auf S. 366 abgedruckten Speiserolle angegeben; im übrigen bestimmen sie sich, soweit nicht ein anderes vereinbart ist, nach dem örtlichen Rechte des Heimathafens und in Ermangelung eines solchen nach dem örtlichen Rechte des Registerhafens (§ 56 Abs. 1 der Seemannsordnung). Vor dem Ausbruch derartiger Erkrankungen vermag nichts zu helfen, sofern nur Dauerproviant zur Verfügung steht. Der Kapitän scheue sich daher nicht, beim Auftreten der ersten Anzeichen derartiger Erkrankungen (§ 74) sofort für die Beschaffung frischer Nahrungsmittel, insbesondere frischen Gemüses und Obstes, Sorge zu tragen, sei es durch Ansprechen anderer Schiffe, sei es durch Anlaufen eines Nothafens.

§ 20.

Bei Frischfleisch sollen auf 1 kg im allgemeinen nicht mehr als ¼ kg Knochen und Sehnen kommen.

Ungenießbar ist das Fleisch, wenn es von üblem Geruche, blaß und wässerig, oder dunkel und gräulich gefärbt und schmierig ist, wenn das Fett nicht weiß oder gelblich, sondern mißfarbig aussieht und das Fleisch seine Festigkeit verloren hat, sulzig geworden ist, oder wenn das Fleisch von kranken Tieren stammt. Fleisch von notgeschlachteten Tieren ist nur dann zu verwenden, wenn durch einen Sachverständigen die Genußtauglichkeit festgestellt ist. (Über Fleischvergiftung § 102 unter 5.) Derartiges Fleisch ist so schnell als möglich und nur in gekochtem Zustande dem Verbrauch zuzuführen; es darf nicht länger aufbewahrt oder konserviert werden.

Nicht selten enthält das Schweinefleisch, hin und wieder auch das Rindfleisch, Finnen; sie bilden im frischen Fleische wasserhelle bis lichtgraue Bläschen von ungefähr Erbsengröße, im Salzfleisch erscheinen sie kleiner und grau. Die Finnen sind die Ursache von Bandwürmern*). (Vgl. § 89.)

---

*) Nähere Belehrung gibt das im Reichsgesundheitsamte bearbeitete und im Verlage von Julius Springer (Berlin) erschienene Bandwurm- und Trichinen-Merkblatt.

Trichinen finden sich nur im Schweinefleische; man kann sie ohne besondere Hilfsmittel nicht sehen. Da diese kleinen Würmer eine oft bösartige Krankheit (§ 89) erzeugen, ist womöglich nur mikroskopisch geprüftes und trichinenfrei befundenes Schweinefleisch zu kaufen.

Am besten schützt der Kapitän sich und seine Mannschaft vor der Gefahr der Trichinen sowohl wie der Finnen dadurch, daß er den Genuß rohen oder ungenügend gekochten Schweinefleisches verbietet, das Fleisch in höchstens 1 kg schwere Stücke schneiden und tüchtig kochen läßt. Dies hat namentlich bei Salzfleisch ausländischer Herkunft zu geschehen, weil solches nicht gerade selten Trichinen enthält. — In heißen Gegenden ist das Rind= und nicht fette Hammelfleisch dem Schweinefleische vorzuziehen.

Salzfleisch darf nur von gesunden Tieren herrühren. Im allgemeinen ist das Salzrindfleisch ein schlechteres Nahrungsmittel als das Salzschweinefleisch, weil es mehr Nährstoffe durch die Pökelung verliert und unverdaulicher wird. Altes Salzrindfleisch kann seines Nährwerts bis zur Hälfte verlustig geworden sein. Man achte beim Ankauf von Salzfleisch darauf, daß es frisch und dauerhaft eingepökelt und in starken, gut mit Reifen versehenen Fässern fest verpackt sei. Zu leicht gepökeltes Fleisch bedarf der schleunigen Umpökelung. Auf 100 kg Fleisch rechnet man zum Einpacken etwa 8 bis 10 kg Salz; das so eingesalzene Fleisch wird dann nach einiger Zeit noch mit einer Lake übergossen, die etwa 20 bis 22 Hundertteile Kochsalz enthält. Gegebenenfalls ist noch etwas Salz hinzuzufügen. Man kann die Stärke der Lake auch in der Weise abmessen, daß man zu der notwendigen Menge Wasser so viel Salz setzt, bis eine rohe Kartoffel darauf schwimmt.

Speck eignet sich nur für Reisen in kühlen Gegenden.

Auch Carne secca, Charqui u. dgl. sind mehr für kühlere Breiten zu empfehlen; sie müssen mit einem Messer oberflächlich abgeschabt, 24 Stunden gewässert und dann abgekocht werden.

Beim Ankauf von Fleischkonserven — das gleiche gilt für Gemüsekonserven — ist darauf zu achten, daß die Büchsen unverletzt und nicht aufgetrieben sind. Beim Schütteln der Büchsen dürfen keine gluckſenden Geräuſche, die auf eine Verflüſſigung des Inhalts hinweiſen, wahrnehmbar ſein (Schüttelprobe). Aufgetriebene Büchſen zeigen an, daß der Inhalt verdorben iſt; ſein Genuß iſt geſundheitsgefährlich und kann auch durch Kochen nicht mit Sicherheit unſchädlich gemacht werden. Vor dem Durchroſten ſchützt man die Büchſen durch Ölfarbenanſtrich. Da Fleiſchkonſerven nicht viel eigenen Geſchmack haben, ſo kommt es darauf an, ſie durch möglichſt verſchiedenartige Zubereitung für den Genuß ſchmackhafter zu machen, z. B. mit Gemüſe gemiſcht als mehr oder minder ſteifer Suppenbrei, angebraten, mit ſaurer oder ſauerſüßer Tunke, gehackt als Fleiſchklöße, mit Speck in Würfel geſchnitten und ſcharf gebraten uſw. Büchſenfleiſch (Corned beef) kann ſo, wie man es der Büchſe entnimmt, kalt genoſſen, aber auch angebraten werden. Angebrochene Fleiſchbüchſen ſind raſch aufzubrauchen; es empfiehlt ſich deshalb, kleine, der Kopfzahl der Mannſchaft entſprechende Büchſen an Bord zu nehmen. Wenn Fleiſchkonſerven gegeben werden, iſt das Salzrindfleiſch fortzulaſſen, ſo daß alſo die Mannſchaft in der Woche viermal Schweinefleiſch, zweimal Fleiſchkonſerven und einmal Salzrindfleiſch erhält.

Fleiſchextrakt iſt ein vorzügliches Würz- und Genußmittel und dient dazu, Suppen, Tunken uſw. ſchmackhafter zu machen und den Magen zur Verdauung anzuregen; eigentliche Nährſtoffe enthält er kaum.

§ 21.

Fiſche. Stockfiſch eignet ſich wohl für Reiſen nach dem Norden und von dort zur Heimat zurück, für große Reiſen vermag er aber das Fleiſch nicht zu erſetzen. Die an ſich ſehr empfehlenswerten Heringe können ebenfalls auf die Dauer nicht als ein Erſatz für Fleiſch gelten. Konſervierter amerikaniſcher Lachs mag, wo er billig zu haben iſt, einmal wöchentlich mittags gegeben werden.

Friſche Fiſche bilden — abgeſehen von den in nur gewiſſen Gegenden vorkommenden giftigen Fiſchen — eine wohlbekömmliche Nahrung; aus ihnen lassen sich durch Kochen, Backen, Herrichten zu Klops, Salaten usw. schmackhafte Speisen bereiten. Auch wird die dadurch bewirkte Abwechslung in der Kost angenehm empfunden. Es gibt jedoch eine ganze Anzahl **giftiger Fische**. Das Fleisch des Störes, des Hausens und Sterlets scheint zur Laichzeit giftig zu wirken, von der Barbe und dem Hechte ist der Rogen zu gewissen Zeiten giftig. Besonders gefährlich sind die in China, dem ostindischen Archipel und am Kap vorkommenden Tetrodonarten. In überseeischen Häfen erkundige man sich stets, bevor unbekannte Fische genossen werden, bei Einheimischen danach, ob sie giftig sind, und lasse sie nur dann verwenden, wenn ihre Unschädlichkeit außer Frage steht. Außerdem sind bei der Zubereitung von Fischen tropischer Meere stets die gesamten Eingeweide auf das Sorgfältigste zu entfernen. (Fischvergiftung § 102 unter 5.)

§ 22.

Butter, die an Bord genommen wird, soll möglichst wenig Milch- und Wasserteile enthalten und nicht mit Fremdfetten, wie Talg, Pflanzenfetten, Margarine u. dgl., vermischt sein; sie muß vor Licht und Luft geschützt aufbewahrt werden. Den Geschmack ranziger Butter kann man dadurch verbessern, daß man sie zuerst mit reinem Wasser und dann mit Wasser, worin man doppeltkohlensaures Natron — einen Eßlöffel voll auf 1 l — gelöst hat, ausknetet.

Statt der Butter darf Margarine, aber nur solche allerbester Qualität, gegeben werden. Auch die Margarine soll möglichst wenig Wasserteile enthalten.

Käse paßt für Ausreisen und für Fahrten in nördlichen Breiten.

§ 23.

Mehl (Weizenmehl und Roggenmehl) darf nicht durch fremde Mehle oder durch sonstige minderwertige Zusätze verfälscht sein; ebenso soll es unverdorben sein. Insbesondere ist darauf zu achten, daß es nicht von Mehlmotten oder Milben befallen ist und einen einwandfreien, nicht dumpfigen Geruch und keinen bitteren, kratzenden, ranzigen oder säuerlichen Geschmack besitzt. Es muß außerdem genügend trocken sein und ist zweckmäßig in sauberen Säcken verpackt in trockenen, luftigen Räumen aufzubewahren. Die gleiche Vorsicht ist bei der Lagerung von Grieß (Weizengrieß), Grütze, Graupen, Haferflocken und Reis zu beobachten, ebenso ist bei ihrem Einkauf auf Unverdorbenheit (Abwesenheit von tierischen Schädlingen und einwandfreier Geruch) zu achten.

§ 24.

Die aus kleiefreiem Weizenmehl gewonnenen Teigwaren (Nudeln Makkaroni, Spaghetti, Eiergräupchen usw.) sind wegen der guten Ausnutzbarkeit ihrer Nährstoffe für die Ernährung des Seemanns wohl geeignet und ermöglichen die wünschenswerte Abwechslung in der Ernährung. Beim Einkauf von Eierteigwaren ist eine Ware mit so reichlichem Eigehalt zu verlangen, daß dieser sich auch geschmacklich genügend geltend macht. Demgemäß sollen nur solche Eierteigwaren an Bord genommen werden, die auf 1 kg Mehl mindestens vier Eier enthalten.

§ 25.

Das der Schiffsbesatzung zu verabreichende Brot sei backtechnisch von einwandfreier Beschaffenheit und aus reinem, unverfälschtem und gut backfähigem Mehl hergestellt. Es darf insbesondere keine Wasserstreifen oder sonstige Brotfehler (Abbacken der Rinde von der Krume) aufweisen und soll eine gutgelockerte, elastische und nicht klitschige Krume haben. Die neuerdings im Verkehr befindlichen Schiffsbacköfen ermöglichen die Herstellung von Brot (Roggenbrot) und von Weizenbrötchen an Bord, was besonders bei Reisen von langer Dauer von Bedeutung ist.

Hartbrot (Schiffszwieback) bestehe aus unverfälschtem Weizen- oder Roggenmehl; ein Zusatz von Kümmel erhöht die Schmackhaftigkeit. Es darf nicht von Würmern oder Käfern befallen sein. Durch langes Aufbewahren kann auch bei einwandfreier Lagerung in luftigen Räumen der Geschmack durch Ranzigwerden der Fettstoffe des Mehles leiden.

§ 26.

Getrocknete oder eingekochte Früchte bieten mit Pudding oder Klößen usw. und Salzfleisch zusammen ein sehr gutes, empfehlenswertes Mittagessen, welches zweimal wöchentlich gegeben werden mag. Am besten sind getrocknete oder eingekochte Äpfel, Pflaumen, Aprikosen, Heidelbeeren, Kronsbeeren (Preißelbeeren), Multebeeren, Flieder (Hollunderbeeren), Ingwer.

Frische Früchte sind der Gesundheit dienlich. Kann in einem Hafen nach langer Seereise den Leuten frisches Zugemüse nicht gegeben werden, so sollten Früchte an seine Stelle treten. Unbekannte Obstarten (namentlich im Ausland) sollten jedoch nur dann genossen werden, wenn ihre Unschädlichkeit von zuverlässigen Personen bestätigt wird.

Über den Genuß von Früchten, wenn in dem Hafen eine Seuche herrscht, siehe § 39 unter 7.

§ 27.

Hülsenfrüchte, von denen als Inlandserzeugnisse Erbsen, Bohnen und Linsen in Frage kommen, sind wegen ihres reichlichen Eiweißgehaltes für den Seemann wertvolle Nahrungsmittel. Sie sollen nicht dickschalig sein und sich leicht weichkochen lassen, was jeweils durch eine Probekochung festzustellen ist. Samen der letzten Ernte sind älterer Ware vorzuziehen, da Hülsenfrüchte mit der Dauer der Lagerung sich schlechter weichkochen. Dieser Übelstand läßt sich durch Zusatz von etwas Soda oder doppeltkohlensaurem Natron zum Kochwasser, das möglichst weich, d. h. kalkarm sein soll, mildern. Süßerbsen oder Kichererbsen (Garbanzos) werden von deutschen Seeleuten meist ungern gegessen; es empfiehlt sich deshalb, diese Samen mit etwa der doppelten Menge gewöhnlicher Erbsen gemischt zu kochen, falls sie überhaupt zur Ernährung Verwendung finden sollen.

Hülsenfruchtmehle (Erbswurst) sind für die Ernährung wertvoller als die gewöhnlichen Hülsenfrüchte, weil sie, abgesehen von der Entfernung der unverdaulichen Schale, vor dem Vermahlen mit

Wasser gedämpft werden, was eine teilweise Aufschließung und bessere Ausnutzung der Nährstoffe zur Folge hat.

§ 28.

Kartoffeln sind wegen der Mannigfaltigkeit der daraus herzustellenden Gerichte ein auch für den Seemann sehr wertvolles, lebenswichtige Ergänzungsstoffe enthaltendes Nahrungsmittel, das deshalb in reichlichen Mengen mitzuführen ist, zumal durch das Entfernen der Schale etwa 20 bis 30% am Gewicht verlorengehen. Es muß auf Lieferung einer lagerbeständigen Ware, die auch nicht durch Frost gelitten hat, geachtet werden. Der Aufbewahrungsraum soll trocken, luftig und kühl, aber frostfrei sein. Als Kartoffeldauerwaren kommen Scheibenkartoffeln, Kartoffelflocken und Kartoffelwalzmehl in Frage, die, abgesehen von ihrem wesentlich niedrigeren Wassergehalt, in ihrer Zusammensetzung den Frischkartoffeln entsprechen, aber in küchentechnischer Hinsicht diese nur teilweise zu ersetzen vermögen.

Von den aus Kartoffeln, Getreide und sonstigen Vegetabilien gewonnenen Stärkearten finden Kartoffelmehl, Maisstärke, Tapioka (aus den knolligen Wurzelstöcken tropischer Pflanzen) und Sago (Palmstärke) zur Herstellung von Suppen und Mehlspeisen Verwendung.

§ 29.

Die grünen Gemüse weisen zwar einen hohen Wassergehalt auf, sind aber Träger wichtiger Mineral- und Ergänzungsstoffe, lassen sich wohlschmeckend zubereiten, gestalten die Kost abwechslungsreich und sind wegen ihrer günstigen Wirkung auf die Verdauung von Bedeutung. Von den Wurzelgemüsen lassen sich insbesondere Möhren (Mohrrüben), Sellerieknollen, Meerrettich und Schwarzwurzeln leicht an Bord aufbewahren. Bei Weiß-, Rot-, Wirsing-, Blumen- und Grünkohl ist für luftige und kühle Lagerung Sorge zu tragen; Spinat, grüne Bohnen, Schoten (grüne Erbsen), Gurken sind ebenso wie Kopfsalat und Endivien nur kurze Zeit haltbar und deshalb unmittelbar nach Antritt der Reise zu verbrauchen. Frische Pilze eignen sich wegen ihrer leichten Verderblichkeit nicht zur Mitnahme auf Seereisen. Empfehlenswerter ist die Tomatenfrucht, die roh, als Salat und als Gemüse genossen werden kann.

Als Ersatz für frische Gemüse sind die Dosenkonserven in guter Beschaffenheit im Verkehr; sie gestatten wegen der großen Bequemlichkeit bei der Zubereitung, unabhängig von der Jahreszeit und rasch schmackhafte Mahlzeiten herzustellen.

Von Gemüsedauerwaren, die durch Einsalzen (mit oder ohne nachfolgende Milchsäuregärung) haltbar gemacht sind, lassen sich namentlich Sauerkraut, saure Gurken und Salzbohnen zur Ernährung des Seemanns verwenden. Die Haltbarkeit dieser Erzeugnisse ist beschränkt, so daß jeweils nur kleinere, in kürzeren Zeiträumen zu ergänzende Mengen an Bord zu nehmen sind. Sie sollen an luftigen kühlen Orten aufbewahrt werden und häufig auf ihre Unverdorbenheit geprüft werden.

Dörrgemüse, von denen hauptsächlich Schnittbohnen, Grünkohl, grüne Erbsen (Schoten) und Mischgemüse (Julienne) für die Beköstigung des Seemanns in Frage kommen, haben den Vorzug der Billigkeit. Sie müssen von genügend trockener Beschaffenheit und frei von Maden sein. Der Gefahr des Schimmeligwerdens ist durch Lagerung an trockenen, kühlen Orten zu begegnen. Vor dem Kochen sind sie zunächst in lauwarmem Wasser mehrere Stunden stehenzulassen, bis sie genügend aufgequollen sind. Da unsachgemäß, d. h. bei zu hoher Temperatur oder aus bereits verholzter Rohware hergestellte Dörrgemüse beim Kochen nicht genügend weich werden, ist es ratsam, zunächst die Brauchbarkeit der anzukaufenden Ware durch eine Kochprobe festzustellen.

§ 30.

Da die Schmackhaftigkeit der Speisen durch den Zusatz von Gewürzen und würzenden Küchenkräutern wesentlich verbessert werden kann, empfiehlt es sich, ausreichende Vorräte von diesen Genußmitteln mit an Bord zu nehmen. Ein allzu reichliches Wür-

zen der Speisen ist indessen zu vermeiden, da sonst die Verdauungs=
organe zu sehr gereizt werden. Dies gilt auch für die Verwendung
von Kochsalz und von Essig. Bei Essigessenz, die im unverdünnten
Zustand stark ätzend ist, muß die auf den Flaschen angebrachte An=
weisung für den Gebrauch des Inhalts genau eingehalten werden.
Hauptsächlich kommen die nachgenannten Würzen und Gewürze
in Frage: Zwiebeln, Petersilienwurzeln, Meerrettich, Senf,
Pfeffer, Kümmel, Lorbeerblätter, Gewürznelken, Piment, Zimt,
Muskatnüsse, Vanille, bittere Mandeln. Besonders beim Ankauf
gemahlener Gewürze ist auf deren Unverfälschtheit zu achten.

§ 31.

Fremdländische Lebensmittel. Wenn das Schiff in außer=
europäischen Ländern verproviantiert werden muß und die ge=
wöhnlichen Proviantartikel nicht zu haben oder zu teuer sind, so
kommen die ortsüblichen Lebensmittel in Frage. Vor dem Ankauf
nicht genau bekannter Lebensmittel darf man es nicht unterlassen,
sich nach ihren Eigenschaften und der Art ihrer Zubereitung bei
zuverlässigen Personen zu erkundigen. Es ist unmöglich, hier
alle Stoffe aufzuzählen, welche Verwendung finden können, nur
einige gebräuchlichere seien erwähnt.

Statt des Salzfleisches kann man Charqui oder Carne secca
nehmen (§ 20).

Als Ersatz der Erbsen eignen sich die schon erwähnten Garbanzos oder die Quinchonchos (Angfouti, Xhora-Paërou, Am-
brevade, brasilianische Angolaerbsen) in Westindien und dem tro=
pischen Teile Südamerikas und Afrikas, in China und Japan. An
Stelle der in Europa üblichen Bohnen kommen in Westindien
und Brasilien die frijoles de sopa, in Brasilien die schwarze Bohne,
Caraotos blancos usw., in Ostindien, den Sundainseln, China die
Mungobohne, in Japan die Sojabohne usw. in Betracht.

Für das heimatliche Obst treten ein die amerikanischen ge=
dörrten Äpfel, die Korinthen, Rosinen, Datteln und Feigen in
den Mittelmeerländern, die getrockneten entfernten Pfirsiche
(duraznos) in Chile, die Kakis in Japan usw.

Anstatt Kartoffeln können verwendet werden die sweet potatoes (Bataten, Camoten), die Topinambur, Yamswurzel (in Rio de Janeiro auch Carai, auf den Vitiinseln Uwi genannt); diese drei Knollengewächse geben, in der Asche geröstet, als Brei — mit Zwiebeltunke — oder einfach wie Kartoffeln gekocht, gute Gerichte, die nach langer Seekost den Schiffsleuten die nötigen frischen Pflanzenstoffe gewähren. Sehr geeignet sind diese drei Knollengewächse auch als Zutaten zur Schiffskost, insbesondere zur Fleischsuppe. In gleicher Weise können Tomaten, Kürbisse, Melonen, Brotfrucht (diese auch geröstet), unreife Maiskolben usw. gebraucht werden. Einige Vorsicht erfordert die Anwendung des Taro (in Westindien Eddo, auf den Südseeinseln Taro, Dalo, Kalo usw., in Brasilien Ynhame, Igname oder Tacovos genannt); diese sehr nahrhafte Wurzel enthält einen Giftstoff, der aber durch Kochen in Wasser ausgezogen und mit letzterem beseitigt werden kann.

Von Rangoonbohnen dürfen nur die Kulturarten zur Ernährung des Seemanns Verwendung finden. Diese sind durch längeres Einweichen und Wegschütten des ersten Ankochwassers genügend von der in den Samen vorhandenen Blausäure zu befreien.

§ 32.

Kaffee und Tee sind als anregende und die Verdauung befördernde Getränke überall bekannt und auch dem Seemann unentbehrlich geworden. Schlecht schmeckendes oder fades Wasser kann unter Umständen durch Aufkochen mit Kaffee oder Tee zum Genusse tauglich gemacht werden. Dünne, abgekühlte Aufgüsse von Tee oder Kaffee sind gute unschädliche Getränke für die Hitze und daher besonders zum Löschen des Durstes für die Mannschaften der Heiz- und Kohlenräume auf Dampfern zu empfehlen. Auf jeden Fall sind derartige Getränke den geistigen Getränken (Bier, Wein, Branntwein) vorzuziehen. Das gleiche gilt von dem Kakao, der außer seiner anregenden Wirkung auch noch Nährstoffe enthält und sowohl aufgebrüht wie Kaffee und Tee als auch in Form der bekannten Schokolade viel genossen wird.

§ 33.

Die geistigen Getränke (Bier, Wein, Branntwein) sind Genußmittel, die zwar unter gewissen Umständen nützlich sein können, deren aber der gesunde Mensch zu seinem Wohlbefinden nicht notwendig bedarf. Ihr täglicher Genuß bringt im Gegensatze zum Gebrauch anderer Genußmittel wie Kaffee oder Tee die Gefahr mit sich, daß immer größere Mengen dieser Getränke genossen werden, um die erwünschte Anregung zu erzielen. Die Gewöhnung an den Genuß derartiger Mengen führt schließlich häufig zu dem als Trunksucht bekannten Zustand, der schwere körperliche und geistige Schäden im Gefolge hat und die Erwerbsfähigkeit des davon Befallenen mehr oder weniger vernichtet, häufig auch zu vorzeitigem Tode führt. Oft sind die Kinder von Trinkern schwächlich und bleiben in ihrer geistigen und körperlichen Entwicklung zurück.

In kleineren Mengen genossen, können die geistigen Getränke vorübergehend anregend wirken. In heißen Gegenden ist ihr Genuß am besten ganz zu vermeiden, da sie erfahrungsgemäß den Durst zu steigern pflegen und durch die infolgedessen bewirkte fortgesetzte Flüssigkeitsaufnahme immer neuen Schweißausbruch erzeugen, ohne dauernde Erfrischung oder Abkühlung herbeizuführen. Daher werden unter den Mannschaften der Kesselräume diejenigen, die dem starken Genusse derartiger Getränke sich ergeben, meist zuerst arbeitsmüde oder vom Hitzschlag betroffen.

Unter den geistigen Getränken ist das Bier verhältnismäßig wenig schädlich. Seine Mitnahme ist namentlich für längere Seereisen empfehlenswert. Auch der Wein kann als anregende, geschmackbefördernde Zugabe bei einförmiger Nahrung in kleinen Mengen von Wert sein, soweit seiner Beschaffung nicht der höhere Preis entgegensteht. Branntwein, der — abgesehen von Ausnahmefällen — überhaupt nicht gereicht werden sollte, muß frei von Fusel und Verfälschungen — namentlich von Holzgeist (Methylalkohol) — sein. Verfälschungen mit dem letztgenannten Stoff haben schon zu zahlreichen Todesfällen geführt. Beim Einkauf von Branntwein unbekannter Fabriken ist deshalb im In= wie im Auslande große Vorsicht geboten.

Die dem Manne auf einmal — nicht täglich — gewährte Menge Branntwein übersteige nicht $^1/_{20}$ l. Soll Branntwein zur Anregung gegeben werden, dann geschehe dieses immer nur kurz (etwa $^1/_2$ Stunde) vor Ende der Wache oder der Arbeit, weil dem Genusse bald Abspannung und Ermüdung folgen.

Auf den häufigen Zusammenhang des übermäßigen Genusses geistiger Getränke an Land mit Erkrankungen an Geschlechts= krankheiten sei hier hingewiesen (vgl. auch § 62).

§ 34.

Der Zitronensaft (lime or lemon juice) soll durch Aus= pressen von den Schalen befreiter Früchte gewonnen sein und demgemäß ein natürliches reines Erzeugnis darstellen. Er darf weder verdünnt noch mit irgendeiner Säure versetzt sein und muß das Aussehen, den Geruch, den Geschmack und die übrigen Eigenschaften des natürlichen Saftes haben; von fleischigen Bestandteilen muß er soweit frei sein, daß sich beim Stehen kein Bodensatz mehr bildet. Reiner Zitronen= saft hat bei 15° ein spezifisches Gewicht von mindestens 1,030 und nicht weniger als 6,25% Zitronensäure. Zur Haltbar= machung dient ein Zusatz guten, fuselfreien Branntweins, und zwar sollen 150 Raumteile Branntwein mit einem Weingeist= gehalt von 50 Raumhundertteilen auf je 850 Raumteile des reinen Saftes kommen (oder etwa 200 Raumteile Branntwein mit einem Weingeistgehalt von 40 Raumhundertteilen auf 800 Raum= teile Saft).

Da frischer Saft wirksamer ist als alter, so gebrauche man solchen, der älter als zwei Jahre ist, nur dann, wenn durch eine vor kurzem von sachkundiger Seite vorgenommene besondere Unter= suchung seine Güte nachgewiesen ist.

Der Saft ist in helle Glasflaschen gefüllt (nicht in Tonkruken) aufzubewahren. Es ist darauf zu halten, daß auf den Flaschen und Kisten die Firma des Herstellers und der Zeitpunkt der Füllung angegeben ist, womöglich auch der Zeitpunkt und das Ergebnis einer Nachprüfung sowie der Name desjenigen, welcher die Nachprüfung ausgeführt hat, sowie bei den Flaschen die Menge des Inhalts.

Die tägliche Ration an Zitronensaft beträgt für den Mann mindestens 20 g; es empfiehlt sich, den Saft mit 20 g Zucker, etwas gutem Branntwein und ungefähr $^4/_{10}$ l Wasser zu mischen und im Anschluß an das Mittagessen — in kalten Gegenden gewärmt — zu verabreichen. Der Genuß des unverdünnten Saftes ist nicht zu gestatten, da er dem Magen schadet. Mit der Austeilung des Saftes werde drei Wochen nach dem Verlassen des Hafens begonnen (vgl. auch § 74).

Es ist ratsam, daß Schiffe, welche östlich vom Kap der guten Hoffnung und westlich vom Kap Horn fahren wollen, zum wenigsten für 12 Monate, alle übrigen für etwa 8 Monate Zitronensaft an Bord nehmen. Auf einen Monat sind für je 5 Mann mindestens 3 l Saft, dazu 3 kg Zucker und einige Liter guter Branntwein zu rechnen.

§ 35.

An Wasser rechne man auf den Mann zum allermindesten 6 l täglich, besser 10—20 l.

Das Wasser ist immer aus der besten Bezugsquelle, welche beim Konsul zu erfragen ist, zu entnehmen, auch wenn es sich teurer stellt als anderes. Ist es möglich, so beziehe man das Wasser dorther, wo die deutschen Kriegsschiffe es nehmen, weil diese das Wasser zuvor auf seine Brauchbarkeit untersuchen.

Ungereinigtes, d. h. nicht durch sorgsame Sandfiltration im großen oder durch andere Verfahren erprobter Art von Krankheitskeimen befreites Oberflächenwasser, also unmittelbar aus Teichen, Seen und Flußläufen entnommenes Wasser, ist in der Regel nicht einwandfrei und deshalb als Trinkwasser nicht zu benutzen. Wasser aus tieferen Röhrenbrunnen und sachgemäß gefaßten Quellen ist in der Regel unbedenklich, wenn Verunreinigungen bei der Entnahme vermieden werden. Wasser

aus Kessel- oder Schachtbrunnen ist möglichst nicht zu be=
nutzen, da es oft verunreinigt ist. Brackwasser darf nicht als
Trinkwasser eingenommen werden. Trübes Wasser soll man erst
in Baljen, Boote usw. laufen lassen, damit es sich absetzt. Das klare,
obenstehende Wasser wird dann vorsichtig abgepumpt, darf aber
nur gekocht benutzt werden. Auf Reeden lasse man den Wasser=
prahm bei unruhigem Wetter nicht längsseits kommen, auch
pumpe man ihn nie ganz leer.

In Häfen, in denen Cholera, Ruhr oder Typhus herrscht, sollte
nur Wasser eingenommen werden, dessen Reinheit zweifellos fest=
steht; dies gilt auch für Brunnen=, Quell= und Leitungswasser.
(Vgl. § 39, 5.) Muß aber aus Mangel an Vorräten anderes
Wasser eingenommen werden oder ergibt es sich, daß das ein=
genommene Wasser an Bord Krankheitsfälle verursacht, so darf
es nur noch abgekocht genossen werden. Überhaupt ist das
Abkochen das einzige einfach auszuführende, zuverlässige
Mittel, um schlechtes oder verdächtiges Wasser unschäd=
lich zu machen. Das Beimengen von Kaffee, Tee, Brannt=
wein usw. nützt in dieser Beziehung nichts. Auch der Gebrauch
der an Bord vielfach üblichen Filter verbürgt durchaus keine gute
Beschaffenheit des Wassers; häufig tragen diese sogar dazu bei,
das Wasser zu verschlechtern, wenn sie nicht regelmäßig von sach=
verständiger Hand gereinigt werden. Auf ein völliges Abfangen
von Ansteckungsstoffen aus dem Wasser ist auch bei gutgehaltenen
Filtern nicht zu rechnen. Um dem abgekochten Wasser einen
besseren Geschmack zu geben, setze man vor dem Kochen etwas
Tee zu (für den Mann und Tag reichen 1 bis $1^1/_2$ g). Kommt der=
artiges Teewasser mit Eisen in Berührung, so wird es schwarz,
was jedoch für die Gesundheit nicht nachteilig ist.

Destilliertes Wasser enthält wenig Luft und schmeckt etwas
fade; durch Stehenlassen während mehrerer Tage bei offenen
Deckeln bessert sich der Geschmack. Einen öligen, brenzlichen
Beigeschmack vertreibt man am sichersten durch Hineinhängen
von Eisen (z. B. Drahtspiralen oder alten Roststäben) in das
Wasser.

Zum Aufbewahren des Wassers sind eiserne Behälter (Tanks) den Holzfässern vorzuziehen. Eine Zementschicht schützt das Eisen vor Rost, doch bedarf sie einer öfteren genauen Besichtigung, damit etwaige Risse durch Neubestreichen mit Zement alsbald beseitigt werden. Bleihaltige Wandungen der Behälter oder der Leitungsrohre können zu Bleivergiftung (§ 87) Anlaß geben. Müssen Fässer genommen werden, so sind ausgebrannte am besten. Tanks sowohl wie Fässer bedürfen nach jeder Entleerung einer sorgfältigen Reinigung mit Bürsten und darauf folgenden Austrocknung mit reinen, in siedendem Wasser ausgeschwenkten Schwabbern. Zu dieser Reinigung darf aber selbstverständlich wiederum nur reines Trinkwasser, nicht etwas Hafen= oder Flußwasser von außenbords, benutzt werden. Fault das Wasser in den Fässern, so lasse man es ausfaulen; muß es aber vorher benutzt werden, so ist es abzukochen und durch einen geringen Teezusatz schmackhafter zu machen.

Die Öffnungen der Wasserbehälter sind zur Vermeidung von Verunreinigungen geschlossen zu halten. Auf manchen Segelschiffen wird das Wasser aus den Tanks oder Fässern durch Schöpfgefäße, die hineingelassen werden (sogenannte Plomben), zum Gebrauche heraufgeholt. Hierbei wird das Wasser regelmäßig in unappetitlicher Weise verunreinigt; auch können dabei Krankheitskeime in die Wasservorräte gelangen, den ganzen Vorrat verderben und gesundheitsschädlich machen. Das Wasser sollte deshalb an Bord nur durch kleine, fest und dicht aufgesetzte Pumpen den Behältern entnommen werden. Die Benutzung der Plomben zum Trinken ist unbedingt zu verbieten.

Auf Segelschiffen sind mehrfach schwere Erkrankungen der gesamten oder eines großen Teiles der Besatzung vorgekommen, die auf den Genuß von schlechtem Wasser zurückgeführt wurden. Bei der Schwierigkeit, unterwegs Wasser zu beschaffen, liegt den Kapitänen der Segelschiffe ganz besonders die Pflicht ob, nur solches Trinkwasser mitzunehmen, von dessen Güte sie sich unter Beachtung der vorerwähnten Gesichtspunkte überzeugt haben.

VI. Sonstige Maßnahmen
zur Bewahrung eines guten Gesundheitszustandes.

§ 36.

Verhalten in kalten Gegenden.

Der Schiffsmann ist vor allen Dingen gegen die sehr nachteiligen Einwirkungen der feuchten Kälte zu schützen, die besonders zu Erkältungskrankheiten und rheumatischen Leiden Veranlassung geben können. Alle Leute sollen dicke, wollene Kleidung, diejenigen, welche sich wenig bewegen (Rudergänger, Ausguckleute usw.), außerdem Ölzeug tragen; letztere sind unter Umständen auch häufiger abzulösen. Das Gesicht, namentlich die Nase und die Ohren, sowie die Hände und Füße (z. B. beim Loten oder Rudern) sind nötigenfalls zum Schutze gegen Wind und Nässe mit Fett (halb Talg, halb Öl) einzureiben, die Füße und Unterschenkel vor Kälte durch Einlegen von Papier zwischen Doppelstrümpfe zu bewahren. — Da von Seewasser durchnäßte Stiefel schwer trocken werden und Kaltwerden der Füße bewirken, empfiehlt es sich, die Leute beim Deckwaschen so lange als möglich (bis etwa 8° C Wassertemperatur) barfuß gehen oder aber die bei dieser Arbeit getragenen Stiefel sofort gegen trockene umtauschen zu lassen. Empfehlenswert ist auch die Verwendung bis zum Knie reichender Gummistiefel, wie sie beim Deckwaschen (dieses möglichst beschleunigen) auf amerikanischen Schiffen getragen zu werden pflegen.

Als Erfrischungsmittel für die Leute diene heißer Kaffee. Schnaps werde nur selten verausgabt und dann mit heißem Wasser und Zucker gemischt (Grog). Die Nahrung sei reichlich und fetthaltig. Zitronensaft (§ 34) werde mit heißem anstatt mit kaltem Wasser angemacht.

Für genügende Heizung der Logisräume ist zu sorgen (vgl. § 10), doch ist auch auf ordentliche und häufige Lüftung des Logis zu halten; auch das Bettzeug werde regelmäßig herausgenommen und gelüftet. Die regelmäßige körperliche Reinigung darf nicht vernachlässigt werden; besonders ist die Maschinenmannschaft dazu anzuhalten (vgl. § 18).

Farbige ziehen sich häufigere und stärkere Erfrierungen, besonders der Füße, zu als Weiße. Derartige Erkrankungen können Wochen und Monate zu ihrer Heilung in Anspruch nehmen und sogar zum Verluste der erfrorenen Glieder führen. Der Kapitän soll daher, wenn Farbige unter der Mannschaft sind, besonders auf guten Zustand der Strümpfe und Schuhe und auf regelmäßigen Wechsel des durchnäßten Schuhzeugs dieser Leute halten. Schon durch öfteres Benetzen mit kaltem Wasser (von etwa 5 bis 8° C) können tiefgehende Frostschäden verursacht werden. (Wegen der Behandlung dieser Leiden s. § 115.)

§ 37.
Verhalten in warmen Gegenden.

Große, insbesondere langanhaltende Hitze bewirkt bei den meisten Menschen eine starke Erschlaffung, welche den Seemann zu seinem Berufe zeitweise unbrauchbar machen kann. Außerdem können Sonnenstich und Hitzschlag eintreten, Krankheiten, die häufig rasch zum Tode führen oder langes Siechtum hinterlassen. (Wegen der Kennzeichen und der Behandlung dieser Krankheiten s. § 101.) Der Sonnenstich entsteht durch die unmittelbare Einwirkung der Sonnenstrahlen auf den Kopf; der Hitzschlag wird bedingt durch hohe Lufttemperatur, besonders bei Windstille, großen Wasserreichtum der Luft und anstrengende Arbeit. Die in den Heizräumen arbeitenden Leute sind ihm daher besonders ausgesetzt. Zur Vorbeugung von Hitzschlagerkrankungen ist für diese Räume eine besonders gute Lüftung erforderlich.

Auf Dampfern sollte in allen bewohnten und Arbeitsräumen, besonders in den Heizräumen, durch Lüftungsmaschinen für kräftigen Luftwechsel und genügende Abkühlung gesorgt werden, sobald die natürliche Lüftung durch die Luftschächte versagt (vgl. auch § 15, letzten Abs.). Dies ist z. B. immer der Fall, wenn der Wind in derselben Richtung weht, nach der das Schiff sich bewegt. Den Feuerleuten ist die Möglichkeit zu geben, sich mit Seewasser zu übergießen. Auch muß stets ein reichlicher Vorrat an Getränk unten sein, und zwar ganz schwacher Kaffee, Tee, dünne Hafergrütze (wird jedoch leicht sauer) oder kalter Haferschrotaufguß; nur unvermischtes Wasser zu geben, ist nicht empfehlenswert. Bei schwülem Wetter muß das Feuerpersonal öfter als alle 4 Stunden, unter Umständen schon nach 2 Stunden, von der Arbeit abgelöst werden. Leute, die sich krank und schlaff fühlen, sind nach den in § 101 (Hitzschlag und Sonnenstich) angegebenen Kennzeichen zu beurteilen und sofort von der Arbeit zu befreien. Durch Härte und durch falsche Beurteilung solcher Erkrankungen können Todesfälle an Hitzschlag und Selbstmord verschuldet werden. Während der Freiwache muß das Maschinenpersonal völlige Ruhe haben, damit die erhöhte Körperwärme wieder auf das richtige Maß sinken kann. Mögen die Feuerleute unten auch noch so leicht oder wenig bekleidet sein, an Deck müssen sie dünnes, wollenes oder baumwollenes Unterzeug tragen, denn nicht im Heizraum, sondern am Oberdeck erkälten sie sich. Unter besonders ungünstigen Verhältnissen, z. B. bei Reisen durch das Rote Meer im Hochsommer, sind tunlichst Eingeborene zur Aushilfe zu heuern. Auch kann den Feuerleuten hier und da durch Einstellung von Matrosen für ihre Arbeit Erleichterung geschaffen werden.

In warmen Gegenden sei die Kleidung in den heißen Tagesstunden leicht, für die kühlere Abend- und Nachtzeit wärmer. Wollenes Unterzeug in den Tropen abzulegen, ist nicht ratsam, sonst ist die Benutzung baumwollener Unterkleidung (Trikotstoff) zu empfehlen. Die Oberkleidung sei leicht, weit, eher hell als dunkel. An Stelle der Mütze trete zur Vorbeugung des Sonnenstichs ein leichter Hut mit Nackentuch (Schleier) oder ein sogenannter Tropenhelm aus dickem Korke. Wenn irgend möglich, werden Sonnensegel, jedoch nicht zu niedrig, und am besten doppelte Sonnensegel, das eine $1/2$ m über dem anderen, ausgeholt. Das Deck ist bei großer Hitze mehrmals täglich mit Wasser zu übergießen. Besonders sind die Leute am Ruder und Ausguck usw. zu schützen. Kein Mann darf mit unbedecktem Kopfe sich den Sonnenstrahlen aussetzen. Bei den an Bord beliebten Sonnenbädern ist mit großer Vorsicht zu verfahren. Es empfiehlt sich, die Leute an

Deck essen zu lassen; das Schlafen an Deck ist in den Tropen jedoch nur dann zu gestatten, wenn keine Malaria= oder Gelbfiebergefahr besteht (§§ 54, 55) und wenn Sonnensegel mit genügend langen, gut schließenden Seitenvorhängen nach der Windseite zu ausgespannt sind. Es ist ratsam, daß sich die Leute häufig, wenn möglich jeden Morgen und Abend, kalt abbrausen oder abwaschen; wer sehr am roten Hunde leidet, wickelt sich, statt sich mit Seewasser zu benetzen, besser in ein mit Frischwasser naß gemachtes Laken ein.

Anstrengende Arbeiten werden am besten in den frühen Morgenstunden ausgeführt; in der heißesten Zeit, von 10 bis 2 Uhr, muß die Mannschaft möglichst geschont werden. Die Zeit um Sonnenuntergang diene der Erholung. Während des Regens lasse man in den Tropen, wenn angängig, die Arbeit im Freien einstellen, naß gewordene Kleider sind sofort gegen trockene zu vertauschen.

Die Nahrung sei leicht, gut verdaulich und minder fettreich als sonst; Hülsenfrüchte und Salzfleisch sind wenig, Fleischkonserven, Graupen, Grütze, Reis, Gemüse hingegen öfter zu verabreichen. Wasser ist nicht zuviel auf einmal zu trinken; in heißen Gegenden empfiehlt es sich, weniger Flüssigkeit zu sich zu nehmen.

§ 38.
Maßnahmen beim Einlaufen in einen Hafen.

Viel gefahrbringender für die Gesundheit der Schiffsbewohner als das Leben auf hoher See erweist sich der Aufenthalt im Hafen, und zwar sind es hauptsächlich ansteckende und klimatische, in vielen Fällen vermeidbare Krankheiten, von denen die Zugereisten in großer Zahl befallen und nicht selten dahingerafft werden oder bleibenden Nachteil für ihre Gesundheit erleiden.

Der Kapitän tut gut, jeden Hafen, besonders jeden tropischen Hafen, so lange als krankheitsverdächtig anzusehen, bis er das Gegenteil in Erfahrung gebracht hat. Mitteilungen über das Auftreten von Seuchen in Häfen werden von dem Nachrichtenbüro in Singapore, das von der Hygieneorganisation des Völkerbundes eingerichtet wurde, auf drahtlosem Wege verbreitet. Nähert sich das Schiff einem Hafen, über dessen gesundheitliche Verhältnisse nichts in Erfahrung zu bringen war oder einem sonst verdächtigen Hafen, so soll der Kapitän

1. falls sein Schiff von Holz ist, mehrmals lenzpumpen und spülen lassen, damit das Schiff mit reiner Bilge ankommt und es nicht nötig wird, das vielleicht Krankheitskeime enthaltende Hafenwasser in das Schiff zu bringen;
2. eine gründliche Reinigung und Lüftung aller Wohnräume, der Kojen, Betten, Kleidungsstücke und aller sonst zur Aufnahme von Krankheitsstoffen geeigneten Gegenstände vornehmen zu lassen.

Sodann erkundige sich der Kapitän bei dem Einlaufen vor Eröffnung jedes sonstigen Verkehrs mit dem Lande bei dem deutschen Konsulat oder, wenn ein solches nicht am Orte ist, bei der Hafenbehörde nach dem Gesundheitszustande des Platzes und, wenn dort eine ansteckende Krankheit herrscht, nach den hauptsächlich heimgesuchten Bezirken. Hierbei sind auch venerische Krankheiten zu berücksichtigen.

Ist der Hafen nicht verseucht (siehe § 39), so werden nur ausnahmsweise (s. unten) besondere Maßnahmen erforderlich. Wie überall, sind auch hier geboten: frischer Proviant, so oft als angängig; nicht zu anstrengende Arbeit bei großer Hitze; Einhalten einer ordentlichen Mittagspause; der Jahreszeit und dem Klima entsprechende Kleidung; Schutz vor Regen und grellem Sonnenscheine durch Regen- oder hoch ausgeholte Sonnensegel; Reinlichkeit der Haut, der Kleider und des Logis; Vorsicht beim Schlafen an Deck; Mäßigkeit im Essen und Trinken; Unterlassen von Ausschweifungen geschlechtlicher Art.

Wenn an dem Orte viel Malaria vorkommt, sind die in § 55 angegebenen Schutzmaßregeln zu beachten. Zur Vorbeugung von venerischen Erkrankungen befolge man die in §§ 62 und 63 gegebenen Ratschläge.

§ 39.

Verhalten in einem verseuchten Hafen.

Erfährt der Kapitän, daß in einem Hafen Cholera, Fleckfieber, Gelbfieber, Pest, Pocken, Ruhr oder Unterleibstyphus herrschen, so suche er, wenn er das Anlaufen dieses Hafens nicht überhaupt vermeiden kann, den Aufenthalt dort nach Möglichkeit abzukürzen und den Verkehr mit dem Lande auf das notwendigste Maß zu beschränken. Als Ankerplatz ist möglichst eine Stelle zu wählen, wo, unbeschadet der Sicherheit des Schiffes, Ebbe und Flut sowie Seebrise das Fahrzeug treffen. Liegeplätze in der Nähe der von der Krankheit besonders ergriffenen Ortsteile oder von ihr heimgesuchter Schiffe sowie übelberüchtigter Sümpfe und der Auslaßöffnungen von Abwasserkanälen sind zu vermeiden. Entspricht der angewiesene Liegeplatz diesen Anforderungen nicht, so ist, wenn ein deutsches Konsulat sich am Orte befindet, durch dieses, sonst unmittelbar bei der Hafenbehörde, um einen besseren nachzusuchen.

Während des Aufenthalts in solchen Häfen sind ferner folgende Schutzmaßregeln zu beachten:

1. Beim Löschen und Laden ist besonders dafür zu sorgen, daß die Schiffsleute mit fremden Arbeitern so wenig wie möglich in Berührung kommen; zu diesem Zwecke ist

   a) das Betreten der Logisräume, Küchen, Waschräume usw. durch die Arbeiter zu verhindern,

   b) den Arbeitern an Bord ein bestimmter Abort anzuweisen, der von den Schiffsleuten nicht benutzt werden darf und täglich zu desinfizieren und zu reinigen ist,

   c) darauf zu halten, daß die Arbeiter ihre Mahlzeiten womöglich nicht an Bord einnehmen, jedenfalls aber getrennt von der Schiffsmannschaft und in besonderen, von letzterer nicht zu benutzenden Geschirren,

   d) jeder Arbeiter, der krank zu sein scheint, sofort wegzuschicken.

Das Löschen und Laden bringt an sich im allgemeinen keine Ansteckungsgefahr mit sich, es sei denn, daß die Waren oder Gegenstände mit den Entleerungen oder sonstigen Ausscheidungen von

Kranken behaftet sind. Besonders gefährlich sind von pestkranken Ratten benagte und beschmutzte Gegenstände. Werden in der Ladung tote Ratten in größerer Zahl gefunden, oder wird sonst ein auffallendes Rattensterben bemerkt, so ist nach der in § 52 gegebenen Vorschrift zu verfahren. In pestverseuchten Häfen ist nach Möglichkeit zu verhindern, daß Ratten an Bord gelangen (über die Maßnahmen zur Vernichtung der Ratten siehe § 52); auch empfiehlt es sich, solche Ladung, die erfahrungsgemäß oft Ratten birgt, wie Getreide, Felle, Lumpen u. dgl., dort nur in voll gefüllten Säcken oder in festgeschnürten Ballen einzunehmen.

2. Wenn möglich, mustere man in verseuchten Häfen keine neuen Leute an. Muß dies geschehen, so ist von solchen Leuten, welche unmittelbar von einem anderen bisher seuchenfreien Schiffe kommen, die Einschleppung von Krankheitskeimen weniger zu befürchten, als von solchen, welche sich bereits längere Zeit an Land aufgehalten haben.

Solche Leute haben anzugeben, ob sie bisher gesund gewesen und ob sie mit Kranken in Berührung gekommen sind. Auch lasse man sich die letzten Wohnungen, Herbergen usw. angeben und suche beim Konsul zu erfahren, ob die betreffenden Quartiere oder Ortsteile seuchenfrei geblieben sind. Wenn es nur irgendwie möglich ist, lasse man die Leute vor der Anmusterung ärztlich untersuchen (siehe § 9, ersten Abs.).

Von den verseuchten Schiffen, Quartieren oder Stadtgegenden mustere man nur Leute an, wenn mindestens 10 bis 12 Tage seit dem letzten Krankheitsfall auf dem Schiffe, in dem Quartier oder der Stadtgegend vergangen sind. Jedoch mustere man die Leute nicht erst unmittelbar vor der Abfahrt, sondern bereits mehrere Tage vorher an, damit man sie an Bord noch mehrere Tage vor der Abfahrt genau beobachten kann. Kranke und Verdächtige sind sofort wieder auszuschiffen.

3. Die Schiffsleute sollen nur zu Dienstgängen an Land geschickt, keinesfalls aber über Nacht beurlaubt werden.

Jeden Morgen ist die Mannschaft Mann für Mann zu befragen, ob jemand an Fieber, Durchfall oder Erbrechen leidet. Derartig

Erkrankte sind baldigst von einem Arzte untersuchen zu lassen und womöglich einem Krankenhaus an Land zu überweisen (siehe § 40).

Jede Ausschweifung ist zu verbieten. Betrunkene, Trunkenbolde, Magenleidende erkranken leichter als Gesunde und mäßig lebende Personen.

4. Auf die Köche und Aufwärter ist besonders zu achten; sie sind durch Besorgungen an Land und den Verkehr mit Händlern u. dgl. besonders Ansteckungen ausgesetzt und können durch ihre Tätigkeit an Bord (Bereitung der Speisen, Reinigungsarbeiten usw.) die Krankheit leicht auf die übrigen Schiffsinsassen übertragen. In der Küche ist auf strengste Sauberkeit zu halten.

5. Trinkwasser soll in Häfen, wo Cholera, Ruhr oder Unterleibstyphus herrscht, wenn irgend möglich, nicht eingenommen werden. Nur in großen Hafenplätzen mit guten, staatlich beaufsichtigten, zentralen Wasserleitungen kann man eine Ausnahme machen, wenn von zuverlässiger und sachverständiger Seite (Konsul, Ärzte) das Wasser für unverdächtig erklärt wird, und wenn es unmittelbar aus der Wasserleitung in die Wassertanks gepumpt werden kann oder in reingehaltenen, gut verschlossenen eisernen Wasserprähmen längsseits gebracht wird. Muß in verseuchten Häfen, wo solches Wasser nicht zu erhalten ist, dennoch Trinkwasser genommen werden, so ist es vor dem Gebrauch abzukochen. Filter an Bord geben keine Sicherheit, verschlechtern vielmehr häufig das Wasser (siehe § 35). Die Reinheit der Filter ist entsprechend zu kontrollieren.

Von außenbords darf Wasser in solchen Häfen weder zum Genusse noch zur Reinigung von Schiffsräumen benutzt werden, auch nicht zur körperlichen Reinigung, ebensowenig zum Reinigen des Trink- und Eßgeschirrs oder der Wäsche. Hierzu ist nur gutes Trinkwasser oder vorher an Bord abgekochtes Wasser zu gebrauchen.

6. Zur Schiffsverpflegung sind in verseuchten Häfen zu dem einwandfreien, dem Heimatsort oder anderen gesunden Plätzen entstammenden Proviant an Bord nur solche Lebensmittel von Land hinzuzukaufen, die nicht in rohem, sondern nur in gekochtem Zustand genossen werden. Man beziehe diese Lebens-

mittel möglichst von einem Händler und überzeuge sich möglichst fortlaufend davon, daß in seinem Hause die Krankheit nicht herrscht.

Die Lebensweise und Verpflegung kann im ganzen unverändert, wie an Bord sonst üblich, beibehalten werden.

7. Der Genuß von rohen Früchten, die stets äußeren Verunreinigungen durch Anfassen, Bedecken mit Tüchern, Bespritzen mit Wasser, Fliegen usw. ausgesetzt sind, ist zu verbieten, ebenso der Genuß von im Hafen gefischten Austern und Muscheln, von Eis (auch Fruchteis), Limonade, Gingerbier, Sodawasser, die an Ort und Stelle hergestellt sind, da gerade zu solchen Fabrikaten oft sehr schlechtes Wasser genommen wird. Bei Cholera, Ruhr und Unterleibstyphus ist auch der Genuß von roher Milch zu vermeiden. Am besten wird die Milch in jedem Falle nur gekocht genossen.

Die längsseits kommenden Händler sind demgemäß in bezug auf den Verkauf von Früchten, Eis, Sodawasser, Milch genau zu überwachen, selbst aber nicht an Bord zu lassen.

8. Der Handel mit alten Kleidern ist zu verbieten.

An Land gewaschene Wäsche ist ungefährlich, wenn sie rein, trocken und geplättet ist.

9. Die Reinigung des leeren Laderaums erfolgt am besten trocken mit Besen; nur wenn ein Rattensterben an Bord vorgekommen ist oder Pestratten in der Ladung gefunden sind, ist die trockene Reinigung gefährlich, es ist dann nach ausgeführter Desinfektion die weitere Reinigung nach Vorschrift der Hafenbehörde vorzunehmen.

10. Der Bilgeraum ist während des Aufenthalts in dem verseuchten Hafen mindestens alle vierzehn Tage, ferner in See vor der Ankunft in dem nächsten seuchenfreien Hafen zu desinfizieren (vgl. § 41 am Schlusse).

11. Als Ballast ist reiner trockner Sand zulässig. Hafenwasser soll in Ballasttanks möglichst nicht genommen werden; läßt sich dies nicht vermeiden, so soll es möglichst in See, vor dem Ankern im nächsten seuchenfreien Hafen, entleert und durch unverdächtiges Wasser ersetzt werden.

§ 40.
Verhalten bei Erkrankungen an Bord.
a) in einem verseuchten Hafen.

Wenn in einem von Cholera, Ruhr oder Unterleibstyphus heimgesuchten Hafen an Bord jemand mit Durchfällen erkrankt, oder wenn in einem Hafen, in dem eine der vorbezeichneten Krankheiten oder Fleckfieber, Gelbfieber, Pest oder Pocken herrschen, auch nur ein fieberhafter Krankheitsfall eintritt, so ist der Kranke, bis der Verdacht durch einen Arzt als unbegründet erklärt ist, als der betreffenden Krankheit verdächtig anzusehen und sofort mit seinen Sachen, besonders den Kleidern und Betten, abzusondern*). Die Absonderung hat so zu erfolgen, daß der Kranke mit anderen als den zu seiner Pflege bestimmten Personen (vgl. § 44) nicht in Berührung kommt; sie erfolgt am besten in dem vorgeschriebenen Krankenraum oder, wenn ein solcher nicht vorhanden oder nicht verfügbar ist, in einer anderen abgelegenen Kammer, nötigenfalls hinter einem Segeltuchvorhang auf Oberdeck. Unter Umständen ist es zweckmäßig, den Kranken in dem von ihm bisher benutzten Raume zu belassen und die Mitbewohner dieses Raumes anderweitig unterzubringen. Der von dem Kranken vorher benutzte Abort ist für die übrige Mannschaft einstweilen zu schließen; für ihren Gebrauch ist ein anderer, von jenem tunlichst abgesonderter Abort anzuweisen. Wie der für den Kranken bestimmte Abort, so dürfen auch die übrigen seinem Gebrauche dienenden Gerätschaften (Eß- und Trinkgeschirre usw.) von den Gesunden nicht benutzt werden. Stellt der Arzt, der so schnell wie möglich herbei-

---

*) Nach dem Gesetze, betreffend die Bekämpfung gemeingefährlicher Krankheiten, vom 30. Juni 1900, ist im Deutschen Reiche jede Erkrankung und jeder Todesfall an Aussatz (Lepra), Cholera (asiatischer), Fleckfieber (Flecktyphus), Gelbfieber, Pest (orientalischer Beulenpest), Pocken (Blattern) und jeder Fall, welcher den Verdacht einer dieser Krankheiten erweckt, der zuständigen Polizeibehörde unverzüglich anzuzeigen. Auch für die meisten anderen ansteckenden Krankheiten besteht in den deutschen Ländern eine Anzeigepflicht.

zuholen ist, bei dem Kranken eine der vorbezeichneten Krankheiten
fest, oder erachtet er ihn einer dieser Krankheiten verdächtig, so ist
der Kranke, wenn es irgend angeht, sofort mit allen seinen Sachen
auszuschiffen und in einem Krankenhaus an Land unterzubringen.
Je früher dies geschieht, um so größer ist die Aussicht, daß die
übrige Besatzung vor Ansteckung bewahrt und der Kranke selbst
wiederhergestellt wird. Nur wenn die Ausschiffung unmöglich
ist, weil der Kranke an Land nicht untergebracht werden kann,
ist er an Bord zu behalten und mit seinem Pfleger möglichst
strenge abzusondern (vgl. § 44).

b) auf hoher See.

Ereignet sich ein solcher verdächtiger Krankheitsfall nach dem
Verlassen eines verseuchten Hafens auf See, so ist der Kranke in
gleicher Weise mit seinem Pfleger abzusondern und in dem nächsten
Hafen, wo sich Gelegenheit dazu bietet, auszuschiffen; kann ein
Schiff angesprochen werden, das einen Arzt an Bord hat, so ist
dessen Hilfe zur Feststellung der Art der Krankheit und Anordnung
der erforderlichen Maßregeln zu erbitten.

§ 41.
Desinfektion.

Außer der Absonderung der Kranken bedient man sich vor allem
der Desinfektion, um die Übertragung ansteckender Krankheiten
auf das Schiff und seine Insassen zu verhindern. In den deutschen
Häfen erfolgt die Desinfektion nach Anordnung der zuständigen
Behörde. Auf See und im Ausland hat der Kapitän selbst dafür
zu sorgen und dabei, falls die Hafenbehörde nicht ausdrücklich
anderes anordnet, nach den in diesem Paragraphen gegebenen
Weisungen zu verfahren.

Als Desinfektionsmittel findet an Bord in erster Linie die
Kresolseifenlösung Verwendung, deren Mitnahme für fast alle
Kauffahrteischiffe durch die Verordnung des Reichsverkehrs-
ministers vom 4. Januar 1929, betreffend Krankenfürsorge auf

Kauffahrteischiffen (vgl. S. 310), vorgeschrieben ist, ferner Kalk und Chlorkalk, Siedehitze, Wasserdampf, Feuer. Einige von diesen Mitteln werden jederzeit zur Verfügung stehen, andere, wie Kalk und Chlorkalk, sind in Häfen in der Regel leicht zu beschaffen.

1. **Kresolseifenlösung.** Zur Desinfektion bedient man sich an Bord in der Regel des sogenannten verdünnten (etwa 5proz.) Kresolwassers, d. h. einer Auflösung von 1 Gewichtsteil Kresolseifenlösung in 19 Gewichtsteilen Wasser (oder 1 l Kresolseifenlösung auf einen Eimer Wasser von etwa 19 l Inhalt, gut umrühren!). Es ist wohl zu beachten, daß diese für Desinfektionszwecke geeignete Lösung für die Zwecke der Wundbehandlung zu stark ist; für letztere kommt vielmehr eine $1^1/_2$proz. Lösung von 15 g (1 Eßlöffel voll) Kresolseifenlösung in 1 l Wasser zur Verwendung unter der Bezeichnung „Kresolwundwasser" (vgl. § 48 Nr. 20 und § 107).

2. **Kalk.** Aus reinem gebranntem Kalk wird Kalkmilch in folgender Weise hergestellt. Der Kalk wird in ein geräumiges Gefäß gelegt und mit Wasser (etwa der halben Menge des Kalkes) gleichmäßig besprengt; er zerfällt hierbei unter starker Erwärmung und unter Aufblähen zu Kalkpulver. Zu je 1 l Kalkpulver werden sodann unter stetem Rühren 3 l Wasser allmählich hinzugesetzt. Falls frisch gebrannter Kalk nicht zur Verfügung steht, kann die Kalkmilch auch durch Anrühren von je 1 l gelöschtem Kalke, wie er in einer Kalkgrube vorhanden ist, mit 3 l Wasser bereitet werden. Jedoch ist darauf zu achten, daß alsdann die oberste, durch den Einfluß der Luft veränderte Kalkschicht zuvor beseitigt wird. Durch weitere Verdünnung von 1 Teile Kalkmilch mit 9 Teilen Wasser erhält man die zur Desinfektion des Bilgeraums dienende Kalkbrühe.

Vor dem Gebrauch ist die Kalkmilch umzuschütteln oder umzurühren. Kalk ist innerhalb weniger Stunden nach der Zubereitung zu verwenden oder in luftdicht verschlossenen Gefäßen aufzubewahren, da er sonst bald an Desinfektionskraft verliert.

3. **Chlorkalk.** Eine ausreichende desinfizierende Wirkung ist nur dann zu erwarten, wenn er frisch bereitet oder in dicht verschlossenen Gefäßen aufbewahrt ist und stark stechend riecht. Er wird in Mischung von 1:5 Teilen Wasser verwendet (Chlorkalkmilch).

4. **Siedehitze.** Auskochen in Wasser, Salzwasser oder Lauge wirkt desinfizierend. Die Flüssigkeit muß die Gegenstände vollständig bedecken und mindestens eine Viertelstunde lang im Sieden gehalten werden.

5. **Wasserdampf.** Die Desinfektion mit Wasserdampf erfolgt in der Regel in besonderen Apparaten (Desinfektionskammern); auf eine wirksame Desinfektion ist jedoch nur dann zu rechnen, wenn die Apparate von Sachverständigen geprüft und geeignet befunden sind und in sachgemäßer Weise bedient werden; zu diesem Zwecke ist für jeden einzelnen Apparat die Handhabungsweise und namentlich die erforderliche Dauer der Dampfeinwirkung festzustellen und beim Gebrauche genau zu beachten.

Auch bei den improvisierten Einrichtungen, wie man sie durch Benutzung von Badewannen mit Dampfzuleitung, Badekammern, Tanks, Holzbottichen, Baljen und dergleichen herstellen kann, ist es nötig, daß sie vor der Benutzung von Sachverständigen geprüft werden und daß bei jeder neuen Desinfektion genau dieselbe Anordnung in der Dampfzuleitung und -ausströmung, derselbe Dampfdruck und dieselbe Dauer der Dampfeinwirkung innegehalten werden, die sich bei der Prüfung als richtig erwiesen haben. Andernfalls ist die Desinfektion unzuverlässig und besser mit einem der anderen Mittel in wirksamer Weise auszuführen.

6. **Feuer.** Feuerfeste Gegenstände werden durch Einlegen in Feuer — Flammfeuer oder glühende Kohlen — desinfiziert. Bei manchen Gegenständen kann eine Desinfektion der Oberfläche durch gründliches Ansengen bewirkt werden. Schließlich bedient man sich des offenen Feuers, besonders des Kesselfeuers, um ansteckungsfähige Gegenstände von keinem oder geringem Werte, auch gebrauchtes Verbandzeug, tote Ratten u. a. zu verbrennen.

Welches Desinfektionsmittel im Einzelfall anzuwenden ist, richtet sich nach der Art des zu desinfizierenden Gegenstandes und ist unten näher auseinandergesetzt.

Es ist wohl zu beachten, daß es nicht genügt, überhaupt nur ein Desinfektionsmittel anzuwenden, sondern, daß allein die richtige Anwendung den damit bezweckten Schutz sicherstellt. Keinenfalls darf man im Vertrauen auf Desinfektionsmittel die übrigen Vorbeugungsmaßnahmen, besonders die Beobachtung der stets erforderlichen Reinlichkeit, vernachlässigen.

Welche Gegenstände für die Ansteckung in Betracht kommen und demnach zu desinfizieren sind, ist bei den einzelnen Krankheiten angegeben. Im allgemeinen ist jedoch zu beachten, daß in jedem Falle, wo der Verdacht einer ansteckenden Krankheit vorliegt, außer der Absonderung des Kranken und seiner Sachen die Desinfektionsmaßnahmen in gleicher Weise vorzunehmen sind, wie bei festgestellter Krankheit.

I. Bei dem Eintreten eines derartigen Krankheitsfalls ist zunächst, wenn der Kranke aus seinem bisherigen Aufenthaltsraume (Logis oder Kammer) in einen anderen (z. B. den Krankenraum) übergeführt ist, jener nach den unten zu II a gegebenen Grundsätzen zu desinfizieren; hat man den Kranken in dem von ihm benutzten Raume belassen und die übrigen Insassen des Raumes anderweitig untergebracht (siehe § 40), so findet die Desinfektion erst nach Abschluß der Krankheit oder nach Ausschiffung des Kranken statt.

Ferner ist die Desinfektion der von dem Kranken bisher benutzten Aborte erforderlich; sie hat in der unter IV b angegebenen Weise zu erfolgen.

Wird der Kranke ausgeschifft, bevor es entschieden ist, ob es sich um eine ansteckende Krankheit handelt, so sind seine Sachen, namentlich seine Wäsche, Kleidungs= und Bettstücke, zuerst in ein mit verdünntem Kresolwasser befeuchtetes Laken, darauf in dichtes geteertes Segeltuch einzuschlagen. Das Bündel wird in einem verschlossenen Raume aufbewahrt, bis entschieden ist, ob der Kranke wirklich an einer ansteckenden Krankheit leidet. Wird dann der

Krankheitsverdacht bestätigt, so ist eine gründliche Desinfektion nach der unten zu II a gegebenen Weisung vorzunehmen. Der Platz, wo die Sachen gelegen haben, ist mit verdünntem (etwa 5proz.) Kresolwasser gründlich abzuwaschen. In gleicher Weise wird die vom Kranken benutzte Wäsche desinfiziert, wenn bereits bei der Ausschiffung die Krankheit festgestellt ist, oder wenn jemand an Bord an einer der Krankheiten stirbt.

II. Während der Krankheit hat sich die Desinfektion in der Regel zu erstrecken auf:

a) die Ausscheidungen des Kranken (Wund- und Geschwürsausscheidungen, Blut, Auswurf, Erbrochenes, Rachen- und Nasenschleim, Harn und Stuhlgang) und die bei seiner Pflege benutzten Gegenstände (Kleider, Wäsche, Bettzeug, Verbandzeug, Eß- und Trinkgeschirr, Nachtgeschirr, Spucktopf, Badewanne u. dgl.),

b) die bei der Behandlung und Pflege beschäftigten Personen (namentlich ihre mit dem Kranken, seinen Ausscheidungen und Sachen in Berührung gekommenen Körperteile, wie Hände und Unterarme, unter Umständen auch Gesicht, Bart usw.) sowie die von ihnen bei der Behandlung und Pflege benutzte Kleidung,

c) den Unterkunftsraum des Kranken; jedoch kommt für gewöhnlich nur die täglich vorzunehmende Reinigung des Fußbodens und die Beseitigung des Kehrichts in Betracht.

Zu a: Die vorbezeichneten Ausscheidungen des Kranken sowie die bei Sterbenden etwa aus Mund und Nase hervorquellende schaumige Flüssigkeit sind bei den ansteckenden Darmerkrankungen (Typhus, Paratyphus, Ruhr und Cholera), ferner bei Pocken und Pest am besten unmittelbar in Gefäßen aufzufangen, welche zur Hälfte mit verdünntem (etwa 5proz.) Kresolwasser (siehe oben unter 1.) gefüllt sind, und hiermit gründlich zu verrühren. Die zum Abwischen der Ausscheidungen usw. benutzten Tücher (z. B. Taschentücher) sowie sonst damit beschmutzte Wäsche- und Verbandstücke u. dgl. sind, wenn sie nicht sofort in hellem Feuer verbrannt werden können, unmittelbar nach dem Gebrauch ebenfalls so in verdünntes Kresolwasser zu legen, daß sie davon vollständig bedeckt sind. Die Desinfektionsflüssigkeit soll mindestens zwei Stunden lang einwirken. Tücher usw., die nicht beseitigt, sondern wieder benutzt werden sollen, sind sodann mit Wasser zu spülen und auszuwaschen. Dasselbe Verfahren (zweistündiges Untertauchen in verdünntem Kresolwasser und weitere Reinigung) kann man bei der Bett- und Leibwäsche und den Kleidungsstücken, die der Kranke benutzt hat, anwenden; auch kann man diese Gegenstände durch Auskochen (siehe oben unter 4.) oder, wo Dampfdesinfektionsapparate vorhanden sind, in diesen (siehe oben unter 5.) desinfizieren. Von dem Kranken benutzte Eß- und Trinkgeschirre (auch Löffel u. dgl.) sind 15 Minuten lang in Wasser, dem Soda — etwa 2% — zugesetzt werden kann, auszukochen (siehe oben unter 4.) und dann gründlich zu spülen. Waschbecken, Kochgeschirre, Spucktöpfe sind nach Desinfektion ihres Inhalts (siehe oben) mit verdünntem (etwa 5proz.) Kresolwasser gründlich auszuscheuern. Auf dieselbe Weise ist die von dem Kranken benutzte Badewanne zu desinfizieren; das Badewasser ist, wenn es nicht sogleich nach dem Bade durch Ablaufenlassen in See beseitigt werden kann (in Häfen ist dies in der Regel verboten!), vorher in der unten für Ballastwasser (IVc) angegebenen Weise zu desinfizieren.

Zu b: Die bei der Behandlung und Pflege des Kranken beschäftigten Personen haben jedesmal, ehe sie den Krankenraum verlassen, sowie nach jeder Berührung des Kranken usw. mindestens ihre Hände gründlich mit verdünntem Kresolwasser zu waschen. Dasselbe ist vor dem Einnehmen von Speisen erforderlich, doch ist das Essen und Trinken in dem Krankenraum in der Regel gänzlich zu vermeiden. Die bei der Pflege usw. benutzte Kleidung ist vor anderweitigem Gebrauch in derselben Weise wie die des Kranken zu desinfizieren (siehe oben zu IIa).

Zu c. Der Fußboden des Krankenraums ist täglich mit verdünntem Kresolwasser naß aufzuwischen, die dabei benutzten Tücher sind wie die mit Ausscheidungen beschmutzten (siehe oben zu IIa) zu behandeln. Ist mit letzteren der Fußboden oder ein sonstiger Gegenstand beschmutzt, so ist er sofort mit verdünntem Kresolwasser abzuwaschen. Kehricht und sonstige Abfälle sind am besten zu verbrennen.

III. Nach beendeter Krankheit (d. h. nach der Ausschiffung, der Genesung oder dem Tode des Kranken) ist alles zu desinfizieren, was noch Ansteckungen zu vermitteln geeignet ist.

In Frage kommen dabei je nach den Umständen der Kranke selbst, seine Kleidungs= und Wäschestücke, die von ihm gebrauchten Betten und sonstigen Gegenstände sowie der ganze Krankenraum nebst Inhalt.

a) Wird der Kranke ausgeschifft, so kommen er und die ihm mitgegebenen Sachen nicht weiter in Betracht, dagegen sind die an Bord zurückbleibenden Kleidungsstücke, Bett= und Leibwäsche in einer der zu IIa angegebenen Arten zu desinfizieren (vgl. auch Seite 60). Ebenso ist mit dem von dem Kranken benutzten Eß= und Trinkgeschirre, Waschbecken, Nachtgeschirr usw. in der zu IIa für diese Gegenstände angegebenen Weise zu verfahren.

Sodann ist der Krankenraum nebst Inhalt zu desinfizieren.

Zu diesem Zwecke sind die Decke, die Wände, die Türen und der Fußboden, die Kojen und die Gerätschaften mit Lappen, die mit verdünntem Kresolwasser getränkt sind, gründlich abzuwaschen. Besonders ist darauf zu achten, daß die Desinfektionsflüssigkeit in alle Spalten, Risse und Fugen eindringt. Darauf sind die desinfizierten Sachen mit einer ausreichenden Menge heißen Seifenwassers zu spülen und im Anschluß daran möglichst gründlich zu lüften. Gegenstände von Leder, Holz= und Metallteile von Möbeln sowie ähnliche Gegenstände werden sorgfältig und wiederholt mit Lappen abgerieben, die mit verdünntem Kresolwasser befeuchtet sind. Die gebrauchten Lappen sind zu verbrennen. Pelzwerk wird auf der Haarseite bis auf die Haarwurzel mit verdünntem Kresolwasser durchfeuchtet, feucht gebürstet, zum Trocknen aufgehängt und womöglich gesonnt. Plüsch= und ähnliche Möbelbezüge werden mit verdünntem Kresolwasser durchfeuchtet, feucht gebürstet und mehrere Tage hintereinander an Deck ausgetrocknet und gelüftet. Gegenstände von geringem Werte (Strohsäcke u. dgl.) sind zu verbrennen.

Über Bord dürfen undesinfizierte Gegenstände nur in See geworfen werden.

b) Ist der Kranke genesen, so hat er ein gründliches Bad zu nehmen, dabei den ganzen Körper mit Seife abzuwaschen und vollständig reine Wäsche und Kleidung anzulegen. Die Badewanne ist dann zu desinfizieren (wie oben zu IIa angegeben ist, ebenso das abgelegte Zeug. Der Genesene darf den Krankenraum nicht wieder betreten, ist vielmehr anderweitig unterzubringen. Sodann sind dieselben Desinfektionen wie unter IIIa vorzunehmen.

c) Hat die Krankheit mit dem Tode geendigt, so ist die Leiche bis zu der möglichst bald vorzunehmenden Bestattung ohne vorherige Reinigung in Tücher einzuhüllen, die mit verdünntem Kresolwasser getränkt sind und damit feucht erhalten werden. Außerdem sind die unter IIIa angegebenen Desinfektionen auszuführen. Über die Beförderung von Leichen auf Schiffen sind besondere Vorschriften erlassen, die im Anhang (Seite 367) abgedruckt sind.

IV. Unter Umständen werden an Bord noch andere Desinfektionen erforderlich, z. B. von Logisräumen, Aborten, Trink- und Gebrauchswasser, Ballastwasser oder des Bilgeraums.

a) Logis- und sonstige Schiffsräume sind in gleicher Weise wie Krankenräume (siehe IIIa) zu desinfizieren.

Räumlichkeiten, in denen durch den nach solcher Desinfektion noch längere Zeit haftenden Geruch erhebliche Unannehmlichkeiten entstehen würden, dürfen, sofern Kranke darin nicht untergebracht waren, in folgender Weise desinfiziert werden:

1. Die nicht mit Ölfarbe gestrichenen Flächen der Wände und Fußböden werden mit Kalkmilch angetüncht; dieser Anstrich muß nach 3 Stunden wiederholt werden. Erst nach dem Trocknen des zweiten Anstrichs darf alles wieder feucht abgescheuert werden.

2. Die mit Ölfarbe gestrichenen Flächen der Wände und Fußböden werden frisch gestrichen, jedoch darf zuvor der alte Anstrich nicht durch Abkratzen oder dergleichen beseitigt werden.

b) Aborte sind in der Weise zu desinfizieren, daß die Tür, besonders die Klinke, die Innenwände bis zu 2 m Höhe, die Sitzbretter und der Fußboden mit Lappen, die mit verdünntem Kresolwasser getränkt sind, gründlich abgewaschen werden; in jede Sitzöffnung sind mindestens 2 l verdünntes Kresolwasser oder Kalkmilch zu gießen. Sind Kübel oder dergleichen zum Auffangen des Kotes benutzt, so ist ihr Inhalt mit ungefähr gleichen Teilen Kalkmilch zu versetzen und nicht vor Ablauf von 24 Stunden nach Zusatz des Desinfektionsmittels zu entleeren; die Kübel selbst sind nach dem Entleeren außen reichlich mit Kalkmilch zu bestreichen.

Pissoire sind gründlich mit verdünntem Kresolwasser auszuwaschen und sodann frisch auszuteeren.

c) Trink- und Gebrauchswasser, das mit Krankheitskeimen verunreinigt ist und daher entleert werden muß, sowie unreines Ballastwasser kann man mit Kalkmilch (siehe oben unter 2.) oder mit Chlorkalkmilch (desgl. unter 3.) desinfizieren. Von der Kalkmilch sind 2 l zu je 100 l Wasser zuzusetzen; es ist eine mindestens einstündige Einwirkung des Desinfektionsmittels erforderlich. Chlorkalkmilch ist dem Wasser im Verhältnis von 1 zu 10000 zuzusetzen; es ist eine mindestens halbstündige Einwirkung der Chlorkalkmilch erforderlich. Kalkmilch und Chlorkalkmilch sind mit dem Wasser sorgfältig durch wiederholtes Umrühren zu vermischen. Unter Umständen kann Trink- und Gebrauchswasser auch durch Einleiten von Wasserdampf desinfiziert werden. Liegen Wasserbehälter im Doppelboden des Schiffes, so wird es sich in der Regel empfehlen, das Wasser aus ihnen nach und nach in den Maschinenbilgeraum überpumpen zu lassen und hier mit Kalkmilch oder Chlorkalkmilch zu desinfizieren. Handelt es sich um stehende Tanks in den Laderäumen, so kann man unter Umständen die Kalkmilch unmittelbar in die Tanks hineinschütten und kräftig umrühren lassen.

d) Die Desinfektion des Bilgeraums mit seinem Inhalt geschieht durch Kalkbrühe, d. h. eine verdünnte Kalkmilch (siehe oben unter 2.), in folgender Weise:

1. In diejenigen Teile des Bilgeraums, welche leicht durch Abheben der Garnierungen und der Flurplatten zugänglich gemacht werden können (Maschinen- und Kesselraum, leere Laderäume), ist an möglichst vielen Stellen Kalkbrühe eimerweise hineinzugießen. Durch Umrühren mit Besen muß die Kalkbrühe kräftig mit dem Bilgewasser vermischt und überall, auch an die Wände des Bilgeraums, angetüncht werden. Zur Desinfektion der Maschinenbilge kann an Stelle der Kalkbrühe verdünntes Kresolwasser in gleicher Weise angewendet werden.

2. Überall da, wo der Bilgeraum nicht frei zugänglich ist, wird durch die von Deck hinunterführenden Pumpen (Notpumpen) und Peilrohre so viel Kalkbrühe eingegossen, bis sie den Bilgeraum, ohne die Ladung zu berühren, anfüllt. Nach 12 Stunden kann die Bilge wieder gelenzt werden. Im einzelnen wird folgendermaßen verfahren:

a) Der Wasserstand in den Peilrohren wird gemessen.

b) 100 bis 200 l Kalkbrühe — je nach der Größe des Schiffes oder der einzelnen Abteilungen — werden eingefüllt.

c) Der Wasserstand in den Peilrohren wird wieder gemessen.

Zeigt sich jetzt schon ein erhebliches Ansteigen des Wasserstandes, so ist anzunehmen, daß sich irgendwo die Verbindungslöcher der einzelnen Abschnitte des Bilgeraums verstopft haben, so daß keine freie Zirkulation des Wassers stattfindet. In solchen Fällen muß wegen der Gefahr des Überlaufens der Kalkbrühe und der dadurch bedingten Beschädigung der Ladung das Einfüllen unterbrochen werden; die Desinfektion des Bilgeraums kann dann erst bei leerem Schiffe stattfinden.

d) Steigt das Wasser nur langsam, so ist, während von Zeit zu Zeit der Wasserstand gemessen wird, soviel Kalkbrühe einzufüllen, als der Bilgeraum ohne Schaden für die Ladung aufnehmen kann.

Als Anhaltspunkt diene, daß auf 1 m Schiffslänge erforderlich sind: bei Holzschiffen 40 bis 60 l, bei eisernen Schiffen 60 bis 120 l Kalkbrühe.

Auf manchen Schiffen sind Rohrleitungen vorhanden, die nicht wie die Pumpen und Peilrohre in die hintersten Teile des Schiffsbodens oder der einzelnen Abteilungen, sondern in die vorderen, höher gelegenen Teile führen. Diese sind dann vorzugsweise zu benutzen, weil dadurch die Vermischung des Desinfektionsmittels mit dem Bilgewasser erleichtert und besser gesichert wird.

Auf Schiffen mit getrennten Abteilungen muß jede Abteilung für sich in der angegebenen Weise behandelt werden.

Bei Erkrankung an Fleckfieber, das nur durch Kleiderläuse übertragen wird, ist der Kranke nach den Vorschriften des § 150 gründlich von diesen Läusen zu befreien. Ferner sind die Lagerstatt, die Kleidungsstücke, Wäsche und Gebrauchsgegenstände des Kranken, der Aufenthaltsraum und nötigenfalls alle Räume, in denen Kleiderläuse festgestellt werden, nach folgenden Vorschriften zu entlausen:

Leib- und Bettwäsche sowie waschbare Kleidungsstücke sind entweder 2 Stunden in verdünntes (etwa 5proz.) Kresolwasser zu legen oder in Wasser, dem zweckmäßig Soda — etwa 2% — zugesetzt wird, auszukochen. Werden diese Gegenstände zum Zwecke der Entlausung aus dem Krankenraume nach einem anderen Raume gebracht, so sind sie in Beutel einzulegen, die mit verdünntem (etwa 5proz.) Kresolwasser gründlich durchnäßt und so verschlossen wurden, daß Ungeziefer unterwegs nicht verstreut werden kann. Gebrauchsgegenstände (Kämme, Bürsten usw.) sind 2 Stunden in verdünntes (etwa 5proz.) Kresolwasser einzulegen, Waschbecken usw. mit ebensolchem Kresolwasser auszuscheuern. Bettstellen und andere Einrichtungsgegenstände, Wand und Fußboden des Schlafraums und nötigenfalls auch anderer Räume, in denen Kleiderläuse festgestellt oder zu vermuten sind, werden mit Lappen abgerieben, die mit verdünntem (etwa 5proz.) Kresolwasser stark durchfeuchtet sind. Wertlose Gegenstände sind in der Feuerstelle zu verbrennen, zu der man sie in Beuteln, die, wie vordem ausgeführt, behandelt wurden, beförderte.

§ 42.
Gesundheitliche Behandlung der Seeschiffe in den Häfen.

In den meisten Ländern unterstehen die Kauffahrteischiffe einer gesundheitlichen Kontrolle. Eine solche Überwachung soll verhüten, daß übertragbare Krankheiten von einem Hafen nach einem anderen verschleppt werden und hier neue Epidemien hervorrufen. Es findet bei der Ankunft eine hafenärztliche Untersuchung statt. Diese erstreckt sich entweder auf alle ankommenden Schiffe oder nur auf solche, die aus befallenen Häfen kommen. Besonders ist eine ärztliche Besichtigung aber dann notwendig, wenn Krankheitsfälle verdächtiger Art an Bord vorgekommen sind. Je nach dem Befunde, der sich bei der Untersuchung herausgestellt hat, werden von dem Hafenarzt weitere Maßnahmen angeordnet. Diese können bestehen in der Ausschiffung der Kranken, Absonderung der Krankheitsverdächtigen, Beobachtung gesunder Schiffsinsassen, Desinfektion, Entlausung, Rattenvertilgung, Vernichtung der Stechmücken, Schutzpockenimpfung. Einen besonders wirksamen Schutz gegen Seuchenausbrüche gewährt die dauernde Überwachung der See- und Binnenschiffe auf ihren Gesundheitszustand während ihres Aufenthalts im Hafen. Sie bietet die Möglichkeit, seuchenhafte Erkrankungen frühzeitig zu entdecken und den Ausbruch einer Epidemie im Keime zu ersticken. Die im Deutschen Reiche geltenden Vorschriften über die gesundheitliche Behandlung der Seeschiffe entsprechen den internationalen Abmachungen.

In früheren Zeiten ereignete es sich nicht selten, daß gegenüber ankommenden Schiffen übertriebene Abwehrmaßnahmen angeordnet wurden. Dadurch kam es zu einer Belästigung der Reisenden und zu einer Hemmung oder gar Unterbindung des Schiffsverkehrs. Es wurden nicht nur Handel und Wandel gestört, sondern es wurde auch der Schiffahrt oft erheblicher wirtschaftlicher Schaden zugefügt. Daher haben die seefahrttreibenden Völker wiederholt internationale Sanitätsabkommen geschlossen. Ohne die Seuchenabwehr zu beeinträchtigen, setzen diese Übereinkünfte die Höchstgrenze fest, die bei Anordnung gesundheitlicher Maßnahmen nicht überschritten werden darf, und schützen somit die Schiffahrt vor unnötigen und lästigen Abwehrmaßnahmen. Zur Zeit ist das Internationale Sanitätsabkommen zu Paris vom 21. Juni 1926 maßgebend. Es bezieht sich auf die Abwehr der Pest, der Cholera, des Gelbfiebers, des Fleckfiebers (Flecktyphus) und der Pocken. Für den Kapitän ist es von Vorteil, die wichtigsten Bestimmungen dieser internationalen Abmachung, der alle seefahrttreibenden Nationen beigetreten sind, zu kennen, um den Anordnungen der Hafengesundheitsbehörden mit Verständnis nachzukommen. Es sind daher die in Frage kommenden Abschnitte im Anhang wiedergegeben (vgl. Seite 370).

Zweiter Abschnitt.

Krankenpflege.

I. Innere Krankheiten.
A. Allgemeine Vorschriften.
§ 43.

Untersuchung des Kranken.

Die richtige Erkennung der Krankheit ist die Vorbedingung zu ihrer wirksamen Behandlung. Bei den sogenannten äußeren Krankheiten (Verletzungen, Verstauchungen, Verrenkungen, Knochenbrüchen, Entzündungen usw.) bietet die Erkennung im allgemeinen geringe Schwierigkeiten, und es wird die Durchsicht der in Betracht kommenden Abschnitte dieses Buches meist genügen, um die Art der Krankheit im Einzelfalle festzustellen und die zur Behandlung erforderlichen Maßnahmen einzuleiten.

Schwieriger ist die Erkennung vieler inneren Erkrankungen. Meldet ein Mann sich krank, so lasse man sich zunächst angeben, worüber er zu klagen hat, worauf er seine Krankheit zurückführt, und ob er schon früher einmal in gleicher Weise erkrankt gewesen ist; sodann erkundige man sich, wie die Krankheit angefangen hat, und ob noch mehr Leute in ähnlicher Weise erkrankt sind.

Bei der Beurteilung der geschilderten Beschwerden ist zu beachten, daß ein plötzlicher Beginn der Krankheit mit Frost- und Hitzegefühl auf eine fieberhafte Erkrankung (besonders Infektionskrankheiten, Wechselfieber, aber auch akute Erkrankungen der Atmungs- oder Verdauungsorgane) hinweist; Schmerzen in allen Gliedern treten oft als Fiebererscheinung auf, ebenso Kopfschmerzen (besonders in der Stirne); Schmerzen an einzelnen Körperstellen beruhen oft auf Rheumatismus; Stiche in den seitlichen Brustgegenden kommen besonders bei Rippenfell- und Lungenentzündungen vor, Schmerzen in der Brust beim Atmen („rohes Gefühl" in der Brustbeingegend), bei akuten Katarrhen der Atmungsorgane; Schmerzen in der oberen Bauchgegend können vom Magen, vom Dickdarm oder von der Leber ausgehen; Schmerzen in der rechten Unterbauchgegend weisen auf Blinddarmentzündungen hin, Schmerzen in der Blasengegend, besonders in Verbindung mit schmerzhaftem Gefühle häufigen Harndranges, auf Blasenkatarrh; Schmerzen im After, meist mit andauerndem Stuhldrang, werden bei Mastdarmerkrankungen (besonders Hämorrhoiden, aber auch bei Ruhr) beobachtet. Schmerzen im Halse und Schluckbeschwerden weisen auf Hals- und Mandelentzündung oder Diphtherie (§ 65) hin, Husten und Auswurf auf Erkrankungen der Atmungsorgane, Blutspucken auf Lungen- und Magenblutungen (§ 73), Erbrechen und Durchfall auf akute Verdauungsstörungen (auch Vergiftungen), Beschwerden beim Wasserlassen auf Erkrankungen der Harn- oder Geschlechtsorgane. Fehlen der Leibesöffnung beruht meist auf einfacher Verstopfung, bisweilen aber auch auf anderen Darmkrankheiten (z. B. Einklemmung von Unterleibsbrüchen, § 147).

Ist der Kranke wegen Benommenheit des Geistes nicht imstande Auskunft zu geben, so kann dies auf Ohnmacht, Hitzschlag, Sonnenstich beruhen, namentlich kommt es bei schweren Infektionskrankheiten (z. B. Lungenentzündung, Typhus, Pest, Genickstarre) vor. Mit gänzlichem oder teilweisem Verluste des Sprechvermögens ist oft der Schlaganfall (§ 100) verbunden.

Bei der nun auszuführenden körperlichen Untersuchung, die, wie bereits früher bemerkt, an dem völlig unbekleideten Körper des zu Untersuchenden und möglichst bei Tageslicht vorgenommen werden muß, ist festzustellen, ob der Kranke Fieber hat (§ 45), ferner ob auf der Körperfläche Ausschläge (z. B. Fleckfieber, Masern, Nesselfieber, Pocken, Scharlach, Syphilis, Unterleibstyphus, auch Hautkrankheiten, wie Krätze usw.) oder besondere Verfärbungen (Gelbsucht) vorhanden sind. Dann müssen alle einzelnen Körperteile auf Krankheitszeichen geprüft werden, weil nur aus allen Krankheitszeichen zusammen das Leiden richtig erkannt werden kann, und weil die Kranken nicht immer alle Krankheitserscheinungen angeben. Es empfiehlt sich dabei folgende Reihenfolge innezuhalten:

1. **Kopf und Hals.** Ein gedunsenes, gerötetes Gesicht zeigt Fieber an, ebenso trockene, spröde Lippen. Rötung und Schwel=

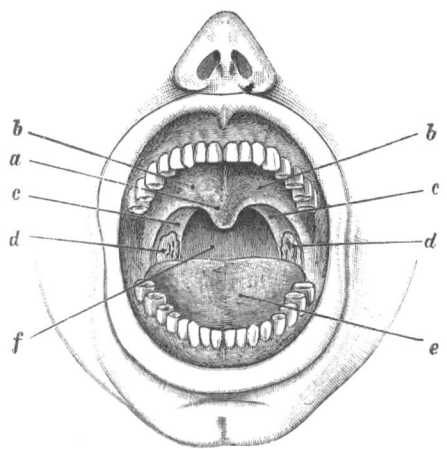

Abb. 11. Mundhöhle des gesunden Menschen.
a Zäpfchen, *b* vordere Gaumenbögen, *c* hintere Gaumenbögen, *d* Mandeln, *e* Zunge, *f* Rachen.

lung der Augenlider finden sich außer bei Augenentzündungen auch als Vorläufer und Begleiter bei Masern und Röteln. Ausfluß aus den Ohren kommt bei Ohrenleiden und bei schweren Kopfver= letzungen (Schädelbruch) vor. Grauweißer Belag auf der heraus= gestreckten Zunge weist auf Verdauungsstörungen oder Infektions= krankheiten hin; oft riecht der Kranke dabei aus dem Munde. Dies ist ebenso bei Mundentzündung wie auch bei Halsentzündung der Fall. Zur Besichtigung des Mundes und des Schlundes benutze man einen Eßlöffelstiel, mit dem man die Backen abhebt oder den hinteren Teil der Zunge hinabdrückt; man überzeuge sich, ob im

Munde, an der Zunge, dem Gaumen, dem Zäpfchen, den Mandeln oder hinten im Halse Rötung und Schwellung (Entzündung), Geschwüre (Mundfäule, Skorbut, Syphilis), weiße oder bräunliche Flecke (Diphtherie) vorhanden sind. (Siehe auch die Anweisung zur Untersuchung bei Diphtherie, § 65.) Der Löffel ist nach Benutzung auszukochen.

2. Brust. Nach Entkleidung des Kranken sehe man zu, ob bei der Atmung die Brust sich regelmäßig etwa 16= bis 20mal in der Minute hebt und senkt (beschleunigte, oberflächliche Atmung deutet auf Fieber, beschleunigte, vertiefte Atmung auf Herz= und Lungenkrankheiten hin), und ob beide Brustseiten gleichmäßig atmen (bei Rippenfell= und Lungenentzündungen wird die befallene Seite geschont). Anfallsweise Kurzatmigkeit beruht auf Asthma. Ferner achte man darauf, ob in der linken unteren Brustseite das Herz auffällig stark schlägt (auch bei Fieber, § 45). Dann lasse man husten oder tief einatmen; bei Lungen= und Brustfellentzündung ist beides wegen sofort auftretender Seitenstiche sehr erschwert bzw. unmöglich. Bei Klagen über Husten und Auswurf soll der Kranke in ein Gefäß mit Wasser spucken, damit man das Ausgeworfene besichtigen kann. Besonders ist auf Blut im Auswurf zu achten (vgl. §§ 61, 67), betr. Tuberkulose und Lungenentzündung.

3. Bauch. Man überzeuge sich davon, ob eine allgemeine Auftreibung des Unterleibs besteht; diese kann durch Luftansammlung in den Därmen (bei Darmkatarrhen, Unterleibstyphus, hartnäckiger Verstopfung, Darmverschlingung, eingeklemmtem Bruch, Bauchfellentzündung) oder durch Ansammlung von Flüssigkeit in der Bauchhöhle (bei Wassersucht) hervorgerufen sein; im letzteren Falle ist, wenn der Kranke flach auf dem Rücken liegt, der Unterleib nach den Seiten hin ausgedehnt und in der Mitte mehr abgeflacht. Findet sich eine Anschwellung nur an einer umschriebenen Stelle, so kann sie durch eine Geschwulst und, wenn sie sich in der rechten Unterbauchgegend befindet und bei vorsichtiger Berührung schmerzhaft ist, durch Blinddarmentzündung bedingt sein. Besteht eine Hervorwölbung an der Grenze zwischen Bauch und

Bein, also in der Leistengegend, so ist an einen Unterleibsbruch oder an eine Drüsenschwellung (Bubo) zu denken. Die näheren Kennzeichen sind bei der Darstellung der einzelnen Krankheiten nachzulesen (vgl. §§ 62, 147).

4. Geschlechtsteile und Aftergegend. Es ist nachzusehen, ob eine starke Schwellung des Gliedes oder eitriger Ausfluß aus der Harnröhre (Tripper, § 62, Vorsicht wegen Ansteckungsgefahr!) besteht oder an der Vorhaut oder nach Zurückziehung der Vorhaut am Gliede selbst Geschwüre (weicher oder harter Schanker), oder am Hodensack oder in der Umgebung des Afters nässende breite Warzen (Syphilis! Ansteckend! Vgl. § 62) sich befinden; blaurote, knotenförmige Gebilde am After von Erbsen- bis Kirschengröße beruhen auf Hämorrhoiden. Schließlich überzeuge man sich, ob der Harn klar gelblich ist; eine dunklere, rötliche Färbung kommt meist bei Fieber vor; rote Färbung kann auf Blutbeimischung (Nierenentzündung, Skorbut) beruhen. Auch achte man darauf, ob der Stuhlgang flüssig (Darmkatarrh, Cholera, Unterleibstyphus) oder mit Schleim und Blut (Ruhr) durchsetzt ist oder Eingeweidewürmer enthält.

5. Gliedmaßen. Arme und Beine, Hände und Füße sind darauf zu prüfen, ob Verletzungen, Entzündungen (auch Rotlauf) oder Ausschläge bestehen, und ob sie gehörig beweglich sind (Knochenbrüche, Verrenkungen, Verstauchungen, Entzündungen, Rheumatismus der Gelenke oder der Muskeln).

§ 44.
Wartung und Pflege des Kranken.

Für den Verlauf und Ausgang der Krankheit und für die Erleichterung der Beschwerden des Kranken ist eine richtige und sorgsame Wartung und Pflege von der gleichen Bedeutung wie die eigentliche Behandlung.

Das wichtigste Bedürfnis für den Kranken ist die Ruhe; erkrankte Leute, mit Ausnahme ganz leicht erkrankter, gehören ins Bett. Schwerer Erkrankte oder an Infektionskrankheiten Leidende sind in dem vorgeschriebenen Krankenraum*) unterzubringen. Ein solcher muß bei mehr als zehn Mann Besatzung für Reisen in großer Fahrt auf jedem Schiffe, für Reisen in mittlerer Fahrt auf Schiffen von mehr als 3000 cbm Bruttoraumgehalt vorhanden sein; er muß ruhig gelegen, luftig und hell und bei einer Besatzung bis zu 30 Mann mit mindestens einer Koje, bei größerer Besatzung mit mindestens zwei Kojen von derselben Beschaffenheit versehen sein, wie es für die Logisräume vorgeschrieben ist (vgl. § 10). Es ist zweckmäßig, wenn der Krankenraum nicht in der Nähe von Logisräumen oder sonstigen Wohnräumen liegt, damit der Kranke möglichst ungestört bleiben und, wenn es sich um ansteckende Krankheiten handelt, in wirksamer Weise abgesondert werden kann. Es ist unzulässig, mit einem Infektionskranken einen anderen Kranken in denselben Raum zu legen; auch mit einem Schwerkranken sollte man keine anderen Kranken in demselben Raume unterbringen, wenn es nicht gänzlich ausgeschlossen erscheint, daß dadurch eine Störung stattfindet. Im allgemeinen ist nur den zur Wartung und Pflege des Kranken bestimmten Personen das Betreten des Krankenraums zu gestatten.

Ganz besonders ist auf Reinlichkeit im Krankenraume zu achten; vor jeder Belegung mit Kranken muß er gründlich gelüftet und gereinigt werden. Der Fußboden soll unter Vermeidung einer Belästigung des Kranken täglich aufgewischt werden. Der Krankenraum ist morgens und abends, sowie nach jeder Stuhlentleerung des Kranken oder wenn sonst üble Gerüche entstanden sind, zu lüften; dabei ist der Kranke durch sorgfältige Bedeckung vor Zug zu schützen. Speisereste, benutzte Geschirre, Ausscheidungen, unsaubere Leib- und Bettwäsche u. dgl. sind im Krankenraume nicht zu dulden, sondern alsbald hinauszuschaffen und erforderlichenfalls zu desinfizieren (vgl. § 41). Derartige Speisereste dürfen keinesfalls von Gesunden genossen werden.

Die meisten Kranken fühlen sich am wohlsten, wenn sie mit etwas erhöhtem Kopfe auf den Rücken gelagert werden. Bei

---

*) Vgl. § 9 der Verordnung des Reichsverkehrsministers, betr. Krankenfürsorge auf Kauffahrteischiffen, vom 4. Januar 1929 (Seite 310 ff.)

Atemnot erhöht man den Oberkörper durch untergelegte Polster oder dergleichen und gibt den Füßen durch feste Kissen, Holzklötze oder dergleichen eine Stütze. Wird es dem Kranken schwer, sich im Bette aufzurichten, so befestige man am Fußende oder an der Decke einen Strick mit einem Querholz als Handhabe, woran er sich emporziehen kann.

Bettwäsche und Leibwäsche sollen stets sauber sein und sind deshalb häufig zu wechseln, namentlich bei schwitzenden Kranken, doch hat hier der Wäschewechsel erst stattzufinden, nachdem das Schwitzen aufgehört hat und die Haut des Kranken unter der Decke gut abgetrocknet ist. Die Wäsche ist nötigenfalls vorher anzuwärmen.

Erlaubt es dem Kranken sein Zustand nicht, zur Verrichtung seiner Notdurft das Bett zu verlassen, oder setzt er sich durch den Weg zum Abort einer Erkältung aus, oder handelt es sich um eine ansteckende Krankheit, so sind Harnflasche und Steckbecken (Bettschüssel) zu gebrauchen. Sie müssen bei der Benutzung außen gut abgetrocknet und nicht zu kalt sein. Hilflosen Kranken schiebt man das zu benutzende Gefäß vorsichtig unter. Nach der Benutzung ist jedes Gefäß sofort zu entleeren (erforderlichenfalls nach vorheriger Desinfektion des Inhalts, vgl. § 41) und gründlich zu reinigen. Der Krankenraum ist zu lüften, beschmutzte Gegenstände sind zu säubern oder zu beseitigen. Bei Schwerkranken oder solchen, die die Ausleerungen unter sich gehen lassen, empfiehlt sich die Anwendung einer wasserdichten Unterlage aus Gummistoff, Olleinwand oder dergleichen. Bewußtlosen oder anderen Kranken, die ihre Ausleerungen nicht zurückhalten können, muß man auch ohne ihr Verlangen Steckbecken und Harnflasche von Zeit zu Zeit unterlegen. Bei Verstopfung verfahre man nach § 87.

Das Bett soll täglich einmal vollständig frisch gemacht werden. Das Bettlaken und etwaige Unterlagen sind öfter des Tages glatt zu ziehen und von Brotkrumen und dergleichen zu säubern. In Unordnung geratene Kissen und Decken sind zurechtzurücken. Der Kranke wasche sich täglich wenigstens Gesicht und Hände, wenn möglich auch den übrigen Körper. Schwache und hilflose Kranke sind mit angewärmtem Wasser abzuwaschen, Erkältungen aber dabei zu vermeiden. Die Kranken sollen sich regelmäßig, vor allem nach jeder Nahrungsaufnahme, mit lauwarmem Wasser den Mund spülen, auch täglich die Zähne bürsten, am besten abends. Sind sie hierzu nicht imstande, so ist ihnen der Mund öfter mit einem reinen angefeuchteten Tuche auszuwischen.

Vernachlässigung der Sauberkeit und der Instandhaltung des Bettes können bei schwachen Kranken das gefürchtete Durchliegen hervorrufen (vgl. § 143).

Schwerkranke bedürfen dauernd eines Pflegers, der den Kranken stets zu beobachten hat. Vor allem sind aufgeregte, fiebernde oder bewußtlose Kranke ständig zu überwachen. Bei dauernder Bewachung sind zwei Pfleger zur gegenseitigen Ablösung nötig. Der Pfleger ist jedesmal genau über seine Pflichten zu unterrichten und vom Kapitän hinsichtlich der Erfüllung dieser Pflichten genau zu kontrollieren. Er hat sich bei allen Hilfeleistungen einer möglichst sanften Hand zu befleißigen und den Wünschen des Kranken nach Möglichkeit zu entsprechen, auch unaufgefordert über alles Auffallende in dem Benehmen des Kranken, dem Verlaufe der Krankheit usw. Meldung zu machen. Ein Verlassen des Krankenzimmers auch nur für kurze Zeit ohne Ablösung ist dem Pfleger bei Schwerkranken zu verbieten. Peinliche Sauberkeit hat der Pfleger sowohl bei sich als auch bei dem Kranken zu beobachten.

Bei ansteckenden Krankheiten empfiehlt es sich, möglichst solche Personen zur Pflege heranzuziehen, welche die betreffende Krankheit (z. B. Unterleibstyphus, Cholera, Scharlach) bereits früher überstanden haben und dadurch in der Regel vor einer Erkrankung geschützt sind. Es ist zweckmäßig, daß bei der Pflege solcher Kranker der Pfleger eine seine ganze Kleidung deckende Schürze oder einen Mantel aus waschbarem Stoffe trägt, die jedesmal beim Verlassen des Krankenraums abzulegen sind, andernfalls ist jedesmal ein Wechsel der Oberkleider erforderlich. Nach jeder Berührung des Kranken oder der von ihm benutzten Gegenstände hat der Pfleger seine Hände unter Verwendung von Seife und Bürste gründlich zu waschen, bei den schweren Formen dieser Krankheiten auch zuvor noch mit verdünntem Kresolwasser zu desinfizieren. Der Pfleger darf im Krankenraume weder essen noch trinken, noch die Hände an Mund und Bart bringen; keinesfalls darf letzteres mit ungewaschenen Händen geschehen. Der Verkehr der bei der Pflege beschäftigten Personen mit der übrigen Mannschaft ist auf das Notwendigste zu beschränken. Ist der Kranke genesen, so hat er unter Verwendung von Frischwasser und Seife ein Reinigungsbad zu nehmen (vgl. S. 63). Dasselbe haben nach der Genesung oder nach dem Tode oder der Ausschiffung des Kranken alle diejenigen Personen zu tun, die bei der Pflege, der Bestattung, der Überführung oder sonstwie mit ihm zu tun gehabt haben. Es sind dann sowohl die von dem Kranken wie auch die von dem Pfleger usw. benutzten Kleidungs- und Wäschestücke, wie auch die Bettwäsche und der Krankenraum zu desinfizieren (vgl. § 41).

§ 45.

Fieber.

Fieber ist keine Krankheit für sich, sondern nur ein Krankheitszeichen, welches angibt, daß eine bedeutende Störung im ganzen Körper eingetreten ist. Die gewöhnlichen, aber nicht immer sicheren Merkmale von Fieber sind: Kälte- oder Hitzegefühl des Kranken, gerötetes Gesicht, glänzende Augen, Kopfschmerz und Benommenheit, dicke, grau belegte Zunge, fade oder übel riechender Atem, allgemeine Mattigkeit, starkes Durstgefühl, trockene, heiße Haut, dunkler und nach dem Erkalten einen ziegelmehlähnlichen Bodensatz bildender Harn, vermehrter Pulsschlag und beschleunigte Atmung. Den Puls fühlt man beim Auflegen von drei Fingern auf die Hohlhandfläche des Unterarms an der Daumenseite, dicht oberhalb der Stelle, wo der Daumen ansetzt, nahe der Grenze zwischen Hand und Unterarm. Der gesunde erwachsene Mann hat 60 bis 80 Pulsschläge in der Minute. Es empfiehlt sich, bei Fiebernden gleichzeitig mit der im folgenden besprochenen Körperwärme die Pulszahl aufzuschreiben.

Das einzig sichere Fiebermerkmal ist die Erhöhung der Körperwärme, die durch Messung mit dem Thermometer festgestellt wird. Die Körperwärme beträgt bei einem gesunden Menschen 36,6 bis 37,5° C; morgens ist sie am niedrigsten, gegen Abend gewöhnlich um 0,5 bis 1° höher. Steigt sie auf 38° C und darüber, so besteht Fieber, selbst wenn der Kranke das Gefühl des Frostes hat; recht häufig beginnt das Fieber mit Frösteln oder Schüttelfrost (z. B. bei Lungenentzündung, Rose, Scharlach, Malaria und Blutvergiftung). Die gebräuchlichen Thermometer sind mit einer Gradeinteilung nach Celsius versehen; da aber in vielen ausländischen Hafenplätzen nur die in England üblichen Thermometer nach Fahrenheit käuflich sind, so diene bei deren Verwendung folgende Vergleichstabelle als Anhalt, wobei zu bemerken ist, daß n° Celsius = $\frac{4}{5}$ n° Reaumur = $\frac{9}{5}$ n° + 32° Fahrenheit sind:

	Celsius	Reaumur	Fahrenheit
	35,6	28,4	96
	36,1	28,9	97
	36,7	29,3	98
Normale Temperatur	**37,2**	**29,8**	**99**
eines gesunden Menschen	37,8	30,2	100
	38,3	30,7	101
	38,9	31,1	102
	39,4	31,6	103
	40,0	32,0	104
	40,6	32,4	105
	41,1	32,9	106
	41,7	33,3	107
	42,2	33,8	108
	42,8	34,2	109

Zur Messung der Körperwärme wird das Krankenthermometer mit der Quecksilberkugel in die Mitte der einen trocken gewischten Achselhöhle gebracht, dann wird der Arm fest an den Körper gelegt und in dieser Lage erhalten. Wenn ein Minuten-

Maximalthermometer zum Messen der Körperwärme verwandt wird (wie es für die Ausrüstung empfohlen ist), muß man sich vor dem Messen davon überzeugen, daß das obere Ende des Quecksilberfadens unter 36° C steht; sonst ist durch kräftiges Abwärtsschwenken ein Sinken der Quecksilbersäule herbeizuführen. Hat das Thermometer in der angegebenen Weise etwa 10 Minuten in der Achselhöhle gelegen, so überzeugt man sich von dem Stande der Quecksilbersäule; nach weiteren 2 Minuten beobachtet man, ob das Thermometer noch gestiegen ist; ist dies nicht der Fall, so kann der Stand abgelesen werden, andernfalls muß die Messung so lange fortgesetzt werden, bis innerhalb eines Zeitraums von 2 Minuten ein weiteres Steigen nicht mehr stattfindet. Maximalthermometer können zum Ablesen aus der Achselhöhle herausgenommen werden; die Höhe der Körperwärme wird durch den Stand des oberen Endes des Quecksilberfadens angezeigt. Gewöhnliche Krankenthermometer dürfen beim Ablesen nicht aus der Achselhöhle entfernt werden. Sogleich nach dem Gebrauch ist jedes Thermometer durch gründliches Abwischen mit einem in verdünntes Kresolwasser getauchten Wattebausche zu desinfizieren. Bemerkt sei, daß die Temperatur auch im After gemessen werden kann; vor Einführung ist das Thermometer gut einzufetten. Die durch diese Art der Fiebermessung festgestellte Temperatur ist 0,6 bis 1° höher als die in der Achselhöhle gemessene. Das Thermometer bleibt 5 Minuten liegen und ist nach Gebrauch in der gleichen Weise zu behandeln wie das für die Messung in der Achselhöhle benutzte.

Die Körperwärme fiebernder Kranker ist in der Regel täglich dreimal: morgens, mittags und abends (am besten um 8, 13 und 18 Uhr), mindestens aber morgens und abends, festzustellen und sogleich aufzuschreiben, etwa in folgender Weise (S. 80, oben).

Bei den meisten fieberhaften Erkrankungen verläuft das Fieber in besonderer, der betreffenden Krankheit eigentümlichen Weise. Gewöhnlich ist es morgens geringer als abends; wenn schon morgens die Temperatur über 39° C beträgt und den Tag über hoch bleibt, so ist auf eine schwere Erkrankung zu schließen. Längere

Heizer Schulze (Scharlach)

Tag	morgens	mittags	abends
17. September	—	—	39,8
18. „	39,6	40,4	40,2
19. „	40,6	40,0	40,4
20. „	39,8	40,0	40,2
21. „	39,2	—	39,6
22. „	38,9	—	39,2
23. „	38,2	—	38,6
24. „	37,2	—	37,4

Zeit anhaltendes, wenn auch nur mäßiges Fieber verzehrt die Kräfte des Kranken und gefährdet dadurch das Leben.

Zur Erfrischung reiche man, außer wenn Durchfall besteht, ein aus Zitronensaft, Wasser und Zucker je nach Geschmack hergestelltes kühles Getränk. Ist mehrere Tage hindurch ein andauerndes Fieber von mehr als 39° C vorhanden, so suche man durch kalte Einwicklungen oder kühle Bäder die Körperwärme herabzusetzen (vgl. § 49). Die sonst noch erforderliche Behandlung mit Arzneimitteln hat nach den bei den einzelnen Krankheiten gegebenen Anweisungen zu erfolgen.

Besonders niedrige Temperaturen, unter 36° C, sind, sowohl bei vorher fieberhaft erkrankten Leuten wie auch sonst, ein Zeichen allgemeiner Hinfälligkeit und meist von übler Vorbedeutung. Man suche alsdann durch Anlagerung eingewickelter Wärmflaschen, durch Reiben der Haut, auch durch Einflößen warmer Getränke dem Körper Wärme zuzuführen.

§ 46.

Krankenkost.

Die Kost eines fiebernden Kranken, wie überhaupt im Anfang der meisten Krankheiten, bestehe aus leichten, flüssigen Speisen mit geringen Mengen Brot und Fleisch. Geeignet sind: Milchspeisen, frische oder konservierte Milch mit Wasser oder unter

Zusatz von Sago, Reis, Grütze, Grieß und Hafergrütze aufgekocht; Weinsuppen (auch mit Sago), Obstsuppen aus getrocknetem Obste, sodann Hafer- oder Reisschleim, Mehl- oder Brotsuppe, Graupensuppe oder Grießsuppe (schmale Kost).

Liegt der Kranke schon längere Zeit, so dürfen ihm, wenn er Appetit danach hat, auch Fleischkonserven in kleinen Mengen gegeben werden. Salzfleisch und Hartbrot sind nicht gestattet. Statt des Brotes kommen bei fiebernden Kranken am zweckmäßigsten Biskuits (Kakes) in Anwendung. Ist Frischproviant zu haben, so darf dem Kranken außer den daraus herzustellenden Suppen geschabtes rohes Fleisch, rohe Eier, etwas gekochtes Fleisch, vor allem Hühner- oder Taubenfleisch, sowie etwas Frischbrot gegeben werden; sofern der Kranke keinen Durchfall hat, schaden auch saftige, reife Früchte nicht, wenn sie nur mäßig genossen werden.

Als Getränk dient bei allen Krankheiten ohne Durchfall entweder reines Wasser oder Wasser mit Rotwein, mit Zitronen- oder Himbeersaft, etwas Essig, einigen Tropfen Kognak oder dergleichen Fiebernde Kranke bedürfen reichlichen und kühlenden Getränkes. Bei Schwerkranken, welche das Glas oder Trinkgefäß nicht selbst zum Munde führen oder den Kopf nicht so weit heben können, wie es zum Trinken nötig ist, soll das Trinkrohr (vgl. Ausrüstung) angewendet werden, durch welches der Kranke auch liegend die dargereichte Labung saugend trinken kann. Bei bestehendem Durchfall muß Tee, dünn gekochter Haferschleim, Reis- oder Graupenwasser gegeben werden. Rotwein ($1/2$ Flasche), Portwein (bis $1/3$ Flasche) oder eine kleine Flasche Porter täglich sind Schwerkranken zuweilen zuträglich, besonders wenn der Kranke an den ständigen Genuß geistiger Getränke gewöhnt ist (Ausnahmen sind bei den betreffenden Krankheiten angegeben).

Kräftigere Kost wird verordnet, wenn der Erkrankte zwar Schiffskost nicht genießen kann, die schmale Kost aber dem Nahrungsbedürfnisse des Mannes nicht genügt. Dieses ist der Fall bei einigen leicht fieberhaften und vielen fieberlosen Krankheiten; sodann wird sie gegeben, wenn die Kräfte gehoben werden sollen, der Kranke in der Besserung begriffen und der Appetit fortgesetzt gut ist. Im Vergleiche zu der schmalen Kost sind die Portionen größer, die Mahlzeiten häufiger, die Suppen dicker gekocht, hauptsächlich aber ist die Fleischnahrung vermehrt, es kann täglich zweimal Büchsenfleisch gewährt werden. Von Gemüsen finden gequetschte Kartoffeln oder eine Mischung aus Fleischkonserven und Kartoffeln und einige Suppengemüse Verwendung. Bei vorgeschrittener Kräftigung darf auch etwas gut gewässertes Salzfleisch, gut geweichtes Brot, Brotpudding mit etwas Backobst, dünne durchgeschlagene Linsen-, Erbsen- oder Bohnensuppe genossen werden. Im Hafen bringen weiches frisches Fleisch, namentlich Geflügel und Hammelfleisch, gekocht oder gebraten, einige Gemüse, Frischbrot und passende reife Früchte Abwechslung in den Speisezettel. Es ist besonderes Gewicht darauf zu legen, daß die Kost für die Erkrankten gut zubereitet werde und möglichste Abwechslung in der Zusammensetzung und Auswahl der Speisen, wie auch in ihrer Zubereitung herrsche.

§ 47.

Die Schiffsapotheke.

Jedes Kauffahrteischiff muß eine bestimmte Menge Arzneimittel und andere Hilfsmittel zur Krankenpflege an Bord haben*); für die Nahfahrt und die Küstenfischerei, soweit sie zur Seefahrt gehören, sind mitzunehmen die Mittel des Verzeichnisses Ia, für Reisen in Küstenfahrt und kleiner Fahrt, wenn nicht mehr als fünf Mann Besatzung an Bord sind, und für die kleine Hochseefischerei mit Fahrzeugen von weniger als 150 cbm Bruttoraumgehalt die des Verzeichnisses Ib, für Reisen in Küstenfahrt und kleiner Fahrt, wenn eine Besatzung von mehr als fünf Mann an Bord ist, und für die kleine Hochseefischerei mit Fahrzeugen von mehr als 150 cbm Bruttoraumgehalt die des Verzeichnisses Ic,

---

*) Verordnung des Reichsverkehrsministers, betr. Krankenfürsorge auf Kauffahrteischiffen, vom 4. Januar 1929 (S. 310).

für die mittlere Hochseefischerei die im Verzeichnis I d, für Reisen in mittlerer Fahrt ohne Schiffsarzt und für Reisen in großer Fahrt ohne Schiffsarzt bei einer Besatzung von nicht mehr als fünfzehn — bei Dampfern nicht mehr als dreißig — Mann und für die große Hochseefischerei die des Verzeichnisses II a, bei größerer Besatzung die des Verzeichnisses II b, für Reisen, auf denen Schiffe einen Schiffsarzt mitnehmen, ohne daß hierzu eine Verpflichtung gemäß § 10 besteht, die des Verzeichnisses III a, für Reisen, auf welchen nach § 10 ein Schiffsarzt an Bord sein muß, die des Verzeichnisses III b. Für diese Ausrüstung hat der Reeder und, wenn sie während der Reise zu vervollständigen ist, der Kapitän zu sorgen. Die Arzneimittel müssen, soweit sie nicht dem freien Verkehr überlassen sind, aus einer Apotheke bezogen werden; die Beschaffung von Arzneimitteln im Ausland ist nur in Notfällen zulässig, z. B. wenn die noch vorhandene Menge der einzelnen Mittel für die Zeit bis zur Rückkehr in die Heimat zu gering oder nicht mehr in brauchbarem Zustand ist. Die Verbandmittel usw. müssen von der in deutschen Krankenhäusern üblichen, brauchbaren und dauerhaften Beschaffenheit sein. Der Kapitän ist verpflichtet, vor dem Antritt einer jeden Reise von voraussichtlich mehr als vierwöchiger Dauer, mindestens aber alle drei Monate nachzusehen, ob die Arznei- und sonstigen Hilfsmittel sowie die Lebensmittel zur Krankenpflege noch in genügender Menge und Beschaffenheit vorhanden sind, und erforderlichenfalls für ihre Ergänzung zu sorgen; dabei ist auch darauf zu achten, ob die Aufbewahrungsgefäße ordentlich schließen und ob die Instrumente in brauchbarem Zustand, vor allem rostfrei sind. Das Ergebnis dieser Prüfung ist in das Schiffstagebuch einzutragen.

Außerdem hat mindestens alle zwölf Monate eine amtliche Prüfung stattzufinden*).

Die Arznei- und sonstigen Hilfsmittel sind an Bord so aufzubewahren, daß sie übersichtlich geordnet und gegen Beschmutzung, Feuchtigkeit und andere schädliche Einflüsse (z. B. Kälte, Hitze,

---

*) § 12 der vorerwähnten Verordnung.

Ausdünstungen) geschützt sind. Hierzu dient ein besonders eingerichteter Arzneischrank, der zweckmäßig in einem hellen, abschließbaren Raume untergebracht wird, bei Mangel an Platz eine Arzneikiste. Der Schrank (die Kiste) ist unter Verschluß zu halten, damit nicht Unbefugte dabeikommen, den Inhalt beschädigen oder beschmutzen oder mit den z. T. giftigen Mitteln Unheil anrichten; der Schlüssel ist jedoch an Bord so aufzubewahren, daß er jederzeit, auch wenn der Kapitän sich nicht an Bord befindet, wie z. B. im Hafen, schnell erhältlich ist. Im Ausland gekaufte Arzneimittel, die abweichend von der im deutschen Arzneibuch vorgeschriebenen Zubereitung hergestellt oder nach fremdländischem Gewicht abgeteilt sind, müssen mit deutlicher Aufschrift versehen, in dem Arzneischrank (der Arzneikiste) abgesondert von den übrigen aufbewahrt werden. Über die Aufschriften auf den Aufbewahrungsgefäßen und über die Art der Aufbewahrung bestehen besondere Bestimmungen*). Auf Schiffen ohne Schiffsarzt müssen die Behältnisse mit kurzen gedruckten Anweisungen über den Gebrauch und über etwa erforderliche Vorsichtsmaßregeln entsprechend den in den Verzeichnissen Ia—d und II gegebenen Weisungen versehen sein. Außerdem müssen die Verzeichnisse Ia—d und II einschließlich der in dem entsprechenden Verzeichnis gegebenen Weisungen im Arzneischrank (der Arzneikiste) in einem gut leserlichen, übersichtlichen Abdruck sichtbar angebracht sein.

Für die Abgabe von Arzneimitteln an Kranke ist folgendes zu beachten. Zunächst überzeuge man sich an der Hand dieses Buches, ob das betreffende Arzneimittel das richtige ist, sodann lese man nochmals die auf dem Aufbewahrungsgefäß angebrachte und auf dem vorerwähnten Abdruck angegebene Weisung über den Gebrauch und etwaige Vorsichtsmaßregeln. (Vgl. auch § 48.) Es empfiehlt sich, diese der Arzneiflasche oder Salbenkruke beizugeben; jedenfalls ist die Flasche oder Kruke mit einem Zettel zu versehen, auf dem der Name des Kranken, die Art des Mittels, die Gebrauchsanweisung und der Tag der Abgabe stehen müssen;

---

*) § 7 a. a. O.

bei äußerlich anzuwendenden Mitteln ist ein roter Zettel mit der Aufschrift „Äußerlich" zu benutzen.

Die Aufschrift würde z. B. bei der Abgabe von Brustelixier zu lauten haben:

(weißer Zettel) Matrose Müller. Hustenmittel.

Zweistündlich einen halben Teelöffel voll in etwas Wasser. 7. September.

dagegen bei der Abgabe von Albargin bei Tripper:

(roter Zettel „Äußerlich") Heizer Schulze. Einspritzung.

Täglich viermal eine Spritze voll langsam in die Harnröhre zu spritzen. 8. September.

Im allgemeinen ist es gut, besonders bei den mit „Vorsicht" anzuwendenden, stark wirkenden Mitteln, den Kranken jedesmal nur die einzunehmende Menge zu verabreichen, größere Mengen aber nur solchen Leuten zum Gebrauche zu überlassen, deren Zuverlässigkeit in der richtigen Anwendung außer Zweifel steht.

Muß die Arznei erst unter Verwendung von Wasser aus den vorhandenen Arzneimitteln hergestellt werden, so bedient man sich zum Abmessen der Flüssigkeit des Meßgefäßes; dieses kann man auch bei der Abmessung der einzelnen einzunehmenden Mengen benutzen, dabei entsprechen 15 ccm einem Eßlöffel, 10 ccm einem Kinderlöffel, 5 ccm einem Teelöffel.

Die zum Gebrauch ausgegebenen Arzneien sind tunlichst kühl aufzubewahren. Zum Einnehmen wird die Arznei nach Umschütteln der Flasche in einen vorher gut gereinigten Löffel gegossen; Schwerkranke sind zu unterstützen, wenn sie sich zum Trinken aufrichten, nötigenfalls ist ihnen die Arznei zum Munde zu führen. Von tropfenweise einzunehmenden Arzneien wird zunächst etwas in eine Tropfflasche abgegossen und aus dieser die vorgeschriebene Tropfenzahl in Wasser oder Wein oder auf Zucker oder Brot geträufelt eingegeben. Pulver, die eingenommen werden sollen, rührt man im Löffel mit etwas Wasser an, wenn sie nicht in Oblaten genommen werden; hierbei ist die

Oblate anzufeuchten und über dem auf ihre Mitte geschütteten Pulver zu einer Kugel zusammenzufalten, die dann mit etwas Wasser vom Kranken hinuntergeschluckt werden kann.

Äußerlich in dünner Schicht anzuwendende Pulver werden am besten mit einem Wattebausch in der Weise aufgestreut, daß man ihn über die betreffende Körperstelle hält und leicht beklopft.

Zur Anwendung von Arzneien in der Form von Umschlägen taucht man ein vierfach zusammengelegtes sauberes Stück Verbandmull oder Mullbinde in die betreffende Lösung, drückt es leicht aus und legt es auf; darüber kommt ein Stück wasserdichten Stoffes oder eine Lage Wollstoff (Flanell) und ein leichter Verband mit Verbandtuch oder dgl. Einreibungen von flüssigen Arzneimitteln oder Salben werden in der Weise ausgeführt, daß man diese je nach der zu benutzenden Menge und nach der Größe der betreffenden Körperstelle entweder nur mit den Fingerspitzen oder mit dem Daumenballen oder mit der ganzen Hohlhand unter kreisförmigen Bewegungen und bald gelinderem, bald stärkerem, stets aber gleichmäßigem Drucke längere Zeit auf der Haut verreibt. Zu Salbenverbänden wird die Salbe auf einem doppelt zusammengelegten sauberen Stücke Verbandmull oder Mullbinde gleichmäßig ausgestrichen (wie die Butter auf einem Butterbrote); der Verband wird mit der bestrichenen Seite auf die betreffende Körperstelle gelegt und zur Verhütung des Durchfettens leicht bedeckt.

Wie die eigentlichen Arzneimittel, so sind auch die Verbandmittel usw. sorgfältig aufzubewahren und namentlich vor Durchfeuchtung und Beschmutzung zu schützen. Die Pakete sind vor jeder Benutzung sorgfältig zu öffnen, nicht aufzureißen und nach Entnahme der erforderlichen Menge wieder gut zuzumachen und an ihrem richtigen Platze aufzubewahren. Das Anlegen von Verbänden und dergleichen soll man nie den Leuten überlassen.

Im übrigen mag daran erinnert werden, daß, wie über Unfälle, so auch über Erkrankungen, wenn sie bei einer auf dem Schiffe beschäftigten Person eine Arbeitsunfähigkeit von mehr als drei Tagen, oder wenn sie den Tod des Erkrankten oder dessen Aus=

schiffung zur Folge haben, eine Eintragung in das Schiffstagebuch mit einer kurzen Beschreibung der Krankheitserscheinungen vorgeschrieben ist (vgl. Anhang, Seite 360).

§ 48.
Angaben über einzelne Mittel.

Die nachstehend verzeichneten sowie die sonst in der Anleitung verzeichneten Gaben der innerlich zu verabreichenden Arzneimittel gelten nur für Erwachsene. Stark wirkende oder giftige Mittel sind im folgenden mit einem Kreuze (†) versehen.

1. Albargin. Bei Tripper (§ 62) 1 bis 2 Tabletten in 200 g Wasser zu lösen und viermal täglich 1 Spritze voll in die Harnröhre langsam einzuspritzen.

2. Azetylsalizylsäure. Namentlich bei Rheumatismus (§ 70), Nervenschmerzen und Influenza (§ 66); 1 bis 2 Pulver viermal täglich.

3. Bärentraubenblätter. Bei Blasenkatarrh (§ 92) als Teeaufguß (1 Eßlöffel auf $1/2$ l kochendes Wasser) tassenweise zu trinken.

4. Baldriantinktur, ätherische. Die Herztätigkeit anregendes und die Nerven beruhigendes Mittel, besonders bei leichten Herzstörungen und mäßigen Schmerzzuständen, auch zur Schlafbeförderung zu geben; 10 bis 15 Tropfen mehrmals täglich auf Zucker.

5. Borsalbe. Verband- und Schutzsalbe bei Hautentzündung, Geschwüren, Brandwunden (§ 115). Am besten auf kleine Mullstückchen aufgestrichen über die zu behandelnde Hautstelle zu legen.

6. †Brechwurzelpulver. Als Brechmittel bei Vergiftungen (§ 102), als Heilmittel bei Ruhr (§ 59).

7. Brustelixier. Zur Erleichterung des Hustens und Lösung des Auswurfs zweistündlich $1/2$ bis 1 Teelöffel voll in Wasser.

8. Chininpulver (Chininhydrochlorid). Unentbehrliches Mittel bei Behandlung aller Arten von Wechselfieber (Malaria), vgl. § 55. Gelegentlich auch bei anderen fieberhaften Erkrankungen und bei

Kopfschmerzen (§ 76) gebraucht. Erzeugt nicht selten Magenbeschwerden, Herzklopfen, Erbrechen, Ohrensausen; muß dann zeitweilig ausgesetzt werden.

9. †Dimethylamino-phenylbimethylpyrazolonum. Bei Kopfschmerzen (§ 76) und Fieber. 1 Pulver 2- bis 3 mal täglich.

10. Doppeltkohlensaures Natron (Natriumbicarbonat). Bei Magenkatarrh (§ 83), Sodbrennen. Am besten in Wasser (1/2 Teelöffel voll auf 1 Glas Wasser) gelöst, einmal oder mehrere Male täglich zu nehmen.

11. Essigsaure Tonerdelösung. Zu Umschlägen und zur Bereitung von Gurgelwasser (1 Teelöffel auf 1 Glas Wasser).

12. Gelbes Wundpulver (basisches Wismutgallat). Zur Wundbehandlung (§ 107).

13. Graue Salbe (Quecksilbersalbe, graue). Hauptsächlich zur Schmierkur bei Syphilis (§ 62c). Zur Vertreibung von Filzläusen (§ 150).

14. Hexamethylentetramin. Bei Blasenkatarrh (§ 92) 2 bis 4 Pulver täglich.

15. †Jodkalium. In Lösung (10 g auf 200 g Wasser) bei Syphilis (§ 62c). Nicht bei leerem Magen zu nehmen! Bei eintretendem Hautausschlag oder Schnupfen auszusetzen!

16. †Jodtinktur. Nur äußerlich. Zum Aufpinseln auf die Haut bei Verstauchungen (§ 118), Frostbeulen (§ 115) und in der Wundbehandlung (§ 107).

17. Kamillen. Als Tee (1 Eßlöffel Kamillen auf 1/2 l kochendes Wasser) mit Zucker bei Erkältung, Unwohlsein und dergleichen innerlich genommen, auch als schweißtreibendes Mittel beliebt. Äußerlich kann der Tee auch zu Waschungen und feuchtwarmen Umschlägen benutzt werden.

18. Karlsbader Salz, künstliches. Leichtes Abführmittel; morgens nüchtern 1 Eßlöffel voll in 1 Glas warmem Wasser gelöst, zu trinken.

19. Krätzesalbe. Bei Krätze (§ 150) in die gereinigte Haut abends einzureiben.

20. †Kresolseifenlösung. Nur äußerlich in starker Verdünnung mit Wasser! 1 Eßlöffel voll auf 1 l Wasser (15 g auf 1000 g) gibt das bei der Wundbehandlung (§ 107) gebräuchliche „Kresolwundwasser". Stärkere Lösungen dienen zu Desinfektionszwecken (§ 41).

21. Magenpulver. Bei Magenbeschwerden (§§ 83, 84, 85) dreimal täglich 1 Teelöffel voll.

22. †Morphiumpulver. Nur bei Erwachsenen, nicht bei Kindern zu gebrauchen. Zur Linderung starker, auf andere Weise nicht zu besänftigender Schmerzen 1 bis höchstens 2 Pulver in Wasser. Nicht mehr als 2 Pulver auf einmal, nicht mehr als 4 Pulver in 24 Stunden zu geben! Länger fortgesetzter Gebrauch führt oft zu einer Gewöhnung an das Mittel mit schweren Folgen für Körper und Geist (Morphiumsucht!). Bei lästigem, quälendem Husten (§ 68) als Arznei in Lösung zu gebrauchen (1 Teelöffel voll doppeltkohlensaures Natron, 2 Morphiumpulver, 1 Eßlöffel voll feingemahlenem Zucker in 200 g Wasser, eßlöffelweise zu geben).

23. †Opiumtropfen (Opiumtinktur). Ebenso wie Morphium nur bei Erwachsenen, nicht bei Kindern zu gebrauchen! Höchstens 30 Tropfen innerhalb 3 Stunden, höchstens 60 Tropfen in 24 Stunden zu geben! Für gewöhnlich 5 bis 15 Tropfen auf Zucker, in Wasser oder Wein gegen Leibschmerzen, Durchfall (§§ 85, 86) einmal oder mehrmals täglich.

24. Opodeldok. Zu Einreibungen bei Muskelrheumatismus, Gliedersteifigkeit und dergleichen (§ 95).

25. Petroleumbenzin. Feuergefährlich! Zur Reinigung der Haut in der Umgebung von Wundflächen und zum Ablösen von Pflasterverbänden (§ 107).

26. Rizinusöl. 1 bis 2 Eßlöffel voll in heißem Kaffee, in Bierschaum, am besten morgens nüchtern, zum Abführen. Bei Verstopfung (§ 87), Ruhr (§ 59), Durchfällen (§ 85).

27. Salizylstreupulver. Zum Einstreuen bei übelriechendem Schweiße, rotem Hunde (§ 149), bei Gefahr des Durchliegens (§ 143) und bei Vorhautentzündung (§ 62).

28. **Salzsäure, verdünnte.** Bei Magenkatarrh (§ 83) 10 bis 15 Tropfen in einem Glase Wasser. Auch als Salzsäurearznei (20 Tropfen auf 200 g Wasser, dazu 1 Eßlöffel gestoßener Zucker) eßlöffelweise zu geben.

29. **Senfspiritus.** Äußerlich zur Anregung bei Ohnmachten (§ 99), Hitzschlag (§ 101) und ähnlichen Zuständen. Etwa handgroße Stücke Leinen oder Löschpapier mit Senfspiritus angefeuchtet und auf die Haut gelegt, z. B. auf die Magengrube bei Magenkrampf und Erbrechen oder auf die Brust bei Seitenstechen.

30. **Vaselin, weißes.** Als reizmildernde Salbe zu gebrauchen.

31. **†Zahntropfen** (Kreosotlösung). 1 Tropfen auf ein Stückchen Watte geträufelt in den schmerzenden hohlen Zahn einzuführen (§ 146). Nicht verschlucken!

§ 49.
Einige Hilfeleistungen bei Kranken.

1. **Breiumschläge und feuchtwarme Wasserumschläge.** Zur Herstellung von Breiumschlägen bringt man in einen Topf mit siedendem Wasser soviel Hartbrot, daß, wenn es unter stetem Umrühren aufgeweicht ist, ein dicker, steifer Brei sich bildet. Einige Eßlöffel voll von dem Brei werden so in ein Leintuch gelegt, daß der Umschlag $1/2$ bis 1 Finger dick ist. Er muß so heiß sein, daß er gut vertragen wird (etwa 38 bis 40° C). Ist er abgekühlt, so macht man einen neuen. Wenn der Brei sauer geworden ist, darf er nicht mehr zu Umschlägen gebraucht werden, auch muß der Topf vor weiterer Benutzung gereinigt und ausgekocht werden.

Feuchtwarme Wasserumschläge wendet man in der Weise an, daß man ein in reines Wasser getauchtes und wieder ausgerungenes, mehrfach zusammengelegtes Stück Verbandmull oder Leintuch (Handtuch, Taschentuch) auf die betreffende Stelle (z. B. den Hals) legt und es mit einem Stücke wasserdichten Stoffes bedeckt; zur Befestigung dient eine Binde oder ein trockenes Tuch. Der Umschlag kann mehrere Stunden liegenbleiben; er ist so lange wirksam, als er noch feucht ist.

2. Eisbeutel, kalte Wasserumschläge, Einwicklungen und Bäder.

Einzelne Körperstellen lassen sich am besten durch Eisbeutel abkühlen; hierzu verwendet man Blasen aus undurchlässigem Stoffe, z. B. aus Gummi oder Olleinwand, die mit walnußgroßen Eisstückchen etwa zur Hälfte gefüllt und gut verschlossen werden. Der Eisbeutel wird dann in ein leinenes Tuch gehüllt und möglichst breit auf die betreffende Stelle gelegt; in manchen Fällen, z. B. beim Auflegen auf den Kopf (bei andauerndem Fieber), ist es zweckmäßig, den Eisbeutel mit einer Schnur von oben her zu befestigen, damit er nicht abgleitet und möglichst wenig drückt.

Ist ein Eisbeutel nicht vorhanden oder nicht anzufertigen, so wendet man kalte Wasserumschläge an. Man legt ein mehrfach zusammengelegtes sauberes Handtuch oder Taschentuch auf ein Stück Eis oder in möglichst kaltes Wasser, drückt es nach einiger Zeit kräftig aus und bedeckt damit die zu kühlende Körperstelle. Da ein solcher Umschlag sich auf der Haut rasch erwärmt, muß er häufig, unter Umständen von Minute zu Minute, gewechselt werden.

Eine wirksame Herabsetzung der Körperwärme erreicht man durch die Anwendung kalter Einwicklungen. Hierzu taucht man zwei Bettücher in Wasser von etwa 20° C oder zunächst etwas wärmer und schlägt den entkleideten Kranken für etwa fünf Minuten in die Laken ein; das Bett ist durch eine wasserdichte Unterlage vor Nässe zu schützen, der Kranke sorgfältig zuzudecken. Wenn der Kräftezustand des Kranken es erlaubt, ist dieses Verfahren in halbstündlichen Abständen drei- bis viermal zu wiederholen.

Sind kräftigere Abkühlungsmaßregeln wünschenswert, wie dies bei dem länger dauernden oder sehr hohen Fieber im Verlaufe des Typhus, der Lungenentzündung, der Pocken, des Scharlachs und ähnlicher Krankheiten meist der Fall ist, so bade man den Kranken, sobald die Körperwärme 40° C übersteigt. Der Kranke wird in ein Vollbad von etwa 25° C (= 20° R) gebracht und hierin etwa fünf bis zehn Minuten gelassen; fängt er an zu frieren, so muß er mit Wein gelabt, abgetrocknet und in das Bett zurückgehoben werden. Das Bad wird wiederholt, sobald die Körpertemperatur 40° wieder übersteigt und kann je nach dem Kräftezustande mehrmals in 24 Stunden gegeben werden. Bei schwächeren Kranken nimmt man das Bad wärmer (etwa 30° C = 24° R), oder man bringt den Kranken in ein Bad von 35° C (= 28° R) und kühlt es durch Zugießen von kaltem Wasser allmählich bis auf 25° C (= 20° R) ab. Das Bad kann dann etwas länger, bis zu 15 Minuten, dauern. Nach dem Bade ist der Kranke schnell abzutrocknen und gut zuzudecken. Gegen etwaige Schwächezustände halte man starken Kaffee oder Wein bereit oder gebe davon schon vor dem Bade.

Bei ansteckenden Krankheiten, besonders auch bei Typhus, ist nach jedem Bade das Badewasser und die Badewanne nach der in § 41 gegebenen Vorschrift zu behandeln (siehe dort zu II a, Seite 60).

3. Klistiere. Zur Beförderung des Stuhlganges dienen Darmeingießungen (Klistiere) mittels eines Spülgefäßes (Irrigators). Es ist darauf zu achten, daß das Spülgefäß, Schlauch und Ansatzstück sauber sind, die Spitze des Ansatzstücks soll abgerundet und glatt sein. Das Spülgefäß wird mit kaltem Wasser gefüllt, dem noch etwas Salz hinzugefügt werden kann, und auf den Fußboden gestellt. Man lagert den Kranken auf die linke Seite, die Beine im Knie- und Hüftgelenke gebeugt (mit vorgestrecktem Gesäß), auf das vorher durch wasserdichte Unterlagen vor Durchfeuchtung geschützte Bett, zieht mit der linken Hand die rechte Hinterbacke aufwärts und führt mit der rechten die vorher mit Öl oder etwas Vorsalbe eingefettete Spitze des Ansatzstücks unter leicht drehenden Bewegungen vorsichtig in die Afteröffnung, in der Richtung nach dem Rücken zu, ein, worauf von einem Gehilfen das Spülgefäß langsam, ungefähr 1 m hoch, über den Liegenden emporgehoben wird. Nachdem allmählich 1 bis höchstens 2 l Wasser eingeflossen sind, senkt man das Spülgefäß und zieht die Spitze vorsichtig aus dem After heraus. Die Wirkung der Eingießung ist zuverlässiger, wenn der Kranke den Drang zum Stuhle noch einige

Zeit zurückhält. Bei schwächeren Kranken nehme man statt des kalten Wassers lauwarmes zum Klistiere. Zur Bekämpfung von Schwächezuständen infolge starken Blut- oder Säfteverlustes (Durchfall, Erbrechen) verwendet man gelegentlich Salzwasserklistiere (eine Handvoll Salz auf 1 l Wasser).

4. **Katheterisieren.** Es kann sich ereignen, daß Besinnungslose, Schwerkranke oder Schwerverletzte ihr Wasser nicht lassen, sei es, daß ein Hindernis der Harnentleerung vorliegt, sei es, daß sie den Harndrang nicht fühlen. Haben solche Kranke spätestens in 24 Stunden nicht Wasser gelassen, so setze man sie, sofern ihr sonstiger Zustand es erlaubt, in eine große Balje mit Wasser, welches 36 bis 38° C warm ist oder gebe ihnen ein Vollbad von gleicher Temperatur. Urinieren sie auch dann nicht (nötigenfalls in das Badewasser) oder können sie nicht gebadet werden, so muß man versuchen, durch Einführung eines Katheters durch die Harnröhre in die Blase die Harnentleerung herbeizuführen. Zunächst überzeuge man sich davon, daß der Gummikatheter elastisch weich ist, keine Risse hat und beim Auseinanderziehen nicht reißt oder bricht; andernfalls darf er nicht benutzt werden. Ein etwa im Katheter befindlicher Draht ist herauszuziehen. Zur Unschädlichmachung jeder daran oder darin haftenden Unreinlichkeit muß der Katheter sodann durch Kochen in gewöhnlichem Wasser oder in Sodalösung (jedoch nicht zusammen mit metallenen Instrumenten) keimfrei gemacht werden. Inzwischen wasche man sich die Hände gründlich unter Benutzung von Seife und Bürste, desinfiziere sie mit Kresolwundwasser (§ 48 Nr. 20), wasche hiermit auch unter Verwendung von Watte oder Mull die Eichel und die Harnröhrenmündung des Kranken ab und spüle sie mit abgekochtem, kühlem Wasser nach.

Zur Einführung des nach dem Auskochen nur mit desinfizierten Händen zu berührenden, zunächst mit etwas Vorsalbe eingefetteten Katheters faßt man, an der linken Seite des bettlägerigen Kranken stehend, mit der linken Hand die Eichel des Gliedes und zieht es vorsichtig nach oben, dann führt man mit der rechten Hand die Spitze des Katheters in die Harnröhrenöffnung und schiebt ihn, langsam nachstopfend, evtl. etwas drehend, allmählich hinein, bis Harn abfließt. Macht sich in größerer Tiefe ein Hindernis (Krampf des Schließmuskels) bemerkbar, so warte man einige Minuten, bevor man den Katheter weiter vorwärts zu schieben versucht. Sollte es nicht gelingen, in die Blase zu kommen, so muß nochmals ein heißes Voll- oder Sitzbad von halbstündiger Dauer versucht werden.

Solange die Harnverhaltung fortbesteht, ist der Kranke morgens und abends, d. h. in der Regel nicht mehr als zweimal in 24 Stunden, zu katheterisieren.

Es ist wohl zu beachten, daß die Einführung eines Katheters, wenn sie nicht mit äußerster Sauberkeit ausgeführt wird, für den Kranken von sehr schlimmen Folgen (Blasenkatarrh usw.) sein kann; wenn es irgend geht, ist sobald als möglich ärztliche Hilfe heranzuziehen.

§ 50.
Ärztliche Hilfe im Auslande.

Wird in ausländischen Häfen die Hinzuziehung ärztlicher Hilfe erforderlich, so ist dringend anzuraten, daß der Kapitän erst bei dem deutschen Konsul oder einer anderen vertrauenswürdigen Stelle Erkundigungen einziehe, an welchen Arzt er sich wenden solle. In vielen ausländischen Hafenplätzen sind Ärzte ansässig, die in Deutschland ausgebildet oder doch der deutschen oder englischen Sprache mächtig sind. Schon die dadurch ermöglichte leichtere Verständigung läßt derartige Ärzte für deutsche Schiffe geeigneter erscheinen. Wird von dem Arzte die Ausschiffung von Kranken in ein Krankenhaus für erforderlich erachtet, so sehe der Kapitän es als seine Pflicht an, besonders in kleineren Häfen, durch eine Anfrage beim Konsul usw. oder, wenn es geht, durch eigene Besichtigung sich davon zu überzeugen, daß dort eine sachgemäße Pflege der Kranken stattfindet. In manchem ausländischen Lazarette fehlt es an der genügenden Einrichtung, ja selbst an regelmäßiger ärztlicher Hilfe, oder es ist, wie man bei einem

Besuch alsbald wird feststellen können, die bei jeder Krankenpflege unbedingt erforderliche Sauberkeit nicht vorhanden.

Schließlich verabsäume der Kapitän nicht, bei allen schwereren Erkrankungen oder wenn ein größerer Teil der Mannschaft von einer Krankheit befallen ist, sich von dem behandelnden Arzte im Ausland eine möglichst genaue schriftliche Auskunft über die Art der Erkrankung geben zu lassen und diese aufzubewahren, damit sie, wenn erforderlich, den heimischen Behörden vorgelegt werden kann. Ohne eine solche Aufzeichnung ist es oft unmöglich, nachträglich festzustellen, um welche Krankheit es sich gehandelt hat.

Hinsichtlich der Behandlung von Geschlechtskrankheiten in ausländischen Häfen vgl. S. 133.

B. Vorschriften für einzelne Krankheiten.

1. Infektionskrankheiten.

§ 51.

Das Wesen der Infektionskrankheiten.

Unter Infektionskrankheiten versteht man solche Krankheiten, bei denen die Übertragung des Ansteckungsstoffs auf den Menschen entweder unmittelbar durch daran erkrankte Personen oder ihre Ausscheidungen (Auswurf, Harn, Kot) oder durch Vermittlung von scheinbar gesunden Menschen, die den Ansteckungsstoff nur verschleppen, oder von Tieren (z. B. Ratten und Flöhen bei der Pest, Stechmücken bei dem Gelbfieber und dem Wechselfieber, Kleiderläusen bei Fleckfieber), endlich durch Vermittlung von Stoffen oder Gegenständen (z. B. Trinkwasser, Nahrungsmittel, Geräte, Staub, Kleider, Wäsche), auf oder in welche der Ansteckungsstoff gelangt ist, stattfindet. Bei den meisten dieser Krankheiten bilden winzig kleine Lebewesen pflanzlicher Natur (Bakterien), bei anderen tierische Kleinlebewesen (Protozoen, z. B. bei Wechselfieber, tropischer Ruhr) die Ursache der Ansteckung.

Für diese Krankheiten gilt ganz besonders der Satz, daß es leichter ist, ihrem Auftreten vorzubeugen als sie zu bekämpfen, wenn sie erst aufgetreten sind. Die Maßregeln zur Vorbeugung sind je nach der Art der Krankheit und ihrer Erreger verschieden. Bei der Bekämpfung der meisten kommt in erster Linie die Verhinderung weiterer Ansteckungen durch Absonderung des Kranken und seiner Sachen und durch Unschädlichmachung des Ansteckungsstoffs (Desinfektion) in Betracht (vgl. §§ 40 und 41). In der Regel vergeht von dem Eindringen der Krankheitserreger (der eigentlichen Infektion) bis zum Auftreten der ersten Krankheitserscheinungen eine je nach der Krankheit verschieden lange Zeit (wenige Stunden bis zu mehreren Wochen), in der die angesteckte Person anscheinend noch gesund ist; man bezeichnet sie als Inkubationsstadium. Die Kenntnis ihrer Dauer ist wichtig, da man an ihr ermessen kann, ob bei Personen, die einer Ansteckung ausgesetzt waren, Erkrankungen noch zu erwarten sind oder nicht.

§ 52.

Pest.

Die Pest wird durch den Pestbazillus hervorgerufen. Die Krankheit befällt nicht nur den Menschen, sondern auch Tiere, vor allem Ratten, und kann von den Ratten durch die auch den Menschen angreifenden Rattenflöhe auf Menschen übertragen werden. Die Ansteckung von Mensch zu Mensch erfolgt besonders leicht durch Einatmung der bei der Lungenpest von dem Kranken ausgehusteten feinen Auswurftröpfchen, die eine Zeitlang in der Luft schweben und in denen der Pestkeim enthalten ist. Durch den Eiter der Pestbeulen wird die Krankheit nur ausnahmsweise übertragen.

Verlauf. Die Krankheit beginnt in der Regel einige Tage nach der Ansteckung plötzlich mit mehr oder weniger heftigen Fiebererscheinungen; es bestehen außerordentliche Mattigkeit, Kopfschmerzen, Benommenheit, Schwindel, das Gesicht rötet sich, die Augen werden gläsern. Manchmal tritt der Tod schon kurze Zeit nach den ersten Krankheitserscheinungen ein, ohne daß es überhaupt zu der Entwicklung der eigentlichen Zeichen der Krankheit kommt. Viele Kranke verfallen bald in einen rauschartigen Zustand mit völliger Teilnahmlosigkeit, bei anderen tritt große Unruhe und Irrereden auf. Erbrechen wird häufig beobachtet.

Die vollentwickelte Pesterkrankung läßt zwei Formen unterscheiden, die Drüsen-(Beulen- oder Bubonen-)pest und die Lungenpest. Bei der Drüsenpest kommt es bald zu einer, besonders bei Berührung sehr schmerzhaften, entzündlichen Anschwellung einer oder mehrerer Lymphdrüsen, am häufigsten in der Schenkelbeuge, aber auch in der Achselhöhle, am Halse, Nacken usw. Die geschwollenen Drüsen werden als Bubonen bezeichnet (Bubonenpest). Bisweilen treten auch Karbunkel und größere rote Flecke auf (Hautpest). Die Drüsenpest verläuft oft in wenigen Tagen tödlich. In anderen Fällen erfolgt unter allmählicher Verkleinerung oder unter Vereiterung der geschwollenen Drüsen langsam Genesung, doch kann der Tod auch in diesen Fällen noch jederzeit eintreten. Besonders bemerkenswert ist die meist gleich mit Beginn der Krankheit einsetzende Herzschwäche mit stark beschleunigtem, schwachem Pulse, die sehr oft schon nach kurzer Zeit zum Tode fürt.

Weit bösartiger noch als die Drüsenpest und fast immer tödlich ist die Lungenpest. Sie verläuft unter den Erscheinungen einer schweren Lungenentzündung (§ 67) mit Auswurf, der häufig reichlich, oft blutig und außerordentlich ansteckend ist.

Behandlung. Jede Person, welche unter den Erscheinungen der Pest erkrankt, ist sofort streng abzusondern und so schnell als möglich ärztlicher Behandlung zu übergeben oder auszuschiffen. Unter Umständen erfolgt die Absonderung an Bord zweckmäßig in der Weise, daß man den Kranken in dem bisher von ihm bewohnten Raume läßt und die gesunden Mitbewohner anderweitig unterbringt; die Fenster dieses Raumes sind möglichst geschlossen zu halten oder mit Einsätzen von Fliegengaze zu versehen. Alle Gegenstände, die der Kranke benutzt hat oder die sonst mit ihm in Berührung gekommen sind, sind solange, als nicht der Pestverdacht ausgeschlossen ist, genau nach den in § 41 unter I (S. 59) gegebenen Weisungen zu behandeln; die Personen, die mit dem Kranken verkehrt haben, sind für etwa eine Woche unter besonderer Beobachtung zu halten und, wenn sich bei ihnen Krankheitserscheinungen zeigen, ebenfalls sofort abzusondern, jedoch nicht in demselben Raume mit anderen Kranken. Bleibt der Kranke an Bord, so ist für ihn ein Pfleger zu bestellen, der auch nach Möglichkeit abzusondern und gemäß den in § 44 gegebenen Vorschriften über sein Verhalten (Desinfektion usw.) genau zu belehren ist.

Man sorge für ein gutes Lager, für frische Luft und kühle Waschungen. Gegen den Durst gebe man reichlich frisches Wasser oder säuerliches Getränk, mit oder ohne Zusatz von Wein. Eine Reinigung der Verdauungsorgane durch Verabreichung von Rizinusöl ist zu empfehlen. Die Bubonen kann man zunächst mit grauer Salbe einreiben oder zur Beschleunigung des Aufbruchs mit Breiumschlägen (§ 49) bedecken; sie sind, sobald sich Erweichung zeigt, mit dem Messer zu öffnen, mit Kresolwundwasser (§ 48 Nr. 20) reichlich auszuspülen und nach den Regeln der Wundbehandlung (§ 107) feucht zu verbinden.

An Lungenpest Erkrankte sind nach den für Lungenentzündung gegebenen Ratschlägen (§ 67) zu behandeln. Die mit der Pflege Pestkranker beschäftigten Personen müssen der Ansteckungsgefahr eingedenk bleiben, namentlich müssen sie sich davor in acht nehmen, angehustet zu werden; sie binden bei der Pflege des Kranken zweckmäßig reine Mull- oder Leinenstücke vor Mund und Nase.

Neben dem Auswurf sind der Nasenschleim und die bei Sterbenden aus Mund und Nase herabfließende Flüssigkeit als sehr gefährlich zu betrachten. Man wende zur Reinigung von Mund und Nase des Kranken Wattebäusche an, die nach dem Gebrauche sofort in verdünntes (etwa 5proz.) Kresolwasser zu stecken oder zu verbrennen sind. Mit Ausscheidungen beschmutzte Wäsche- und Kleidungsstücke sind sofort zu wechseln und zu desinfizieren. Auch nach der Genesung kann der Auswurf noch längere Zeit ansteckungsfähige Pestkeime enthalten.

Stirbt der Kranke, so ist die Leiche nach den in § 41 unter III c gegebenen Vorschriften zu behandeln. Für die Desinfektion (§ 41) kommen während der Krankheit Auswurf, Geschwürsabsonderungen Stuhlgang, Leib- und Bettwäsche, nach Ablauf der Krankheit außerdem noch die übrigen von dem Kranken und den Pflegepersonen benutzten Wäsche- und Kleidungsstücke und sonstigen Gegenstände sowie der Krankenraum nebst Inhalt in Betracht.

Vorbeugung. Bei dem Anlaufen pestverseuchter Häfen sind die in § 39 angegebenen Vorsichtsmaßregeln anzuwenden. Besonders ist daran zu denken, daß die Krankheit durch Ratten verschleppt wird. Es sind deshalb die Maßregeln der Hafenbehörden, die die Vernichtung der Ratten an Bord und die Verhinderung des Zuwanderns von Ratten bezwecken, nach Kräften zu unterstützen. Es empfiehlt sich, schon beizeiten durch Auslegen von Gift, Aufstellen von Fallen u. dgl. den Ratten nachzustellen, damit das Schiff bei der Ankunft im pestverseuchten Hafen möglichst von Ratten befreit ist; am besten ist es, wenn schon während des Aufenthalts in der Heimat durch gründliches Ausräuchern und Giftlegen das Schiff von Ratten und Mäusen gesäubert wird.

Beim Ausbruch der Pest unter den Ratten an Bord beobachtet man oft, daß die erkrankten Tiere ihre Scheu vor dem Menschen verlieren und am hellen Tage aus ihren Schlupfwinkeln hervorkommen, so daß sie ohne Mühe an Deck gefangen werden können. Sie fallen dabei oft durch taumelnde, ungewöhnlich schwerfällige Bewegung auf. Es ist dringend davor zu warnen, derartige Tiere mit den Händen zu fangen, da bereits öfter Pesterkrankungen bei den Personen beobachtet worden sind, die diesen Fang betrieben hatten.

Werden tote Ratten an Bord gefunden, besonders in größerer Zahl, ohne daß die Todesursache ersichtlich ist, so verhalte man sich im eigenen Interesse so, als ob es sich um an Pest gestorbene Ratten handele. Es wird dann während des Aufenthalts im Hafen der zuständigen Behörde von dem Funde schleunigst Mitteilung zu machen sein, damit diese, wenn nötig, eine genaue bakteriologische Untersuchung herbeiführen kann. Derartige Rattenkadaver sind, bevor sie fortgeschafft werden, mit einem petroleumgetränkten Lappen zu bedecken, wodurch die an dem Kadaver befindlichen

Rattenflöhe unschädlich gemacht werden; die toten Ratten sind nach Verlauf von $^1/_2$ Stunde in den Lappen einzuhüllen und in reinen trockenen Steintöpfen, die mit Pergamentpapier verschlossen werden, möglichst kühl zur Verfügung der Behörde aufzubewahren. Die Rattenkadaver sind nicht mit den Händen zu berühren, sondern mit Zangen anzufassen, die hinterher durch Hineinhalten in ein Feuer ausgeglüht werden müssen. Ist das Schiff auf hoher See, so sind die Rattenkadaver im Kesselfeuer zu verbrennen oder über Bord zu werfen. Die Fundstelle und alle mit den Ratten in Berührung gekommenen Gerätschaften u. dgl. sind mit verdünntem (etwa 5 proz.) Kresolwasser zu desinfizieren. Angenagte Nahrungsmittel und Gebrauchsgegenstände von geringem Werte sind am besten durch Feuer zu vernichten.

Sind Hunde oder Katzen an Bord mit Pestratten in Berührung gekommen, so ist zu beachten, daß sie auch an Pest erkranken können; gehen sie in der Folge ein, so sind ihre Kadaver wie solche von Pestratten zu behandeln.

§ 53.
Cholera*).

Die Cholera wird von einem seiner Gestalt nach als Kommabazillus bezeichneten Spaltpilz hervorgerufen, der sich in den Ausleerungen Cholerakranker befindet.

Verlauf. Die Krankheit beginnt mitunter schon mehrere Stunden, in der Regel wenige Tage nach der Ansteckung mit heftigem Erbrechen und Durchfall. Bisweilen gehen dem eigentlichen Anfall einige Tage lang Durchfälle voraus. Die zuerst noch kotigen, immer häufiger abgehenden Stuhlentleerungen gewinnen bald ein farbloses Aussehen, ähnlich einer dünnen Mehlsuppe oder dem von gekochtem Reis abgegossenen Wasser. Mit der zunehmenden Häufigkeit der flüssigen Stuhlgänge hört die

---

*) Auch „asiatische Cholera" genannt, zum Unterschiede von dem als „einheimische Cholera" oder „Cholerine" bezeichneten Brechdurchfalle (§ 86).

Harnabsonderung allmählich auf. Unter fortschreitender Erschöpfung treten schmerzhafte Muskelzusammenziehungen, namentlich Wadenkrämpfe auf. Augen und Wangen fallen ein, die Haut fühlt sich kalt an und wird runzelig, Fingerspitzen und Lippen werden blau, die Stimme rauh und klanglos. Schließlich wird der Kranke gegen alles, was um ihn vorgeht, völlig teilnahmlos und stirbt, oft schon nach wenigen Stunden, oder es tritt — unter Zunahme der Körperwärme, Kräftigerwerden des Pulses, Seltenerwerden des Durchfalls und Wiederbeginn der Harnausscheidung — mit Schlaf und Schweiß Besserung ein. Aber auch diese kann nur scheinbar sein, denn nicht selten bricht nun ein Zustand, ähnlich dem Nervenfieber, aus, und der Kranke geht mit wieder zunehmender Mattigkeit, leichtem Irrereden usw. zugrunde.

Außer dieser stürmisch verlaufenden Form der Cholera gibt es auch ganz leichte Cholerafälle, welche sich als einfaches Unwohlsein mit Durchfall äußern und für die Weiterverbreitung der Krankheit noch gefährlicher sind als die schweren. Denn die nur in geringem Maße Erkrankten gehen nicht selten ihrer gewohnten Beschäftigung weiter nach und können dabei durch ihre Entleerungen die Krankheit verbreiten.

Auch anscheinend gesunde Personen können unter Umständen mit den Ausleerungen die Erreger der Cholera ausscheiden; ebenso enthalten die Ausleerungen von Personen, welche die Cholera überstanden haben, den Ansteckungsstoff oft noch lange Zeit hindurch.

Behandlung. Mit Personen, welche unter Anzeichen von Cholera erkranken, ist hinsichtlich Absonderung und Bestellung eines Pflegers oder Ausschiffung genau so zu verfahren wie bei der Pest (s. S. 96). Ferner ist dafür zu sorgen, daß der Kranke sogleich einen Abort (oder eine Bettschüssel) zur alleinigen Benutzung erhält. Bleibt der Kranke an Bord, so empfiehlt sich folgende Behandlung:

Bei leichten Durchfällen gebe man neben knapper Nahrung (Mehl-, Hafer- und schleimige Suppen) zunächst 1 bis 2 Eßlöffel Rizinusöl und lasse den Leib warm halten.

Bei heftigerem Durchfall, Erbrechen, Leibschmerzen erhält der Kranke warme Umschläge um den Leib und eine Wärmflasche an die Füße. (Nicht verbrennen!) Es ist dafür zu sorgen, daß der Kranke sich bei den Stuhlentleerungen nicht abkühlt, er soll dabei in Decken eingehüllt werden. Ebenso ist er im Bette mit Decken gut zuzudecken.

Er erhalte ferner, falls dies nicht schon vorher geschehen, zunächst 1 bis 2 Eßlöffel Rizinusöl. Drei bis vier Stunden nach dem Einnehmen von Rizinusöl gebe man 10 Tropfen Opiumtinktur, die bei anhaltendem Durchfall auch weiterhin alle zwei bis drei Stunden zu verabfolgen sind (jedoch nicht mehr als 60 Tropfen in 24 Stunden). Als Getränke sind heißer Tee, starker Kaffee oder Glühwein zu reichen, bei heftigem Durste auch dünne Schleimsuppen, jedoch in mäßigen Mengen, da übermäßiges Trinken den Durst nicht löscht, wohl aber das Erbrechen steigert und dadurch den Kranken sehr schwächt. Ist Eis vorhanden, so läßt man gegen das Erbrechen kleine Stückchen davon schlucken. Wenn die Schmerzen oder die Wadenkrämpfe sehr heftig sind, darf Morphiumpulver gegeben werden.

Wird der Kranke hinfälliger, teilnahmloser, so suche man ihn durch starken Kaffee, Portwein oder Schaumwein, im Notfall auch Branntwein zu beleben.

Erholt sich der Kranke, so lasse man alle inneren Mittel fort, gebe ihm nur dünne Schleimsuppen, aber noch nichts Festes zu essen. Hält die Besserung an, so darf Kakao, Fleischbrühe mit Ei, Mehlsuppe usw. genossen werden. Noch für längere Zeit ist nur leichte Kost zu gewähren (§ 46).

Die mit der Pflege Cholerakranker beschäftigten Personen haben sich namentlich vor der Berührung mit den Ausleerungen und den beschmutzten Wäsche- und Kleidungsstücken und sonstigen Gegenständen (z. B. Bettschüssel) in acht zu nehmen und auch sonst die in § 44 enthaltenen Vorschriften genau zu beachten. Mit den Leichen Cholerakranker ist in gleicher Weise zu verfahren, wie mit denjenigen Pestkranker. Für die Desinfektion (§ 41) kommen während der Krankheit das Erbrochene, der Stuhlgang, die Gebrauchsgegenstände und die Leib- und Bettwäsche des Kranken in Betracht, nach Ablauf der Krankheit außerdem noch die übrigen von ihm und dem Pfleger benutzten Wäsche-, Kleidungs- und anderen Gebrauchsgegenstände, der Krankenraum nebst Inhalt und vor allem der etwa von dem Kranken benutzte Abort.

Vorbeugung. Bei dem Anlaufen eines choleraverseuchten Hafens sind die im § 36 gegebenen Ratschläge sorgfältig zu beachten; häufig vermittelt infiziertes Wasser die Ansteckung, doch kann die Krankheit auch durch Nahrungsmittel (z. B. Milch, Gemüse, Obst) und sonstige Gegenstände (Wäsche, Kleider usw.) übertragen werden, wenn ihnen auch nur die geringsten, mit dem bloßen Auge kaum oder gar nicht wahrnehmbaren Spuren von Choleraausleerungen anhaften. Da alle Verdauungsstörungen die Erkrankung an Cholera begünstigen, sorge man für eine möglichst geregelte Lebensweise an Bord und vermeide den Genuß von schwerverdaulichen Speisen und jedes Übermaß beim Essen und Trinken. Jede Erkrankung an Durchfall, die während des Aufenthalts in einem choleraverseuchten Hafen oder bald nachher an Bord vorfällt, ist sofort in Behandlung zu nehmen. Dem Kranken, der tunlichst abzusondern ist, ist ein besonderer, nach jedem Gebrauche zu desinfizierender Abort (oder Bettschüssel) anzuweisen. Man reiche zweimal täglich 10 bis 15 Opiumtropfen und etwas Salzsäurearznei; als Getränk werde nur ein Aufguß von Kamillen, schwarzer Kaffee oder Tee gegeben. Verschlechtert sich das Befinden des Kranken oder bessert es sich nicht in kurzer Zeit, so ist er als cholerakrank anzusehen und zu behandeln.

§ 54.

Gelbfieber.

Das Gelbfieber, eine überaus gefährliche Krankheit, kommt dauernd nur im Bereiche der Tropen in den Küstenländern von Süd-, Mittel- und den südlichen Teilen von Nordamerika und in Westafrika vor; doch ist es zur Sommerzeit auch schon in kühlere Breiten, selbst bis nach Europa verschleppt worden. Durch planmäßige Bekämpfungsmaßnahmen ist die Gelbfiebergefahr in den letzten Jahren ganz erheblich eingedämmt und manche früher äußerst gefährdete Gegend praktisch seuchenfrei gemacht worden (Rio de Janeiro). Der Ansteckungsstoff wird durch den Stich einer bestimmten Mückenart von Gelbfieberkranken auf gesunde Menschen übertragen. Sumpfige Gegenden und engbebaute, schmutzige Stadtviertel sind für die Mücken besonders günstige Brutstätten und deshalb bei dieser Krankheit mit Recht am meisten gefürchtet.

Verlauf. Dem Ausbruch der Krankheit geht bisweilen leichtes Unwohlsein (Mattigkeit, Appetitmangel, Verstopfung, Glieder=schmerzen, Schwindelgefühl) voraus, dann setzt — wenige Tage nach der Ansteckung — plötzlich ein heftiger Schüttelfrost ein, dem ein mehrtägiges lebhaftes Fieber mit hochgradiger Abgeschlagenheit und starken Schmerzen im Körper, namentlich in der Stirne und im Kreuze, folgt. Das Gesicht ist gedunsen und rot, ebenso die Augen, die einen glänzenden, gläsernen Ausdruck bekommen. Der Puls macht 100 bis 120 Schläge in der Minute, ist aber häufig auch auffallend verlangsamt. Der Kranke ist unruhig und ängstlich. Der Appetit ist ganz geschwunden; meist ist Verstopfung vorhanden, und oft zeigen sich schon jetzt Übelkeit, Erbrechen und Druckgefühl in der Magengrube. Als früh auftretendes eigen=artiges Krankheitszeichen gilt der den Kranken umgebende Geruch, ähnlich demjenigen, welcher in Schlächterläden mit frisch ge=schlachtetem Fleische herrscht.

Diese Erscheinungen dauern, indem sie sich abends meist etwas steigern, zwei bis drei, selbst vier Tage; dann tritt meistens eine auffallende Änderung ein.

Die Kranken fühlen sich anscheinend besser, Kopf= und Kreuz=schmerz und das Fieber nehmen ab oder hören auf, und mit dem letzteren schwinden der Durst, die Magenschmerzen, die Rötung des Gesichts und der Augen. Die Haut wird kühler und der Puls langsamer (70 bis 80 Schläge in der Minute). Leichtere Krank=heitsfälle gehen nun zuweilen unter Schweiß und reichlicher Harn=absonderung der Genesung entgegen; schwerere dagegen, bei denen die scheinbare Besserung auch ausbleiben kann, treten jetzt in die eigentliche Gefahr ein.

In diesen Fällen erreicht die Körpertemperatur in der Regel wieder eine erhebliche Höhe, die Empfindlichkeit der Magengegend und das Erbrechen der genossenen Speisen und Getränke bestehen fort; an die Stelle der früher hochroten Farbe der Haut, besonders des Gesichts, tritt eine gelbliche Färbung, welche sich an dem Weißen des Auges am deutlichsten erkennen läßt und allmählich dunkler wird. Von ihr hat die Krankheit den Namen. Der Puls wird noch langsamer (ungefähr 60 Schläge in der Minute); der Harn wird dunkelbraunrot und nur in geringer Menge entleert oder bleibt ganz aus. Unter weiterer Zunahme der Magenschmerzen und bei quälendem Durste erfolgt Erbrechen blutiger Massen von dunkler, kaffeesatzartiger Beschaffenheit. Auch mit den Stuhlgängen wird schwarzes Blut entleert, oft treten sogar Blutergüsse aus Mund und Nase auf, oder es bilden sich Blutflecke in der Haut. Der Kranke sieht verfallen und erschöpft aus, ist oft bei vollem Bewußtsein, aber gänzlich teilnahmlos und niedergeschlagen. Bisweilen kommt es aber auch zu Irrereden und großer Unruhe. Zugleich leidet der Kranke meist an Schlaflosigkeit. Auch Schwerhörigkeit und sogar Taubheit werden beobachtet.

Diese Krankheitsperiode dauert meist ein bis drei Tage; der Tod pflegt zwischen dem vierten und zehnten Krankheitstag einzutreten. Genesung findet höchstens noch im Beginne statt, wenn die Gelbsucht gering bleibt; sie ist dagegen sehr selten, wenn bereits stärkeres Bluterbrechen aufgetreten ist.

Behandlung. Wenn während eines längeren Aufenthalts in gelbfieberverseuchten Häfen oder einige Zeit nach ihrem Anlaufen an Bord jemand unter Fiebererscheinungen oder auch nur mit Unwohlsein erkrankt, so ist er als gelbfieberverdächtig zu betrachten und sofort in möglichst vollständiger Weise abzusondern; dabei kommt es vor allem darauf an, daß das Bett und der Raum, in dem der Kranke untergebracht ist, einschließlich der Türen und Fenster, mit Moskitonetzen so abgedichtet werden, daß Mücken an den Kranken nicht herankommen können. Wenn nämlich die Gelbfiebermücke von einem Gelbfieberkranken in den ersten drei Tagen seiner Krankheit Blut einsaugt, so ist sie imstande, nach Verlauf von zwölf Tagen andere Personen durch ihren Stich mit Gelbfieber anzustecken; es kommt also alles darauf an, den Zutritt von Mücken zu dem Kranken in den ersten Tagen der Krankheit zu verhindern. Außerdem tut man gut, durch Verbrennen von Insektenräucherpulver die etwa vorhandenen Mücken zu töten oder doch zu betäuben, worauf die auf den Fußboden gefallenen zusammenzukehren und zu verbrennen sind. Bietet sich die Möglichkeit, so ist ein Arzt hinzuzuziehen und, wenn sich der Gelbfieberverdacht bestätigt, der Kranke sofort auszuschiffen. Andernfalls suche man durch sorgsame Pflege (§ 44), zu der möglichst ein Mann auszuwählen ist, der schon Gelbfieber überstanden hat, den Kranken bei Kräften zu erhalten.

Ein besonderes Heilmittel gegen das Gelbfieber kennt man bisher nicht. Man gebe zunächst 1 bis 2 Eßlöffel Rizinusöl, um die gewöhnlich vorhandene Verstopfung zu beseitigen.

Gegen das hohe Fieber der ersten Tage mache man fünf= bis sechsmal täglich kalte Einwicklungen und stetig kalte Umschläge auf den Kopf (§ 49). Gegen den Durst gebe man Wasser mit Wein oder etwas Zitronen= oder Himbeersaft oder auch Sodawasser. Gegen die Magenschmerzen und das Erbrechen nützt oft das Einnehmen von Eisstückchen oder kleinen Schlucken kalten Wassers sowie das Auflegen eines mit Senfspiritus getränkten Löschpapiers auf die Magengrube. Erfolgt keine Linderung oder hat man kein Eis, so reiche man ein Morphiumpulver. Als Nahrung diene flüssige, schmale Kost.

Schweißtreibende Mittel (heiße Getränke, Kamillentee oder dergleichen in größeren Mengen) mit warmen Einpackungen sind oft von gutem Einflusse. Verläuft die Krankheit günstig, so bedarf es weiterer Heilmittel nicht. Verschlimmert sich indessen der Zustand und wird der Kranke hinfällig, so suche man ihn durch starken Kaffee, Portwein oder Schaumwein, im Notfall auch Branntwein, zu beleben. Sind heftige Glieder= oder Magenschmerzen vorhanden, so tut das Auflegen von Löschpapier, mit Senfspiritus getränkt, gute Dienste.

Geht die Krankheit in Genesung über, so erhält der Kranke anfänglich nur flüssige Nahrung, Schleimsuppen, Milch, ab und an etwas guten Rotwein. Der Übergang zu festeren Speisen, weichgekochten Eiern, leichtem Weißbrot und gebratenem Fleische darf nur sehr allmählich erfolgen. Selbst bei fortschreitender Besserung sind Anstrengungen, starke Wärmeeinwirkungen sowie Durchnässungen der Kleidung zur Verhütung von Rückfällen noch längere Zeit zu vermeiden.

Rückfälle, die während der Genesung oder in den darauffolgenden Wochen, wenn auch selten, vorkommen, haben meist einen ungünstigen Ausgang.

Vorbeugung. Der Gelbfieberkranke selbst ist für seine Umgebung nicht ansteckend. Wie bereits erwähnt, besteht Ansteckungsgefahr nur dann, wenn Gelbfiebermücken Gelegenheit haben, das Blut von Gelbfieberkranken in den ersten Tagen der Krankheit zu saugen und dann nach Verlauf von zwölf Tagen andere für Gelbfieber empfängliche Personen*) zu stechen. Dies kann eintreten, wenn in gelbfieberverseuchten Gegenden mit dem Ansteckungsstoffe beladene Gelbfiebermücken an Bord kommen, oder wenn auf ein Schiff, auf dem sich Mücken der in Betracht kommenden Art aufhalten, eine frisch mit Gelbfieber angesteckte Person gelangt. Es ist daher unter allen Umständen zweckmäßig, schon während der Reise durch Beseitigung aller, auch der kleinsten unnützen Süßwasseransammlungen an Bord den Mücken die Gelegenheit zu Vermehrung zu nehmen; dies hat auch während des Aufenthalts in Gelbfieberhäfen zu geschehen, namentlich auf den dort oft lange Zeit liegenden Segelschiffen. Die Gelbfiebermücken können, außer durch unmittelbares Herüberfliegen vom Lande her, auch durch die längsseits kommenden Leichterschiffe oder mit der Ladung an Bord gelangen; besonders gefährlich sind Zucker-

---

*) Unter den Weißen sind die aus gelbfieberfreien Ländern Neuankommenden am gefährdetsten.

ladungen, die eine ausgezeichnete Nahrung für die Mücken bilden, sowie Früchte und Blumentöpfe, mit denen die Einschleppung schon mehrfach beobachtet ist. Gegen das Zufliegen von Land schützt die Wahl des Ankerplatzes; der sonst von den Mücken drohenden Gefahr begegnet man zweckmäßig durch den Gebrauch von Moskitonetzen, die ihren Zweck aber nur dann erfüllen, wenn sie dicht und vollkommen unversehrt und ringsum sorgfältig befestigt sind, so daß keine Lücken zum Durchschlüpfen für die Mücken bleiben; auch muß die Netzhülle so weit sein, daß der Körper nicht dem Netze anliegt, damit die Mücken nicht durch das Netz hindurch stechen können. Bietet sich die Gelegenheit, die Schiffsmannschaft für die Zeit des Aufenthalts in dem Gelbfieberhafen an einen von Mücken und Gelbfieber freien Ort auszuschiffen, so ist dies dringend zu empfehlen. Andernfalls sind die Leute nur zu notwendigen Besorgungen an Land zu lassen, wobei sie das Betreten der Stadtviertel mit engen und dumpfen Häusern, in denen gewöhnlich die Matrosenkneipen und die Bordelle liegen, zu vermeiden haben; unter keinen Umständen dürfen die Leute über Nacht an Land bleiben, da abends die Mücken am liebsten stechen, mithin die Gefahr der Ansteckung besonders groß ist. Deshalb ist auch der nächtliche Aufenthalt an Deck und das Schlafen an Deck ohne Moskitonetz zu vermeiden.

Dagegen, daß mit Gelbfieber angesteckte Personen an Bord kommen, schützt man sich am besten, indem man die Anmusterung neuer Leute in Gelbfieberhäfen möglichst vermeidet und alle an Bord gekommenen Personen in den ersten Tagen ihres Aufenthalts auf ihren Gesundheitszustand genau beobachtet; zeigen sie irgendwelche Erscheinungen von Unwohlsein oder auch nur erhöhte Körpertemperatur, so sind sie als gelbfieberverdächtig zu erachten (s. S. 105 oben).

Zur Vernichtung der Mücken dienen gründliche Verstäubungen von gutem Insektenpulver und Ausschwefelungen; die dabei auf den Fußboden fallenden Mücken sind zusammenzukehren und zu verbrennen. Auch nach Abfahrt des Schiffes aus einem Gelbfieberhafen ist fortgesetzt in den ersten Tagen in den Räumen des

Schiffes, besonders den Wohn- und Schlafräumen, auf Vertilgung etwa an Bord befindlicher Mücken zu achten.

§ 55.

Wechselfieber.

Das Wechselfieber (Malaria, auch Sumpffieber genannt) wird durch kleinste Lebewesen hervorgerufen, die in das Blut bisher fieberfreier Menschen durch die Stiche gewisser, in fast allen heißen Ländern und auch in den gemäßigten Zonen vorkommender Mücken übertragen werden, wenn diese vorher Malariakranke gestochen haben. Diese Mücken zeichnen sich dadurch aus, daß sie das Licht scheuen; sie stechen daher mit Vorliebe im Dunkeln, abends und nachts. Von den anderen Mücken unterscheiden sie sich dadurch, daß sie gefleckte Flügel haben und in Ruhestellung ihren Hinterleib in die Höhe heben, während die gewöhnlichen Mücken ihren Körper parallel der Ruhefläche halten und keine Flecken auf den Flügeln zeigen. Erst etwa zehn Tage nach dem übertragenden Stich beginnt die Krankheit mit heftigen Erscheinungen sich bemerkbar zu machen (s. unten). Der ersten Erkrankung schließen sich oft, insbesondere in unbehandelten Fällen, nach einigen Wochen oder Monaten, ohne daß eine neue Übertragung des Krankheitserregers stattgefunden zu haben braucht, Rückfälle an. Sie erscheinen gewöhnlich als Folge besonderer Gelegenheitsursachen, wie Übernachten im Freien, Durchnässungen, Erkältungen, Trunkenheit usw.

Es gibt drei Hauptformen des Wechselfiebers, die sich mikroskopisch je nach Art der Erreger sowie klinisch nach dem Fieberverlauf voneinander unterscheiden; bei der ersten Form treten die Fieberanfälle jeden zweiten, bei der zweiten Form jeden dritten Tag auf, während die dritte Form sich durch die Heftigkeit der Fieberanfälle und die Kürze der fieberfreien Zeit auszeichnet. Diese letzte Form herrscht besonders häufig in den Tropen vor (Tropenfieber), während die beiden anderen auch in der gemäßigten Zone erworben werden können.

Hinsichtlich des Verlaufs und der Behandlung unterscheidet man zweckmäßig das Wechselfieber der gemäßigten Zonen von dem Tropenfieber.

a) Das Wechselfieber der gemäßigten Zonen.

Verlauf. In der Regel beginnt der Anfall mit einem 5 bis 20 Minuten dauernden Schüttelfrost; ihm folgt ein vier- bis achtstündiges Hitzestadium und danach Schweißausbruch. Während des Frostes und der Hitze, wobei sich oft Schmerzen in der Milzgegend bemerkbar machen, steigt die Körperwärme auf 38,5 bis 41,5° C, während des Schweißstadiums sinkt sie wieder auf 36,5 bis 35,5° C. Solche Anfälle dauern gewöhnlich mehrere, im ganzen 6 bis 10 Stunden und wiederholen sich meistens um dieselbe Zeit, und zwar einen um den anderen Tag (Malaria tertiana) oder jeden Tag (Malaria quotidiana), seltener an jedem vierten Tage (Malaria quartana) oder noch seltener zweimal täglich. Nicht immer ist sowohl Frost wie Hitze und Schweiß vorhanden. Es können auch eine oder sogar zwei dieser Erscheinungen fehlen oder durch ein anderes Krankheitszeichen ersetzt sein.

Wenn in regelmäßigen Zeiträumen Kopfschmerz, Zahnweh, Gesichtsschmerz, Magenschmerzen oder ähnliche krankhafte Erscheinungen bei einem Menschen auftreten, der früher an Wechselfieber gelitten hat oder sich an Orten aufgehalten hat, an denen diese Krankheit herrscht, so ist an verstecktes Wechselfieber zu denken und eine entsprechende Behandlung mit Chinin zu versuchen.

Behandlung. Solange der Frost anhält, sorgt man dafür, daß der Kranke gut zugedeckt ist und läßt ihn reichlich heißen Tee und dergleichen genießen; im Hitzestadium sind kühlende Getränke, z. B. Zitronenwasser, zu verabreichen. Erst gegen Ende des Fieberanfalls, wenn die Körperwärme wieder auf 38° C gesunken ist, erhält der Kranke Chinin, und zwar am besten in kleinen Dosen (Kapseln zu 0,2 g), die in der Weise gegeben werden, daß die ganze Tagesmenge 1 bis 1,5 g nicht überschreitet. Diese Behandlung wird bis einige Tage nach der dauernden Beseitigung des

Fiebers fortgesetzt, die durch täglich zwei- bis dreimalige Fiebermessungen festzustellen ist. Alsdann macht man eine drei- bis viertägige Pause in der Darreichung von Chinin und läßt hierauf die Behandlung nach Anweisung des Arztes mit bestimmten Unterbrechungen fortsetzen. Zur völligen Heilung einer akuten Malariaerkrankung sind insgesamt etwa 25 g Chinin im Laufe von 6 bis 7 Wochen erforderlich. Ein empfehlenswertes Behandlungsschema ist das folgende:

a) an sieben aufeinanderfolgenden Tagen fünfmal 0,2 g Chinin (eigentliche Behandlung des Anfalls);

b) Nachbehandlung mit fünfmal 0,2 g an jedem 5., 6. und 7. Tag, 6 Wochen lang.

Tritt alsbald nach der Einnahme des Chinins Erbrechen ein, so muß der Kranke in ruhiger Rückenlage die gleiche Menge nochmals einnehmen. Am besten läßt man etwas Salzsäurearznei (§ 48 Nr. 28) hinterher trinken. Bei besonders starkem Brechreiz kann man eine Viertelstunde vor dem Einnehmen des Chinins 8 bis 10 Opiumtropfen (§ 48 Nr. 23) geben.

b) Tropenfieber.

Verlauf. Das Tropenfieber beginnt meist nicht mit einem Schüttelfroste, sondern unter mehr oder minder starkem Frösteln. Der nun folgende Hitzezustand hält aber gewöhnlich länger an als beim Wechselfieber der gemäßigten Zonen, und die fieberfreie Zeit zwischen zwei Anfällen, die sich alle 24 bis 36 Stunden wiederholen, ist oft nur kurz. Das Befinden der Kranken ist viel schlechter, die Schädigung des Körpers viel nachhaltiger als bei jenem. Die Kranken fühlen sich elend, klagen über Kopfschmerzen, Gliederschmerzen, Appetitlosigkeit und starken Durst, hin und wieder stellt sich auch eine leichte Gelbfärbung der Haut ein. Entweder beginnt nach einiger Zeit (zwei bis vier Wochen) die Körperwärme morgens zu sinken, um dann allmählich auch abends niedriger zu werden, als Zeichen eintretender Genesung, oder das Fieber bleibt in gleicher Heftigkeit bestehen und kann, wenn keine Behandlung erfolgt, zum Tode führen. In schweren Fällen können die Kranken schon in den allerersten Tagen der Krankheit erliegen.

Behandlung. Der Kranke wird möglichst bequem und luftig gelagert und während des Anfalls in derselben Weise versorgt, wie es vorher unter a angegeben ist. Auch hier ist Chinin das wirksame Heilmittel. Unter keinen Umständen darf mit der Chininanwendung lange gezögert werden. Der Gang des Fiebers ist durch regelmäßige Messungen der Körpertemperatur mit dem Thermometer (dreimal täglich) zu überwachen. Bezüglich der Behandlungsweise mittels Chinin gilt im übrigen das hinsichtlich der Behandlung des Wechselfiebers der gemäßigten Zonen Gesagte (S. 110).

Bei eintretendem Erbrechen nach der Chiningabe verfahre man wie oben unter a angegeben. Jeder weitere Anfall wird in derselben Weise behandelt.

Um Rückfällen vorzubeugen, lasse man den Kranken in den ersten sechs Wochen nach dem letzten Anfall noch in folgender Weise Chinin weiter nehmen: Wenn bereits sieben Tage lang Chinin gegeben ist, setzt man zunächst vier Tage damit aus, gibt an den nächsten drei Tagen wieder je fünfmal 0,2 g Chinin, setzt dann wieder vier Tage lang aus, gibt darauf wieder drei Tage hintereinander je fünfmal 0,2 g Chinin usw. (s. oben).

Sobald sich Anzeichen von Schwarzwasserfieber (§ 56) zeigen, ist mit dem Chinin auszusetzen und unbedingte Bettruhe vorzuschreiben. Personen, die schon Schwarzwasserfieber gehabt haben, darf Chinin niemals in Einzeldosen von 1,0 g gegeben werden, sondern immer nur in Teildosen von 0,2 g, so daß die Tagesdosis auf fünf Einzeldosen verteilt wird. Am besten ist in solchen Fällen die Entscheidung einem erfahrenen Arzte zu überlassen (§ 56).

Die Diät sei knapp (§ 46); bessert sich das Befinden des Kranken, so erhält er vermehrte Kost. Besteht Verstopfung, so ist, nötigenfalls durch Rizinusöl oder Klistiere, für regelmäßigen Stuhlgang zu sorgen.

Es dauert oft recht lange, bis der Kranke sich von schwerem Tropenfieber und seinen Folgen — allgemeine Schwäche, Blutarmut, Milzvergrößerung, Leberleiden — erholt. Dies ist namentlich der Fall bei Kranken, welche unrichtig oder ungenügend behandelt worden sind. Jede Erkrankung an Tropenfieber bedarf deshalb der sorgfältigsten Behandlung.

Vorbeugung. Da die Krankheitserreger durch den Stich von Mücken übertragen werden, ist der Schutz vor Mücken das wichtigste Vorbeugungsmittel. In Malariagegenden ist deshalb der Ankerplatz so zu wählen, daß das Schiff entfernt vom Lande liegt und von der Seebrise getroffen wird; besonders ist die Nähe von stehenden Gewässern, Tümpeln, Teichen und Sumpfgegenden zu vermeiden. Wie vorher bemerkt ist, stechen die Malariamücken mit Vorliebe abends und nachts. Man muß deshalb zu dieser Zeit besonders auf der Hut sein, indem man an Bord von dichten Moskitonetzen Gebrauch macht und namentlich auch die Fußknöchelgegenden durch hoch schließendes Fußzeug schützt. Der Aufenthalt an Land ist auf die Tageszeit zu beschränken. Ausflüge zu Boot, Jagdzüge u. dgl. sind möglichst zu unterlassen; der Besuch von dumpfen Eingeborenenhütten und ähnlichen Räumen ist zu vermeiden, da sich Malariamücken dort fast regelmäßig aufhalten. Es empfiehlt sich, in Malariagegenden in hohen Stiefeln zu gehen oder die Knöchel und Unterschenkel mit Papier einzuwickeln und darüber dicht anschließende Hosen zu tragen. Von Person zu Person ist die Krankheit nicht übertragbar. Leute, die einmal davon befallen sind, erleiden leicht Rückfälle, ohne daß eine neue Ansteckung stattgefunden hat, namentlich geben Erkältungen und Durchnässungen dazu Anlaß, vor denen sie sich deshalb in acht zu nehmen haben.

In Fiebergegenden kann sich der bisher nicht von Malaria Befallene durch regelmäßiges Einnehmen von Chinin vor der Krankheit schützen; jedoch muß der Chiningebrauch genau nach besonderer ärztlicher Vorschrift stattfinden und auf der Heimreise regelmäßig bis zur Ankunft im Heimathafen fortgesetzt werden. Personen, die längeren Aufenthalt in den von der Malaria heimgesuchten Ländern nehmen wollen, tun gut daran, schon in der Heimat sich vom Arzte daraufhin untersuchen zu lassen, ob sie die für den Malariaschutz oder die Behandlung der Malaria nötigen Chininmengen ohne Beschwerden vertragen können. Große Empfindlichkeit auch gegen kleine Mengen des Mittels macht für den Aufenthalt in den Tropen ungeeignet.

§ 56.
Schwarzwasserfieber.

Die als Schwarzwasserfieber bezeichnete Erkrankung kommt nicht selten an der Ostküste von Mittel- und Südamerika, auf den Antillen und Neuguinea, besonders häufig aber an den flachen Küsten des tropischen Afrikas, zumal an der Westküste, also in Gegenden vor, in denen auch das tropische Wechselfieber am schlimmsten auftritt. Sehr wahrscheinlich besteht ein Zusammenhang zwischen beiden Erkrankungen, da das Schwarzwasserfieber meist Personen betrifft, die schon wiederholt an Tropenfieber gelitten haben; gewöhnlich tritt es während eines solchen Anfalls auf (§ 55).

Verlauf. Die Erkrankung setzt meist mit einem Schüttelfrost ein; der Kranke ist unruhig, dabei oft etwas benommen und klagt über Übelkeit; gelegentlich stellt sich fast unstillbares Erbrechen mit Beklemmungen und mehr oder weniger starker Gelbfärbung der Haut ein. Das Fieber ist meist unregelmäßig. Der Harn ist in schweren Fällen gleich nach dem Auftreten des Fiebers dunkelschwarzrot bis schwarz gefärbt — daher der Name der Erkrankung — und gibt beim Schütteln einen roten Schaum.

In leichten Fällen ist der Anfall in sechs Stunden beendet, in schweren kann das Fieber tagelang dauern. Ein ungünstiges Zeichen ist es, wenn nur wenig oder kein Harn mehr entleert wird.

Behandlung. Falls die Erkrankung während eines mit Chinin behandelten Anfalls von Wechselfieber oder sonst während eines Zeitraums auftritt, in dem Chinin genommen wird, so ist zunächst der weitere Gebrauch des Chinins einzustellen; unbedingte Bett-

ruhe ist erforderlich. Gegen den Brechreiz wende man Senf=
spiritus (§ 48 Nr. 29) äußerlich an, indem man ein handgroßes
Stück Löschpapier damit anfeuchtet und auf die Magengegend
legt; hat man Eis aus destilliertem Wasser zur Verfügung, so
lasse man davon kleine Stücke schlucken, sonst gebe man gut gekühlte
Getränke, wie überhaupt die Zufuhr reichlicher Mengen von Flüssig=
keit, wie Sodawasser, Selters, Apollinaris, zu empfehlen ist.
Bemerkt sei noch, daß einige Tropfen Jodtinktur in kaltem Wasser
genommen meist bald den Brechreiz unterdrücken. Die drohende
Herzschwäche bekämpft man durch Verabreichung von starkem Kaffee
oder Wein. In jedem Falle ist der Eintritt von Schwarzwasserfieber
als lebensgefährdende Krankheit anzusehen, die möglichst sofortige
Zuziehung ärztlicher Hilfe zur Pflicht macht.

Vorbeugung. Bei dem obenerwähnten Zusammenhange
mit dem Wechselfieber ist es von Bedeutung, daß jeder Malaria=
anfall sorgfältig behandelt, namentlich die Chininkur regelrecht
durchgeführt wird. Ist jedoch bei einer Person einmal nach dem
Gebrauche von Chinin oder einem anderen Arzneimittel Schwarz=
wasserfieber aufgetreten, so darf sie das betreffende Arzneimittel
erst dann wieder gebrauchen, wenn durch einen Arzt festgestellt
worden ist, daß die Empfindlichkeit gegen das Mittel bei ihr ge=
schwunden ist. Wie groß die Einzelgabe des Mittels in einem
solchen Falle zu bemessen ist, damit dieses ohne Schaden weiter
gebraucht werden kann, muß stets der Arzt entscheiden.

§ 57.
Pocken.

Die Pocken (Blattern) sind eine sehr ansteckende und gefährliche
Krankheit, die durch den Verkehr mit Pockenkranken sowie durch
Personen und Gegenstände, die mit ihnen in Berührung gekommen
sind, übertragen wird.

Verlauf. Die Krankheit beginnt in der Regel 10 bis 13 Tage
nach der Ansteckung mit meist hohem, von einem Schüttelfrost ein=
geleiteten Fieber von 39,5 bis 40° C. Der Kranke fühlt sich ab=
geschlagen und klagt über heftige Schmerzen im Kopfe und nament=

lich im Kreuze und Rücken. Erbrechen fehlt selten. Dieser Zustand dauert bis zu drei Tagen. In manchen Fällen zeigen sich schon in diesem Krankheitsstadium masern- oder scharlachartige Flecke am Unterleib und den Oberschenkeln. Gelegentlich kommt es auch zu starken Blutungen (Nasenbluten). Treten diese Erscheinungen bei Personen auf, die einer Pockenansteckung ausgesetzt gewesen sind, so ist mit großer Wahrscheinlichkeit anzunehmen, daß es sich um diese Krankheit handelt.

Am vierten Krankheitstage kommt unter Fiebernachlaß der eigentliche Pockenausschlag zum Vorscheine. Es bilden sich rote Knötchen, die zuerst im Gesichte, dann am Rumpfe, später an den übrigen Körperteilen auftreten. Aus den Knötchen entwickeln sich allmählich Bläschen, die sich mehr und mehr erheben, die Haut schwillt an, und es entstehen spannende, brennende Schmerzen. Unter Umwandlung des Inhalts der Bläschen in Eiter bilden sich Pusteln. Wenn diese Pusteln dicht stehen, kann der Kranke durch die Anschwellung des Gesichts, das dann wie mit einer eitrigen Maske überzogen erscheint, vollkommen unkenntlich werden; die Augen bleiben tagelang geschlossen. Auch die inneren Teile des Körpers werden befallen; durch die Entwicklung von Pockenpusteln im Rachen und in der Luftröhre wird das Schlucken und die Atmung erschwert. Die Kranken verbreiten einen unangenehmen Geruch, der von Schweiß und Eiter herrührt. In diesem gefährlichsten Zeitraum steigt das Fieber von neuem. Nicht selten verfallen die Kranken in tobsüchtige Unruhe, so daß sie, falls sie nicht sorgsam überwacht werden, leicht gewaltsame Handlungen begehen und Fluchtversuche machen.

Aus den Pockenpusteln entwickeln sich schließlich braune Krusten, die sich langsam unter Hinterlassung der bekannten Pockennarben abstoßen. Nicht selten wird auch die Hornhaut des Auges Sitz von Pockenpusteln, was zur Erblindung führen kann. Manchmal treten auch Erkrankungen innerer Teile, beispielsweise der Lungen, auf und verschlimmern den Krankheitsverlauf. Greift die Erkrankung auf das Gehörorgan über, so ist dauernde Schwerhörigkeit oder sogar Taubheit zu befürchten.

In einer Reihe von Fällen nehmen die Pocken trotz schwerer Anfangserscheinungen nicht den schweren Verlauf, sondern eine mildere Form an, wobei nur wenige kleine Bläschen an den verschiedenen Körperteilen, besonders im Gesichte, zum Vorschein kommen.

Behandlung. Der Kranke ist sofort mit einem Pfleger streng abzusondern und, wenn es irgend geht, an Land und in ein Krankenhaus zu schaffen; zur Pflege ist womöglich eine Person zu wählen, die selbst schon die Pocken gehabt hat oder die in letzter Zeit, spätestens vor fünf Jahren, mit Erfolg geimpft ist. Alle an Bord befindlichen Personen sind, wenn ein Arzt zu erreichen ist, sobald als möglich von diesem mit Schutzpockenlymphe zu impfen (s. unten). Dem Kranken gebe man reichlich kühles Getränk bei schmaler Kost, gegen das Fieber kalte Umschläge auf den Kopf, kühle Einwicklungen und Bäder (§ 49). Von günstigem Einfluß auf die Erkrankung der Haut und die Vernarbung der Pockenpusteln ist die Beleuchtung des Krankenraums mit rotem Lichte (Lampen mit rotem Glase, rote Vorhänge usw.). Auf die von dem Pockenausschlag am meisten betroffenen Körperstellen kann man zweckmäßig Kaltwasserumschläge legen. Gegen das lästige Jucken bei der Eintrocknung empfehlen sich lauwarme Bäder, das Aufkratzen während der Nacht kann man dadurch verhindern, daß man die Hände mit Verbandmull umwickelt und auf die betroffenen Körperstellen Stücke Verbandmull oder Mullbinden, die mit Borsalbe bestrichen sind, auflegt. Sofern der Kranke dazu imstande ist, lasse man mit essigsaurer Tonerdelösung (1 Teelöffel auf 1 Glas Wasser) mehrmals täglich gurgeln; sonst benutze man zur Reinigung von Mund und Nase Wattebäuschchen oder Läppchen, die, wie auch das Verbandzeug, sofort nach dem Gebrauche zu verbrennen oder in verdünntes Kresolwasser zu legen und über Bord zu werfen sind. Leib- und Bettwäsche sind häufig zu wechseln und dann sofort zu desinfizieren (§ 41 zu II a).

Der Ansteckungsstoff ist hauptsächlich in dem Inhalt der Bläschen und Pusteln enthalten; er ist sehr widerstandsfähig und bleibt in getrocknetem Zustand lange wirksam. Auch die Hautabgänge sind ebenso wie der Nasen- und Rachenschleim sehr ansteckend, sie müssen gesammelt und in gleicher Weise wie die Verbandstücke (s. oben) durch Verbrennen usw. unschädlich gemacht werden. Im übrigen sind wegen der großen Ansteckungsgefahr während der Erkrankung alle die in § 41 unter II aufgeführten Gegenstände sorgfältig zu desinfizieren.

Der Genesende ist so lange für seine Umgebung gefährlich, als sich noch Krusten und Borken an seinem Körper befinden; er soll sich deshalb wiederholt gründlich mit Seife abwaschen und baden; das dabei benutzte Wasser ist sofort in See ablaufen zu lassen oder nach Desinfektion über Bord zu gießen, die Wanne und die sonst gebrauchten Gegenstände sind zu desinfizieren.

Auch von Pockenleichen kann eine Ansteckung leicht erfolgen; es ist mit ihnen deshalb genau nach der im § 41 unter III c gegebenen Vorschrift zu verfahren.

Kleidungsstücke, Wäsche und sonstige Gebrauchsgegenstände von Pockenkranken dürfen unter keinen Umständen wieder in Benutzung genommen oder an andere abgegeben werden, ehe sie desinfiziert sind. Auch die Kleidung und Wäsche des Pflegers und die sonst bei der Wartung und Pflege benutzten Gegenstände sind zu desinfizieren, ebenso der Krankenraum (§ 41 unter III).

Vorbeugung. Das beste Schutzmittel gegen die Erkrankung an den Pocken ist die Schutzpockenimpfung. Fast immer bleiben Personen, die innerhalb der letzten zehn Jahre mit Erfolg geimpft oder wiedergeimpft worden sind, von den Pocken verschont oder werden nur leicht von dieser Krankheit befallen. Die Gefahr zu erkranken ist um so geringer, je frischer der durch die Impfung erworbene Schutz ist.

Da jedoch von jedem noch so leichten Pockenfalle, ja selbst durch anscheinend Gesunde, die Krankheit in ihrer schwersten Form auf andere übertragen werden kann, ist in Häfen, in denen die Pocken herrschen, der Verkehr mit dem Lande auf das Notwendigste zu beschränken, ferner auch zu verhindern, daß alte und gebrauchte Gegenstände an Bord kommen, es sei denn, daß sie ihrer Herkunft nach ganz unverdächtig sind. Außerdem empfiehlt es sich, schon vor Antritt der Ausreise des Schiffes nach einem solchen Hafen durch einen Arzt mit Schutzpockenlymphe alle Leute impfen zu lassen, die weder die Pocken überstanden haben noch innerhalb der letzten fünf Jahre geimpft oder wiedergeimpft sind.

§ 58.

Fleckfieber.

Das Fleckfieber (englisch typhus fever) ist eine in hohem Grade ansteckende Krankheit, die in früheren Zeiten auf Schiffen als sog. Schiffstyphus häufig vorkam; sie wird bisweilen auch als Flecktyphus bezeichnet, hat jedoch mit Unterleibstyphus (englisch typhoid oder enteric fever, vgl. § 60) nichts zu tun.

Die Übertragung des Fleckfiebers erfolgt durch Läuse. Alle Umstände, die einer starken Verlausung Vorschub leisten, begünstigen auch die Weiterverbreitung des Fleckfiebers.

Verlauf. Die Erkrankung an Fleckfieber tritt ungefähr eine bis zwei Wochen nach Aufnahme des Ansteckungsstoffs auf. Nachdem während einiger Tage als Vorboten Kopfweh, allgemeine Mattigkeit und Gliederschmerzen vorausgegangen sind, beginnt die eigentliche Erkrankung meist plötzlich mit einem heftigen Schüttelfrost und hohem Fieber (40 bis 41° C). Der Kranke bekommt ein gerötetes Gesicht, wird leicht benommen und verfällt in einen schlafsüchtigen Zustand, zeigt auch wohl die Neigung, im Fieberwahne das Bett zu verlassen.

Zwischen dem dritten und fünften Krankheitstage treten auf der Haut, besonders an Brust und Bauch, zahlreiche rötliche bis linsengroße Flecke auf, die zu dem Namen Fleckfieber Veranlassung gegeben haben. Mit halb offenem Munde und Auge, trockener brauner Zunge, in tiefer Benommenheit liegt der Kranke völlig teilnahmslos da und zeigt einen hohen Grad von Schwäche und Erschöpfung. Auch besteht eine heftige nervöse Unruhe. Die Stimme bekommt einen heiseren Klang.

Bei günstigem Verlaufe tritt gegen Ende der zweiten Krankheitswoche unter reichlichem Schweiße plötzlich die Ent=

fieberung ein. Während der Genesung blättert die Haut kleinschuppig ab.

Neben schweren Fällen kommen mitunter so leichte Erkrankungen an Fleckfieber vor, daß sie mit Masern verwechselt werden können. Für die Verbreitung der Seuche sind sie ebenso gefährlich wie die schweren Fälle.

Behandlung. Das Hauptmittel, die Weiterverbreitung des Fleckfiebers zu verhüten, ist die Vernichtung der Läuse und deren Eier. Der Kranke ist nach den §§ 41 und 150 sofort von dem Ungeziefer zu befreien, das in der Wäsche und Kleidung sowie am Körper sitzt, alsdann womöglich auszuschiffen und bis dahin mit seinem Pfleger streng abzusondern. Auch die übrige Schiffsbesatzung ist sofort zu entlausen.

Dem Kranken gebe man reichlich kühles Getränk und schmale Kost (§ 46), gegen die oft heftigen Kopfschmerzen mache man kalte Umschläge auf den Kopf oder lege einen Eisbeutel auf; ist das Fieber heftig, so suche man es durch kalte Einwicklungen oder Bäder zu vermindern (vgl. § 49).

Der Krankenraum ist nach der Räumung ebenso wie die Kleidung, Wäsche usw. des Kranken und des Pflegers einer nochmaligen Entlausung zu unterwerfen (vgl. § 41). Stirbt der Kranke, so ist seine Leiche unter den in § 41 unter III c angegebenen Vorsichtsmaßregeln zu bestatten.

Vorbeugung. Herrscht Fleckfieber in einem Hafen, so ist der Verkehr mit dem Lande auf das Notwendigste zu beschränken; das Betreten der befallenen Ortsteile ist zu vermeiden. Ereignen sich während des Aufenthalts in einem solchen Hafen oder innerhalb zweier Wochen danach mit heftigem Fieber einsetzende Erkrankungen, so ist anzunehmen, daß es sich um Fleckfieber handelt und sofort in der oben beschriebenen Weise (Absonderung oder Ausschiffung usw.) vorzugehen. Körperliche Reinlichkeit und häufiger Wechsel der Wäsche sind der beste Schutz gegen Verlausung und damit gegen Ansteckung und Ausbreitung des Fleckfiebers. Wegen Vertreibung von Läusen vgl. § 150.

§ 59.

Ruhr (Dysenterie).

Die Ruhr wird namentlich durch Wasser, rohes Obst und rohe Gemüse hervorgerufen, wenn sie mit Ruhrkeimen (Ruhrbazillen, Ruhramöben) verunreinigt waren. Von dem Kranken werden die Ruhrkeime mit den Darmentleerungen ausgeschieden.

Verlauf. Die Ruhr beginnt fast immer mit unbedeutendem Durchfall, sehr bald aber kommen Schmerzen im Leibe und am After, namentlich ein heftiger und schmerzhafter Drang zur Stuhlentleerung hinzu. Die der Menge nach meist geringen Entleerungen sind nicht mehr kotig, sondern wässerig, mit schleimigen Flocken und Blut gemischt; sie erfolgen häufig und zeichnen sich dadurch aus, daß der Stuhldrang auch nachher nicht aufhört, so daß der Kranke das Gefühl hat, daß nur eine unvollständige Entleerung stattgefunden habe.

Fieber ist oft vorhanden und von unregelmäßigem Verlauf, in der Regel aber nicht hoch. Die Krankheit dauert in milden Fällen 8 bis 14 Tage, in ernsteren 3 bis 4 Wochen; die schwersten Fälle können in wenigen Tagen tödlich verlaufen.

Wendet sich die Krankheit zum besseren, so lassen die Leibschmerzen nach, die Anzahl der Stühle wird geringer, und Blut und Schleim verschwinden. Oft aber bleibt sogenannte chronische Ruhr zurück, indem ein, wenn auch nur geringer schleimiger Durchfall weiter besteht; der Kranke kann sich nicht erholen, und bei der geringsten Veranlassung wird der Durchfall wieder stärker. In schlimmen Fällen können die Kranken dann noch durch Entkräftung zugrunde gehen.

Bisweilen entstehen während oder nach der Ruhrkrankheit Druck und Schmerzen in der Lebergegend; sie beruhen auf einer Leberentzündung, welche auch in Eiterung überzugehen vermag und sehr gefährlich ist.

Behandlung. Erkrankungen an Ruhr sollten ebenso wie Erkrankungen an Pest und Cholera sobald als möglich ärztlicher Behandlung zugeführt werden. Der Kranke bleibt mit warm eingehülltem Leibe im Bette. Es ist darauf zu achten, daß der Kranke auch bei dem häufigen Verlassen des Bettes infolge des ständigen Stuhldranges bedeckt bleibt und sich nicht erkältet. Bei Leibschmerzen sind auch warme Breiumschläge von Nutzen. Ist die Erkrankung ganz frisch, so gebe man einen Löffel Rizinusöl morgens und nachmittags an den ersten beiden Tagen, später nur morgens, bis der Stuhlgang frei von Blut und Schleim ist. Außerdem verabreiche man täglich ein halbes Brechwurzelpulver (Ipekakuanhapulver) in Oblaten oder etwas warmem Wasser. Um das oft darnach eintretende Erbrechen zu vermeiden, lasse man den Kranken nach dem Einnehmen möglichst ruhig auf dem Rücken liegen und 3 bis 4 Stunden nichts genießen. Wird das Pulver sofort erbrochen, so gebe man zunächst ein Morphiumpulver und eine Viertelstunde darauf wieder ein halbes Brechwurzelpulver. Wenn das Pulver gut vertragen wird, so gebe man es täglich ein- bis zweimal, solange im Stuhlgang noch Blut und Schleim vorhanden sind. Bei sehr heftigen und durch warme Umschläge nicht zu mildernden Schmerzen kann man ein Morphiumpulver oder 5 bis 10 Opiumtropfen geben, besonders abends.

Das Hauptaugenmerk ist auf die richtige Ernährung des Ruhrkranken zu richten. Am besten ist abgekochte warme Milch, frisch oder kondensiert, nötigenfalls mit Zusatz von Tee, Kaffee oder Kakao, falls Milch allein nicht vertragen wird. Außerdem kann man Schleimsuppen, Fleischbrühe und schleimige lauwarme Getränke geben. Ein Zusatz von Eiern oder Krankennährmitteln zu dieser Nahrung ist erst erlaubt, wenn der Stuhlgang blutfrei geworden ist. Erst wenn alle ruhrartigen Erscheinungen im Stuhle verschwunden sind und der Stuhlgang wieder die gewöhnliche feste Form ohne Schleim und Blut zeigt, ist ein vorsichtiger Übergang zu fester Nahrung zu versuchen. Alle von der Ruhr Genesenen sollten noch lange Zeit hindurch eine wollene Leibbinde tragen und sich vor Ernährungsfehlern, Erkältungen und Verdauungsstörungen hüten. Auch geistige Getränke sind bei der Ruhr zu vermeiden. Bei der großen Bedeutung der Fliegen für die Übertragung der Ruhr vom Kranken auf Gesunde, besonders in den heißen Ländern, muß auf schnelle Beseitigung der Entleerungen des Ruhrkranken und auf möglichste Abwehr der Fliegen von dem Kranken — in den Fenstern sind Einsätze von Fliegengaze anzubringen — und seinen Ausscheidungen geachtet werden.

Vorbeugung. In Häfen, in denen die Ruhr herrscht, sind die im § 39 angegebenen Vorsichtsmaßregeln anzuwenden, besonders ist auf einwandfreie Bezugsquellen für Wasser und Proviant zu achten; es empfiehlt sich, alle dorther bezogenen Nahrungsmittel (auch Wasser, Milch u. dgl.) nur in durchgekochtem Zustand zu genießen. Die Beköstigung sei die gewohnte, jedoch gebe man möglichst wenig Salzfleisch und Hülsenfrüchte, vielmehr leichtere Kost, namentlich Frischproviant, Fleischkonserven u. dgl.

In Ruhrgegenden ist auch das Baden im Teich-, See-, Fluß- und Hafenwasser zu verbieten; an seine Stelle trete ein Abwaschen des ganzen Körpers mit gutem Wasser aus den Vorräten des Schiffes. Muddiger Ballast und nasses Holz aus solchen Häfen ist zu vermeiden; das Laden von Holz ist dann besser durch Eingeborene als durch die Mannschaft auszuführen.

Die mit der Pflege Ruhrkranker beschäftigten Personen haben sich vor der Berührung mit deren Ausleerungen und den damit beschmutzten Wäschestücken und sonstigen Gegenständen in acht zu nehmen; für die Desinfektion kommen dieselben Gegenstände wie bei Cholera (§ 53) in Betracht.

§ 60.

Unterleibstyphus.

Der Unterleibstyphus (auch schlechthin Typhus oder Darmtyphus, Nervenfieber oder Schleimfieber, englisch typhoid oder enteric fever genannt) wird durch den Typhusbazillus hervorgerufen, der von den Typhuskranken hauptsächlich mit den Darmentleerungen und dem Harne, zuweilen auch mit dem Auswurf, dem Nasenschleim und dem Speichel (beim Husten, Niesen, Erbrechen) ausgeschieden wird. Auch viele der als gastrisches Fieber bezeichneten leichten Erkrankungen sind echte Typhusfälle.

Zur Übertragung der Krankheit genügen selbst Spuren der von Typhuskranken herrührenden Ausscheidungen. Gelangen diese auf die Leib= und Bettwäsche, die Kleider, den Fußboden, auf Eß= und Trinkgeschirre, in Milch, auf Gemüse, Obst, Salat u. dgl., so können sie leicht von anderen Personen aufgenommen werden. Auch kann der Krankheitsstoff durch Wasser, das beim Abspülen von Eß= und Trinkgeschirren mit Typhuskeimen verunreinigt wurde, weiterverbreitet werden. Ferner können Fliegen die Zwischenträger bilden. Eine Übertragung durch beschmutzte Gebrauchsgegenstände ist um so leichter möglich, als die Kranken im bewußtlosen Zustand die Entleerungen nicht selten unter sich gehen lassen. Häufig wird auch durch verunreinigtes Trinkwasser die Krankheit auf Gesunde übertragen. Ist der Ansteckungsstoff einmal ins Wasser (Brunnen, Tanks, Hafenwasser) gelangt, so kann er dort lange wirkungsfähig bleiben; in belebten Häfen darf das Hafenwasser in der Regel als typhusinfiziert gelten.

Bisweilen enthalten die Entleerungen der Erkrankten noch lange Zeit nach der Genesung den Ansteckungsstoff (Dauerausscheider). Manchmal scheiden auch solche Personen den Ansteckungsstoff aus, die den Krankheitserreger zwar durch Berührung mit einem Typhuskranken oder mit infizierten Gegenständen aufgenommen haben, selbst aber an Typhus gar nicht erkrankt sind (Bazillenträger).

Verlauf. Die Erkrankung an Typhus tritt meist 2 bis 3 Wochen nach Aufnahme des Ansteckungsstoffes auf. Sie beginnt schleichend mit Kopfweh, Appetitlosigkeit und Mattigkeit. Alsdann stellen sich Fieber, Frösteln und Hitze ein, nach deren Beginne die meisten Kranken bald bettlägerig werden. Daneben zeigen sich häufig Durchfälle von hellgelber (erbsensuppenartiger) Farbe, das Fieber nimmt von Tag zu Tag zu und steigt gegen Ende der ersten Krankheitswoche bis zu 40° und höher. Der Kranke wird von starkem Durste gequält, seine Zunge ist, ebenso wie die Lippen, trocken und oft mit dicken braunen Borken belegt, sein Schlaf unruhig. In der zweiten Woche, während der das Fieber gleichmäßig hoch zu sein pflegt, erfolgt meist eine erhebliche Abnahme der

Kräfte, auch treten Erscheinungen von seiten des Nervensystems, wie Benommenheit oder tobsüchtige Unruhe, auf. Zu dieser Zeit zeigen sich auf der Brust, dem Bauche, häufig auch an den Oberschenkeln vereinzelte flohstichähnliche hochrote Flecke, die auf Fingerdruck verschwinden, jedoch beim Nachlaß des Druckes sofort zurückkehren. Nur selten fehlen Lungenerscheinungen (Katarrhe); zuweilen treten Lungenentzündungen auf.

Mit der dritten Woche beginnt das Fieber langsam und stufenweise wieder abzufallen, und bei günstigem Verlauf ist die Krankheit meist am Ende der fünften Woche als abgelaufen zu betrachten. Jedoch bedürfen die Genesenden zu ihrer völligen Wiederherstellung oft noch einer monatelangen Erholung. In ungünstig verlaufenden Fällen bleibt das Fieber dauernd hoch, der Kräfteverfall und die Unruhe des Kranken nehmen zu, und in der vierten oder fünften Woche erfolgt der Tod. Die Sterblichkeit schwankt zwischen 5 und 15% der Erkrankten. Üble Zwischenfälle (besonders Darmblutungen) können den Tod schon früher herbeiführen. Einer sorgsamen Behandlung und Pflege verdanken jedoch selbst Schwerkranke oft ihre Genesung.

Neben den Fällen mit schweren Erscheinungen kommen, wie bei anderen übertragbaren Krankheiten, solche mit leichten Erscheinungen und geringen Beschwerden vor, namentlich bei Kindern (gastrisches Fieber). Diese oft nicht als Typhus erkannten Fälle sind am gefährlichsten für die Umgebung, weil sie ungehindert die Ansteckungskeime verbreiten können.

Behandlung. Da, wie oben erwähnt, die Ausscheidungen des Kranken, namentlich Kot und Harn, sehr ansteckend sind, ist der Kranke abzusondern. Er erhalte einen Abort (oder Bettschüssel) zur alleinigen Benutzung, der ebenso wie das zur Aufnahme des Harnes dienende Gefäß sorgfältig rein zu halten und nach jeder Benutzung zu desinfizieren ist. Da auch die Genesenden oft noch längere Zeit Typhuskeime mit dem Harne ausscheiden, sind von ihnen besser die unmittelbar nach außen mündenden Urinrinnen als die sonst üblichen Geschirre zu benutzen. Zur Wartung des Kranken ist ein Pfleger erforderlich, der ihn, wenigstens während der Zeit der fieberhaften Unruhe, keinen Augenblick außer acht lassen darf. Zur Vermeidung eigener Ansteckung ist dem Pfleger peinlichste Sauberkeit und genaue Beachtung der Desinfektionsmaßregeln zur Pflicht zu machen. Für die Desinfektion kommen dieselben Gegenstände wie bei Cholera in Betracht (§ 53). Personen, die innerhalb der letzten zehn Jahre eine Typhuserkrankung durchgemacht haben, sind als Pfleger am geeignetsten, falls sie sonst zur Pflege des Kranken befähigt sind.

Typhuskranke werden am besten in Krankenhäusern behandelt. Für die Behandlung an Bord ist folgendes zu beachten:

Bequeme Lagerung in reiner Luft ist bei dieser Krankheit von besonderem Werte, namentlich ist zur Verhütung des Durchliegens auf eine saubere und ordentliche Instandhaltung des Bettes zu halten (vgl. § 143). Die Kranken sind abzusondern, die Fenster des Krankenraumes mit Einsätzen von Fliegengaze zu versehen. Da die Krankheit mit einer Geschwürsbildung im Darm einhergeht, darf dem Kranken während des Krankheitsverlaufs und während der Genesung nur flüssige Nahrung gereicht werden. Fehler in der Ernährung können die an sich schon vorhandene Neigung zu Darmblutungen erheblich steigern und selbst — durch Zerreißen des Darms an den Geschwürsstellen — den Tod herbeiführen. Gestattet ist die Darreichung von Milch (zur Geschmacksveränderung auch mit Zusatz von Tee, Kaffee, Kakao, Wein, Kognak), Fleischbrühe mit Ei und besonders Schleimsuppen (Reis-, Graupen- oder Haferschleim), die ganz dünn gekocht auch als Getränk gegeben werden können, ferner gegen den Durst kalter Tee, Rotwein mit Wasser u. dgl. Bei Kräfteverfall ist starker Kaffee, Wein und starke Fleischbrühe am Platze. Trotz des gewöhnlich sehr regen Verlangens der Kranken darf man festere Kost (Mehlsuppen, Brot, Fleisch) erst reichen, wenn das Fieber eine Woche lang vorüber ist; zeigt sich dann noch eine Erhöhung der Abendtemperatur, so muß man wieder zur flüssigeren Kost übergehen.

Ist das Fieber hoch, so bekämpfe man es durch kalte Umschläge (Eisbeutel) auf den Kopf, kalte Einwicklungen oder kühle Bäder (vgl. § 49). Die Mundpflege erfordert besondere Sorgfalt.

Als Arznei gebe man im Anfang der Krankheit zur Entleerung des Darmes ein bis zwei Eßlöffel Rizinusöl. Später kann man täglich mehrmals einen Eßlöffel Salzsäurearznei (§ 48 Nr. 28) reichen.

Steigt die Zahl der Stühle über sechs in 24 Stunden, so gebe man anstatt der Salzsäurearznei abends acht Tropfen Opiumtinktur. Tritt in oder nach der dritten Woche Verstopfung ein, so darf kein Abführmittel angewendet, wohl aber muß ein Klistier gegeben werden.

Vorbeugung. Dem Unterleibstyphus ist mit denselben Maßnahmen vorzubeugen wie der Ruhr; man vergleiche die dort gegebenen Ratschläge (S. 123). Sehr zu empfehlen ist die prophylaktische Typhusschutzimpfung vor der Ausfahrt, falls Schiffe typhusverseuchte Häfen anlaufen.

§ 61.

Tuberkulose.

Die Tuberkulose ist eine der am meisten verbreiteten ansteckenden Krankheiten, der jährlich in allen Kulturländern zahllose Menschen zum Opfer fallen. Sie wird durch den Tuberkelbazillus hervorgerufen und befällt nicht nur den Menschen, sondern auch Tiere (Rinder, Schweine, Vögel). Beim Menschen tritt die Krankheit vor allem in den Lungen auf (Lungentuberkulose, Lungenschwindsucht, Auszehrung); es können aber auch andere Körperteile (Kehlkopf, Darm, Knochen, Nieren, Haut usw.) an Tuberkulose erkranken. Für die Verbreitung der Krankheit ist die Lungentuberkulose besonders von Bedeutung, weil sich in dem Auswurf des Kranken die die Krankheit hervorrufenden Tuberkelbazillen befinden und beim Husten oft in großer Menge entleert werden. Die Krankheit befällt alle Lebensalter; Kinder und jugendliche Personen sind vor allem gefährdet. Junge, schwächliche Leute mit blasser Hautfarbe und langem schmalem Brustkasten werden von der Schwindsucht häufiger ergriffen als kräftige, breitschultrige, gut genährte Männer. Bei dem engen Zusammenleben an Bord überträgt sich die Krankheit besonders leicht, und zwar meist dadurch, daß beim Zusammenwohnen mit Personen, die an Lungenschwindsucht leiden, die von diesen ausgehusteten Tuberkelbazillen entweder in feinen, in der Luft schwebenden Tröpfchen des Auswurfs oder mit dem Staube des Zimmers eingeatmet werden und nun auch bei anderen die Krankheit erzeugen. Daher ist vor allem auf Unschädlichmachung des Lungenauswurfs der Kranken zu achten (vgl. weiter unten).

Verlauf. Die Lungenschwindsucht beginnt in der Regel schleichend, zuerst mit trockenem Husten, bald aber auch mit Auswurf; bisweilen treten indes die Erscheinungen mehr plötzlich nach einer stärkeren Erkältung oder Überanstrengung auf. Trotz entsprechender Behandlung weicht der Husten nicht; er wird stärker, auch der Auswurf mehrt sich. Der Kranke klagt über Schmerzen auf der Brust, zwischen den Schulterblättern oder in den Seiten; er wird kurzatmig und magert ab. Auch über Mangel an Appetit und über Magenbeschwerden wird häufig geklagt. Es stellt sich Fieber ein, besonders abends, auch nächtliches starkes Schwitzen, wodurch der Kranke sehr entkräftet wird. Nicht selten entstehen Blutungen in der Lunge, die sich meist durch eine blutige Färbung des Auswurfs bemerkbar machen (Blutspeien, Bluthusten), zuweilen aber einen gefahrdrohenden Umfang erreichen (Blutsturz). Gewöhnlich hält der Blutauswurf mehrere Tage an, führt jedoch selten unmittelbar zum Tode. Meist zieht sich die Lungenschwindsucht jahrelang hin. Bei weiterer Ausbreitung der Erkrankung endet sie unter zunehmender Schwäche tödlich, doch ist, wenn rechtzeitige Behandlung erfolgt, der Ausgang in Genesung wohl möglich.

Verhalten bei Erkrankung. Die Ansteckungsgefahr macht es erforderlich, daß Tuberkulöse nicht mit anderen Personen zusammen wohnen und schlafen; es ist ihnen hierzu ein besonderer Raum anzuweisen. Da die Krankheitserreger im Auswurf enthalten sind, dürfen die Kranken nicht auf den Boden spucken; sie müssen beim Husten das Taschentuch oder wenigstens den Handrücken vor den Mund halten und ihren Auswurf nur in den vorschrifts=

mäßigen Spucknapf*) oder in ein anderes, ihnen zu diesem Zwecke zu verabfolgendes Gefäß (Tasse oder dgl.) entleeren, das zur Hälfte mit verdünntem (etwa 5 proz.) Kresolwasser gefüllt ist. Der Inhalt des Gefäßes wird nach 24 stündigem Stehenlassen entleert. Die von einem Tuberkulösen benutzten Taschentücher sind für vier Stunden in verdünntes (etwa 5 proz.) Kresolwasser zu legen und sodann sorgfältig zu waschen. Das Eß- und Trinkgeschirr ist für seinen alleinigen Gebrauch zu bestimmen und nach Benutzung gesondert mit kochendem Wasser zu reinigen.

Der Kranke bedarf vor allem guter Luft und leichtverdaulicher, kräftiger Nahrung; dabei ist, da meist Appetitlosigkeit besteht, auf Abwechslung in der Zubereitung der Speisen Bedacht zu nehmen; womöglich ist viel Milch unvermischt oder mit Zusatz von Kaffee, Tee, Kognak oder dgl. zu verabreichen. Gegen den Husten gebe man Brustelixier oder, wenn er sehr quälend ist, Morphiumarznei (§ 48 Nr. 22). Brustschmerzen und Seitenstechen werden durch feucht-warme Umschläge gemildert; gegen das Schwitzen sind lauwarme nasse Abreibungen am Abend von Vorteil. Bei Lungenblutungen ist strenge Bettruhe erforderlich und jede unnötige Bewegung zu vermeiden; auch empfiehlt sich das vorsichtige Auflegen einer Eisblase oder kalter Umschläge auf die Brust und die Verabreichung von Morphiumarznei zur Linderung des Hustenreizes. Über die Unterscheidung der Lungenblutungen von Magenblutungen s. § 73.

Vorbeugung. Den besten Schutz bieten die Fernhaltung Tuberkulöser vom Schiffsdienst (vgl. § 9) und die Unterbringung der Schiffsleute in geräumigen, gut belichteten und gelüfteten Räumen sowie Sauberkeit der Leute und Reinlichkeit im Schiffe, wofür der Kapitän zu sorgen verpflichtet ist (§ 10). Unter der Besatzung der Kauffahrteischiffe sind besonders die Aufwärter und das Maschinenpersonal von der Krankheit heimgesucht, weniger die Deckmannschaft. Da die Lungentuberkulose in ihren ersten Anfängen oft schwer zu erkennen ist, so muß die Untersuchung vor

---

*) Vgl. § 1 Nr. 11 der Bekanntmachung vom 2. Juli 1905, betr. die Logis- usw. Räume auf Kauffahrteischiffen S. 305 ff.).

der Anmusterung bei Verdacht auf Tuberkulose besonders sorgfältig sein und am besten von einem Arzte vorgenommen werden. Auch erkundige man sich danach, ob der Anzumusternde bereits im Heere oder der Kriegsflotte gedient hat, und ob er nicht vorzeitig wegen Krankheit aus dem Dienste entlassen ist. Nötigenfalls lasse man sich die darauf bezüglichen Papiere vorlegen, besonders wenn der Betreffende Invalidenpension bezieht.

Um die Verbreitung der Krankheit zu verhüten, ist vor allem streng darauf zu achten, daß die Räume an Bord nicht durch Ausspucken verunreinigt und die vorschriftsmäßigen, mit feuchtem Sande, feuchter Asche oder feuchten Sägespänen gefüllten Spucknäpfe benutzt werden; sie sind häufig zu entleeren, am besten täglich, und stets sauber zu halten, ohne Rücksicht darauf, ob ein Lungenkranker an Bord ist oder nicht. Das Ausspeien auf den Boden bewohnter Räume ist auch den Gesunden zu untersagen.

Da die Tuberkulose auch bei Tieren, vor allem bei Rindern, vielfach vorkommt, so ist der Genuß von roher Milch stets zu unterlassen, wenn nicht einwandfrei feststeht, daß das Tier, von dem die Milch stammt, gesund war. Da ein sicherer Beweis hierfür meist nicht zu erbringen ist, so gewöhne man sich grundsätzlich daran, Milch nur in genügend (10 bis 15 Minuten) gekochtem Zustande zu genießen. Es empfiehlt sich, auch Fleisch nur gut gekocht oder gut durchgebraten zu essen, denn wenn auch die Gefahr einer Ansteckung mit Tuberkulose durch den Genuß von Fleisch nur gering ist, so schützt man sich durch das Erhitzen von Milch und Fleisch zugleich vor verschiedenen andern Krankheiten, die durch rohe Milch (z. B. Unterleibstyphus, vgl. § 60) oder rohes Fleisch (z. B. Bandwürmer, Trichinen, vgl. § 89) übertragen werden können.

§ 62.
Geschlechtskrankheiten.

Die Geschlechtskrankheiten sind ansteckende Krankheiten; sie kommen unter den Seeleuten häufig vor. In Hamburg wird

— 131 —

beispielsweise der dritte Teil aller in die Krankenanstalten aufgenommenen Seeleute geschlechtskrank befunden. Entgegen der vielverbreiteten irrigen Ansicht, daß sie nur vorübergehende Leiden ohne größere Bedeutung darstellen, ist nachdrücklich zu betonen, daß es sich vielmehr um langwierige ernste Erkrankungen handelt, die den Kranken für lange Zeit erwerbsunfähig, bisweilen sogar für sein ganzes Leben unglücklich machen können.

Auch der Seemann hat die Pflicht, ein anständiges Leben zu führen, weil er durch Leichtsinn seine Gesundheit aufs Spiel setzt

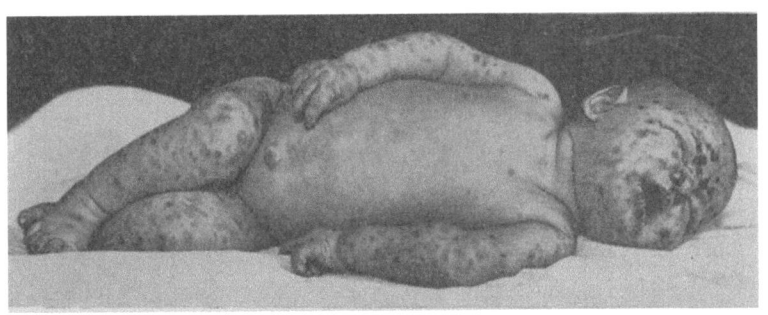

Abb. 12. Angeborene Syphilis.
(Jadassohn, Handbuch der Haut- und Geschlechtskrankheiten 1927, XIX. Bd.)

und seine zukünftige Familie ins Unglück stürzt. Viele Männer haben sich lebenslänglich darüber Gewissensbisse gemacht, daß sie in einer schwachen Stunde sich mit einer Geschlechtskrankheit ansteckten. Denn die Geschlechtskrankheiten sind nicht nur unter den käuflichen Frauen sehr verbreitet, sondern auch unter denjenigen, welche sich zwar nicht bezahlen lassen, aber doch ihren Liebhaber öfter wechseln.

Die Syphilis führt nicht selten in späteren Jahren zur Gehirnerweichung. Bei etwa einem Zehntel aller Geisteskranken in den Irrenanstalten ist die unheilbare Geistesstörung eine Folge der Syphilis. Sie ist ferner die Ursache der Rückenmarkschwindsucht; sie erzeugt Herzfehler und Schlaganfall in mittleren Jahren. Die Syphilis wird auf die Frau und auf das Kind im Mutterleib übertragen und läßt die Frauen tote Kinder zur Welt bringen. Von syphilitischen Eltern erzeugte lebendgeborene Kinder sind oft langwierigen Leiden verfallen, an denen sie meist zugrundegehen. Kindlicher Schwachsinn wird oft durch Syphilis der Eltern verschuldet.

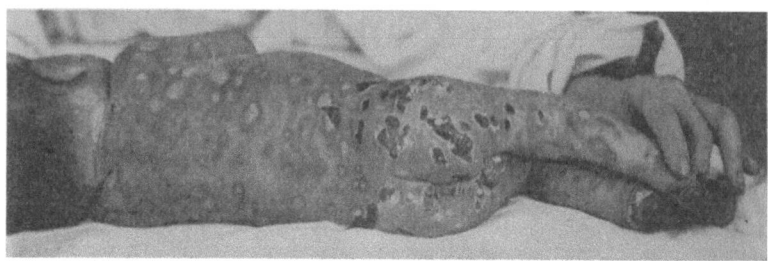

Abb. 13. Angeborene Syphilis.
(Jadassohn, Handbuch der Haut- und Geschlechtskrankheiten 1927, XIX. Bd.)

Der Tripper hat beim Manne oft Abnahme der geschlechtlichen Leistungsfähigkeit und Unfähigkeit, Kinder zu erzeugen, zur Folge. Er kann noch nach Jahren zu einer Verengerung der Harnröhre führen. Dringt das Trippergift in die inneren Organe, so können langwierige und schwere Krankheiten (Erkrankungen der Blase, Nieren, des Herzens, der Gelenke) die Folge sein. Bei Frauen, die ein Opfer der Ansteckung geworden sind, führt der Tripper oft zur Unfruchtbarkeit und zu jahrelangen Erkrankungen des Unterleibs, die dann nur durch verstümmelnde Operationen noch so weit gebessert werden können, daß die Frau wieder ihre häuslichen Arbeiten besorgen kann.

Eine Geschlechtskrankheit gefährdet indes nicht nur den mit einem solchen Leiden Behafteten selbst, sondern auch seine Arbeitsgenossen. Wenn die Ansteckung auch in den meisten Fällen auf den Geschlechtsverkehr mit einer an der betreffenden Krankheit leidenden Person zurückzuführen ist, so kann doch an Bord eine Übertragung auf andere Leute durch gemeinsame Benutzung von Gebrauchsgegenständen, wie Trinkgläser, Eßgeschirr, Tabakpfeifen, Rasiermesser, Handtücher usw., ferner des Waschwassers, durch

Tätowieren oder durch unmittelbare Übertragung infolge Berührung stattfinden. Der Kapitän soll es sich deshalb zur Pflicht machen, seine Mannschaft nach Möglichkeit vor diesen Krankheiten zu schützen.

Nach der Seemannsordnung vom 2. Juni 1902 kann der Schiffsmann vor Ablauf der Dienstzeit entlassen werden, wenn er mit einer geschlechtlichen Krankheit behaftet ist, die den übrigen an Bord befindlichen Personen Gefahr bringen kann; ob dies der Fall ist, bestimmt sich, sofern ein Arzt zu erlangen ist, nach dessen Gutachten (Seemannsordnung § 70 Nr. 5). Jedoch erstreckt sich, entgegen früheren Bestimmungen, auch auf diese Krankheiten die Vorschrift, daß der Reeder bis zum Ablauf von drei bzw. sechs Monaten die Kosten der Verpflegung und Heilbehandlung trägt, wenn der Schiffsmann nach Antritt des Dienstes oder nach der Anmusterung erkrankt (Seemannsordnung § 59). Ausgenommen sind nur solche Erkrankungen, die der Schiffsmann sich durch eine strafbare Handlung zugezogen hat; ob dies der Fall ist, entscheidet zunächst das Seemannsamt (Seemannsordnung § 62).

Es ist zu hoffen, daß durch diese Bestimmungen die früher häufige Verheimlichung von Geschlechtskrankheiten verhindert wird. Der Kapitän kann dazu beitragen, indem er die Mannschaft des öfteren vor den Folgen einer Verheimlichung warnt, denjenigen, welche geschlechtskrank geworden sind, in unbefangener Weise Hilfe leistet und ihnen vor allem die nötigen Verhaltungsmaßregeln gibt, um die Krankheit nicht unter der Mannschaft weiterzuverbreiten. Zugleich empfiehlt es sich, auch die gesunde Mannschaft über die Gefahren der Geschlechtskrankheiten und ihre Verhütung möglichst eingehend zu belehren und sie vor allem bei Antritt vor Landurlaub vor dem Verkehre mit Frauenzimmern, dem Besuch übelberüchtigter Gasthäuser usw. zu warnen (weiteres vgl. unten).

Jeder Fall geschlechtlicher Erkrankung ist möglichst bald ärztlicher Behandlung zuzuführen. In mehr als 300 Häfen aller Erdteile sind von den Regierungen ärztliche Behandlungsstellen eingerichtet, wo den geschlechtskranken Seeleuten aller Nationen ärztliche Hilfe teils unentgeltlich, teils gegen eine Gebühr von etwa 1 Dollar zur Verfügung steht*). Die Adressen und die Besuchszeit dieser Behandlungsstellen sind überall von den Hafenärzten zu erfahren. Es empfiehlt sich, daß der Kapitän in den Mannschaftslogis Plakate anbringt, aus denen jeder einzelne an Bord über das Vorhandensein von Behandlungsstellen in den einzelnen Häfen sich unterrichten kann. Nur, wenn ein Arzt nicht zu bekommen ist, ist die Behandlung von dem Kapitäne zu übernehmen, der sich durch äußerste Reinlichkeit, durch sorgfältiges Waschen und Desinfizieren der Hände bei den nachstehend erwähnten Handreichungen vor eigener Ansteckung zu schützen hat.

Für geschlechtskranke Seeleute sind von Reichs wegen besondere Merkblätter herausgegeben worden, und zwar I. für Seeleute auf Schiffen ohne Arzt und II. für Seeleute auf Schiffen mit Arzt. Diese Merkblätter sind nach der Verordnung des Reichsverkehrsministers, betr. Krankenfürsorge auf Kauffahrteischiffen, vom 4. Januar 1929 (Reichs-Gesetzbl. II, S. 33) auf den Schiffen mitzuführen. Sie können von der deutschen Gesellschaft zur Bekämpfung der Geschlechtskrankheiten**) bezogen werden.

Zunächst ist zu bemerken, daß bei Leuten mit enger Vorhaut auch ohne geschlechtlichen Verkehr eine mit Rötung und Schwellung der Vorhaut und der Eichel des Gliedes sowie mit einer übelriechenden, eitrigen Absonderung verbundene Entzündung (sog. Eicheltripper) vorkommen kann. Diese Entzündung verschwindet meist nach wenigen Tagen, wenn die Vorhaut und die Eichel mehrmals täglich nach vorangegangener Reinigung mit warmem Wasser an den sich berührenden Flächen mit gelbem Wundpulver (vgl. § 48 Nr. 12) bestreut werden. Auch sorge man dafür, daß

---

*) Internationales Abkommen zu Brüssel, betreffend die Erleichterung der Behandlung vom Geschlechtskrankheiten bei Seeleuten der Handelsmarine. Vom 1. Dezember 1924 (Reichs-Gesundheitsblatt 1926 Nr. 30, S. 684).

**) Berlin W 62, Bayreuther Straße 36.

die nötige Reinigung des Gliedes zwischen Eichel und Vorhaut weiter fortgesetzt wird.

Bei dem Versuche, die zu enge Vorhaut über die Eichel zurückzuschieben, kann es vorkommen, daß die Vorhaut in einem Wulste hinter der Eichel liegen bleibt und unter starker Anschwellung die Eichel abzuschnüren droht (spanischer Kragen). Um die Vorhaut wieder zurückzubringen, fette man zunächst das Glied gehörig ein. Alsdann genügt meist ein kräftiger Druck, der mit beiden Daumen auf die Spitze der Eichel ausgeübt wird, während beide Zeige- und Mittelfinger, hinter die einschnürende Stelle angelegt, die Vorhaut über die Eichel nach vorn zu schieben versuchen.

Bei einem angeblichen Eicheltripper, der erst nach einem geschlechtlichen Verkehr aufgetreten ist, denke man stets daran, daß es sich auch um Harnröhrentripper handeln kann, vor allem, wenn eitrige Absonderung nicht nur zwischen Eichel und Vorhaut besteht, sondern auch aus der Harnröhre fließt. Bei zu enger Vorhaut kann auch ein Schanker an einer nicht sichtbaren Stelle der Vorhaut oder Eichel sich nach einem unreinen Verkehr entwickeln und Eicheltripper vortäuschen.

a) Harnröhrentripper.

Unter Tripper (Gonorrhöe) versteht man eine Entzündung der Harnröhre mit einem sehr ansteckenden schleimig-eitrigen Ausfluß infolge geschlechtlichen Verkehrs mit einer an dieser Krankheit leidenden Person. Zwei bis drei Tage nach dem Beischlaf beginnt die Krankheit mit Kitzelgefühl in der Harnröhre und Rötung ihrer Mündung, worauf bald heftige Schmerzen beim Harnlassen folgen. Aus der Harnröhre tropft reichlich dicker, grünlicher Eiter, der hier und da auch wohl kleine Blutstreifen enthält. Zugleich zeigt das Glied Schwellung und häufig sehr schmerzhafte Steifung. Bei entsprechender Behandlung läßt der Ausfluß allmählich nach, die Schmerzen beim Harnlassen verschwinden, und nach etwa drei bis sechs Wochen hört der Ausfluß ganz auf. Dann ist aber der Tripper meist noch nicht geheilt, sehr oft noch stark ansteckend. In anderen Fällen wird der Ausfluß zwar auch spärlicher, aber zugleich dünner, weißlich und klebrig und hält viele Wochen, ja Monate an.

Jede Trippererkrankung kann zu folgenden lästigen, teilweise sogar gefährlichen Folgekrankheiten Anlaß geben:

1. Vorhautentzündung. Bei langer und enger Vorhaut kann es zu entzündlicher Schwellung der Vorhaut kommen. Die gerötete und geschwollene Vorhaut bedeckt dann helmartig die Eichel (entzündliche Phimose) und verstopft die Harnröhre nahezu völlig, so daß das Harnlassen stark behindert wird.

2. Nebenhobenentzündung (Sandklot, dicker Sack). Besonders, wenn der Tripperkranke sich körperlich viel bewegt, geht, läuft oder anstrengende körperliche Arbeit verrichtet, kann die Tripperentzündung der Harnröhre durch den Samenstrang sich bis in einen oder beide Hoden fortsetzen. Der Nebenhoden schwillt alsdann unter mehrere Tage dauerndem, oft sehr hohem Fieber zu einer geröteten und gespannten Geschwulst bis zur Größe eines Hühnereies an, während zugleich heftige Schmerzen verspürt werden, die bis in die Unterbauchgegend in den Samenstrang ausstrahlen.

3. Verengerung der Harnröhre. Im Verlauf eines längere Zeit währenden Trippers oder nach mehreren Trippern bilden sich vor allem bei unrichtiger oder ganz vernachlässigter Behandlung allmählich eine Verengerung der Harnröhre. Im Beginne dieses recht häufig vorkommenden Leidens erscheint der Harnstrahl entweder dünn oder spiralförmig gewunden, oder aber der Harn wird in einem Doppelstrahl entleert. Allmählich wird der Strahl immer dünner, zuletzt geht der Harn nur noch tropfenweise ab, auch wenn die Blase prall gefüllt ist.

4. Gelenkentzündungen und Tripperrheumatismus. Nicht selten kommt es im Verlaufe des Trippers zu entzündlicher Anschwellung und Rötung eines oder mehrerer Gelenke, vor allem des Kniegelenkes, des Ellbogengelenkes, der Hand- oder Fußgelenke. Diese Gelenkentzündung ist sehr schmerzhaft. Das Leiden ist oft sehr hartnäckig und kann sich jahrelang hinziehen. Auch allgemeine rheumatische Beschwerden, Gliederreißen usw. werden

bei Tripper beobachtet. Wenn Fieber dabei auftritt, so ist es meist unbedeutend.

5. **Tripperentzündung der Augen.** Gelangt verspritzter Trippereiter durch den Finger oder durch ein Handtuch in das Auge, so entsteht eine sehr bösartige, sehr oft zur Erblindung führende Augenentzündung (vgl. § 144). Sie zeichnet sich durch die in wenigen Tagen eintretende starke Anschwellung der Augenlider, die dem Kranken das Öffnen des Auges unmöglich macht, und die reichliche eitrige Absonderung aus. Auch dieser Eiter ist äußerst ansteckend.

6. **Spitze Feigwarzen.** Sie bilden sich in Form kleiner kornartiger Wucherungen, manchmal unter dem Reiz des Trippereiters auf der Eichel und der Innenseite der Vorhaut und können sich von da auf die Haut der Umgebung, besonders der Geschlechtsteile, weiterverbreiten und zu bald himbeer= oder blumenkohlartigen, bald hahnenkammähnlichen Gebilden heranwachsen.

7. **Blasenkatarrh** (vgl. § 92).

Abgesehen von diesen Folgekrankheiten ist ein vernachlässigter Tripper an sich sehr lästig und ungemein schwer heilbar. Dabei bleibt seine Ansteckungsgefährlichkeit erhalten.

Behandlung des Trippers. Sobald das Leiden erkannt ist, gebe man dem Manne einen Tragbeutel, gewähre ihm soviel Ruhe wie möglich, verabfolge ihm keinen Branntwein, kein Salzfleisch, lasse ihn möglichst wenig gewürzte Speisen essen, aber viel Wasser trinken und sorge für regelmäßigen Stuhlgang, erforderlichenfalls durch Abführmittel (künstliches Karlsbader Salz oder Rizinusöl). Die bei den Seeleuten nicht seltene Gepflogenheit, gegen Tripper Einspritzungen mit Tabakslauge oder Zitronensaft anzuwenden, ist gefährlich und daher zu unterlassen! Die örtliche Behandlung besteht in Einspritzungen mit Albarginlösung (§ 48 Nr. 1). Man gieße von der Lösung etwa drei Teelöffel voll in ein Gefäß (z. B. in eine nur hierfür bestimmte Salbenkruke) und ziehe die Hälfte der eingegossenen Flüssigkeit, ohne Luft eintreten zu lassen, in die Spritze. Mit dem so fertiggestellten Instrumente mache der Kranke sich nun — stets nach vorherigem

Harnlassen — eine Einspritzung in folgender Weise: Die Spitze der Spritze wird in die Mündung der Harnröhre hineingesteckt und die Harnröhre mit den Fingern der linken Hand so an die Spitze angedrückt, daß, wenn die rechte Hand den Stempel der Spritze langsam vorschiebt, nichts von der Flüssigkeit vorbeiläuft. Darauf drückt man die Harnröhre dicht unter der Öffnung zu, entfernt dann die Spritze und hält die Harnröhre fünf Minuten zugedrückt. Bei Nachlaß des Fingerdrucks muß dann die Einspritzungsflüssigkeit in einem Strahle heraustreten. Man tut gut, sich das ganze Verfahren von dem Kranken so oft vormachen zu lassen, bis er es richtig auszuführen versteht. Das vorherige Harnlassen dient dazu, den Eiter aus der Harnröhre zu entfernen. Die Einspritzungsflüssigkeit ist vor Licht und Wärme geschützt aufzubewahren.

Bei der Behandlung beachte man die große Ansteckungsfähigkeit des Ausflusses und mache auch den Kranken ausdrücklich darauf aufmerksam. Namentlich sind die Hände sogleich sorgfältig zu waschen, damit nicht etwa Ansteckungsstoff in die Augen übertragen werde. Das dabei von dem Kranken benutzte Handtuch darf nicht für das Gesicht und von anderen Leuten überhaupt nicht benutzt werden. Auch vor dem Verspritzen von Eitertropfen muß man sich hüten. Das Glied ist sauber zu halten. Die Beschmutzung der Wäsche verhüte man durch Einführung eines nach Bedarf zu erneuernden Wattebausches in die Vorhautmündung, bei fehlender Vorhaut durch einen Mull- oder Leinwandlappen, den man schürzenartig am Tragebeutel befestigt.

Die Einspritzungen sind in den ersten vier Tagen dreimal täglich, später viermal täglich zu wiederholen. Erscheint Blut im Eiter, ist Fieber vorhanden oder tritt Blasenkatarrh oder Hodenentzündung auf, so werden die Einspritzungen ausgesetzt und erst nach Ablauf der schmerzhaften Erscheinungen wieder begonnen. Die Einspritzungen sollen viele Wochen fortgesetzt werden. Wenn der Ausfluß verschwunden oder sehr gering ist, genügt es, sie morgens und abends zu machen. Am besten ist es, wenn mit der Behandlung erst zu der Zeit ausgesetzt wird, wenn ein Arzt mikroskopisch untersuchen kann, ob die Tripperkeime verschwunden sind. Eine solche sehr gründliche und wiederholte Untersuchung muß immer vorgenommen werden, ehe der Kranke sich als geheilt betrachtet und den geschlechtlichen Verkehr wieder aufnehmen darf.

Wenn heftige Schmerzen bei der Entleerung des Harns oder Kotes oder infolge Steifungen des Gliedes eintreten, so suche man sie durch warme Bäder von viertel- bis halbstündiger Dauer zu mildern.

Behandlung der Folgekrankheiten.

1. **Vorhautentzündung.** Bei der entzündlichen Vorhautverengerung streut man gelbes Wundpulver auf, wie es oben (S. 134) für die Behandlung des Eicheltrippers angegeben ist.

2. **Nebenhodenentzündung.** Der Kranke gehört ins Bett. Gegen die Schmerzen gebe man, wenn nötig, Morphiumpulver. Die etwa begonnene Einspritzungskur ist abzubrechen. Der Hodensack wird durch ein Kissen oder dergleichen unterstützt und hochgelagert. Auf den geschwollenen Nebenhoden mache man möglichst heiße Umschläge, bis die Schmerzen nachgelassen haben. Wenn der Kranke aufsteht, hat er einen mit Watte oder Zellstoff gründlich ausgestopften Tragebeutel anzulegen.

3. **Harnröhrenverengerung.** Die erschwerte Harnentleerung suche man durch warme Umschläge auf die Blasengegend oder dadurch anzuregen, daß man den Kranken jeweils für ein bis zwei Stunden in ein warmes Bad setzt. Zugleich muß der Genuß von Getränken und flüssigen Speisen beschränkt und für regelmäßigen Stuhlgang, erforderlichenfalls durch Abführmittel, gesorgt werden. Man beschaffe außerdem sobald als möglich ärztliche Hilfe, zumal wenn völlige Harnverhaltung droht (vgl. § 49).

4. **Gelenkentzündung.** Der Kranke bedarf der Schonung, gewöhnlich der Bettruhe. Dabei ist auf bequeme Lagerung und Ruhigstellung der erkrankten Gelenke zu achten, und es sind heiße Umschläge und weiterhin gut gepolsterte Verbände mit Zellstoff zu machen. Sind die Schmerzen nicht mehr zu groß, so soll der

Kranke im heißen Bad vorsichtig Bewegungsversuche der betroffenen Gelenke vornehmen.

5. **Tripperentzündung der Augen.** Wenn, wie in der Regel, nur das eine Auge ergriffen ist, kommt es vor allem darauf an, das andere Auge vor der Ansteckung zu schützen. Zu diesem Zwecke legt man auf das gesunde Auge ein Stückchen Verbandmull oder Leinen und darüber Watte und ein etwas größeres Mullstück in der Weise, daß die Augenhöhlung gänzlich ausgefüllt ist und der Verband namentlich nach der Nasenseite zu fest anliegt; man befestigt ihn mit einem großen Stück Heftpflaster, das auf allen Seiten fest an der Haut kleben muß. Vor allem soll dadurch verhütet werden, daß Absonderungsflüssigkeit vom kranken Auge in das gesunde hinüberläuft oder sonst hineingelangt; der Kranke kann hierbei helfen, indem er vermeidet, den Kopf auf die Seite des gesunden Auges zu legen. Aus dem kranken Auge ist der Eiter jede halbe Stunde oder jede Stunde durch Ausspülen zu entfernen, indem man Wattebäuschchen mit gekochtem Wasser tränkt, unmittelbar über dem kranken Auge ausdrückt und den Eiter abtupft; ist das Auge fest geschlossen, so suche man gleichzeitig sehr vorsichtig, es mit der anderen Hand zu öffnen. In der Zwischenzeit kühle man das Auge durch Auflegen von alle zwei bis drei Minuten zu wechselnden kalten Umschlägen, die womöglich auf Eis gekühlt werden. Bei allen Handreichungen denke man an die Ansteckungsfähigkeit des Eiters. Sobald als irgend möglich ist ärztliche Hilfe zu beschaffen, da es sich um ein sehr ernstes, sehr oft zur Erblindung führendes Leiden handelt.

6. **Spitze Feigwarzen.** Diese behandelt man an Bord lediglich mit Sauberkeit. Ihre weitere Behandlung und namentlich ihre Entfernung überlasse man dem Arzte.

7. **Blasenkatarrh.** Die Behandlung ist die in § 92 angegebene.

b) Weicher Schanker.

Zeigen sich am zweiten oder dritten Tage nach einem Beischlaf an der Vorhaut oder dem Gliede, namentlich an der Eichel oder

— 141 —

dem Bändchen, kleine Geschwüre mit steilen, unregelmäßigen, aber nicht harten Rändern und eitrig belegtem Grunde, so handelt es sich oft oder in der Regel um weiche Schanker; ihre Umgebung ist meistens gerötet und geschwollen. Die Geschwüre sondern reichlich Eiter ab und haben die Neigung, sich zu vergrößern und ineinanderzufließen.

Bei der Untersuchung hat sich der Kranke ganz auszuziehen, damit festgestellt werden kann, ob auch eine Leistendrüsenentzündung (Bubo) vorhanden ist, denn diese ist eine häufige Folgekrankheit des weichen Schankers. Dabei schwellen die in der Leistenbeuge gelegenen Drüsen an und werden zu haselnuß= bis hühnereigroßen, roten, besonders bei Bewegungen schmerzhaften Ge= schwülsten, welche weiterhin meist aufbrechen und Eiter entleeren. Die schnelle Entwicklung, die große Schmerzhaftigkeit und die Rö= tung unterscheiden sie von den bei manchen chronischen Krankheiten, besonders bei Syphilis (s. weiter unten), auftretenden Drüsenschwellungen. Diese entstehen lang= sam, sind wenig schmerzhaft und nicht gerötet.

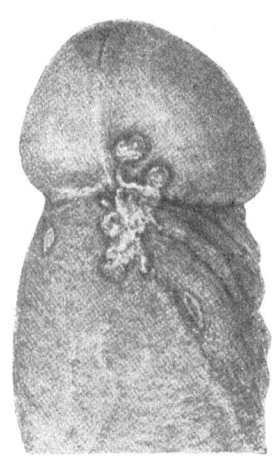

Abb. 14. Weicher Schanker. (Jadassohn, Handbuch der Haut= und Geschlechtskrankheiten 1927, XXI. Bd.)

Dagegen kommen Drüsenentzündungen mit ähnlich schnellem Verlauf auch aus anderen Ursachen, z. B. nach Stoß in die Leisten= gegend, selbst nach kleinen Verletzungen am Beine oder Fuße, vor und können ebenfalls zur Vereiterung führen. Liegt die Möglichkeit einer Pestansteckung vor, so ist, besonders bei stark fieberhaftem Krankheitsverlaufe, wohl daran zu denken, daß es sich um Pestbubonen handeln kann (§ 52).

Man muß sich davor hüten, einen eingeklemmten Bruch (§ 147) für einen Bubo zu halten; die genaue Beachtung der dort an=

gegebenen Krankheitserscheinungen wird diese folgenschwere Verwechslung unmöglich machen.

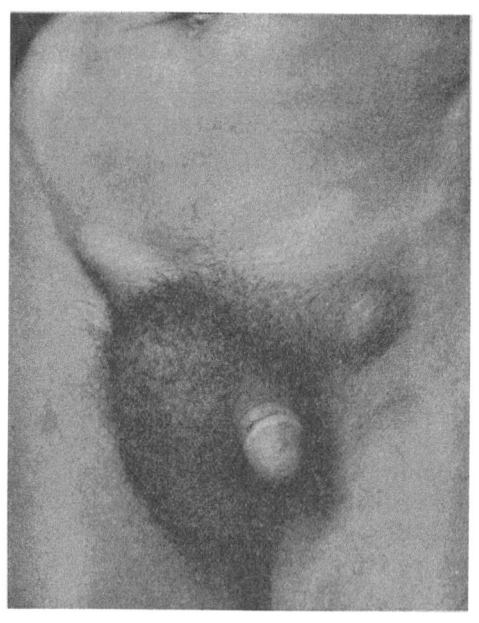

Abb. 15. Leistendrüsenschwellung (Bubo).
(Jadassohn, Handbuch der Haut- und Geschlechtskrankheiten 1927, XXI. Bd.)

Behandlung. Das Glied wird morgens und abends in möglichst heißem Wasser 5 bis 10 Minuten lang gebadet (in einem alten Tassenkopf oder Wasserglas), dann vorsichtig abgetrocknet und die Geschwüre mittels Wattebausches mit gelbem Wundpulver bestreut und mit einem Läppchen mit Vorsalbe bedeckt. Der Kranke hat längeres Gehen und anstrengende Bewegungen sowie den Genuß von Alkohol zu vermeiden.

Ist eine Leistendrüsenentzündung (Bubo) hinzugekommen, so bedarf der Kranke strenger Bettruhe. Die Erweichung der Geschwulst wird durch Breiumschläge befördert, daneben kann mit Jodtinktur eingepinselt werden. Nach Eintritt vollständiger Erweichung wäscht man die Geschwulst mit Kresolwundwasser (§ 48 Nr. 20) sorgfältig ab und öffnet sie vorsichtig durch einen je

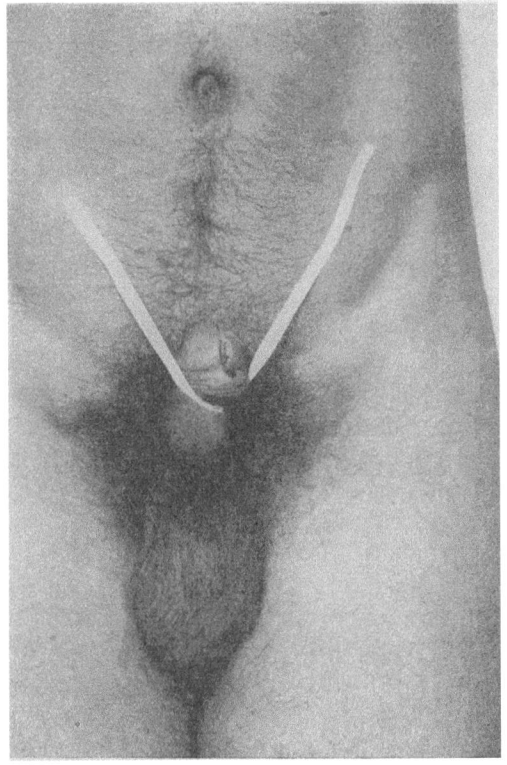

Abb. 16. Gemischter Schanker.
(Jadassohn, Handbuch der Haut= und Geschlechtskrankheiten 1927, XXI. Bd.)

nach der Länge der Geschwulst 1 bis 2 cm langen Schnitt mit dem ausgekochten oder gut desinfizierten Inzisionsmesser (§ 107). Dann entfernt man den Eiter mit Wattebäuschchen, die mit Kresolwundwasser getränkt sind, und legt mit der ausgekochten ober gut desinfizierten Pinzette einen schmalen Streifen ausgekochten Mull so in die Öffnung hinein, daß das Ende draußen bleibt. Darüber legt man noch etwas Verbandmull und reichlich Watte. Der Verband ist anfangs täglich, später alle 2 bis 3 Tage zu wechseln; dabei ist das hineingelegte Gazestück, wenn es mit Eiter durchtränkt ist, durch ein neues zu ersetzen. Ist die Eiterung nur noch gering, so legt man bloß etwas Mull auf und darüber Watte und befestigt den Verband mit einem großen Stücke Heftpflaster. Die Heilung tritt oft erst nach langer Zeit ein.

Ist bei einem unreinen Beischlaf nicht nur der Ansteckungsstoff des weichen Schankers, sondern auch derjenige der Syphilis aufgenommen worden, so verbindet sich der weiche Schanker mit den Erscheinungen eines harten Schankers (gemischter Schanker). Dann entwickelt sich im Anschluß daran die

c) Syphilis.

Die Syphilis ist eine chronische Infektionskrankheit, bei der die Aufnahme des Ansteckungsstoffs an irgendeiner Körperstelle eine Durchseuchung des ganzen Körpers zur Folge hat; die Ansteckung erfolgt gewöhnlich durch den geschlechtlichen Verkehr mit syphilitischen Personen, bisweilen auch durch Küssen, sie kann ferner durch gemeinschaftlichen Gebrauch von Löffeln, Gläsern, Tabakpfeifen u. dgl. sowie durch Hineingelangen des Ansteckungsstoffs in Wunden (z. B. an den Fingern beim Tätowieren) stattfinden. Jedermann ist für Syphilis empfänglich; die Krankheit ist sehr hartnäckig und bedarf unter Umständen mehrjähriger Behandlung. Trotz der besonders im Anfang verhältnismäßig geringen Erscheinungen ist die Syphilis, wie erwähnt, ein sehr ernstes Leiden, das die Gesundheit des von ihr Befallenen für das ganze Leben schwer schädigen kann und durch die leichte Übertragbarkeit auch dessen Angehörige und Arbeitsgenossen gefährdet. Für die Schiffsleute, die erfahrungsgemäß während des Aufenthalts in den Hafenstädten häufig zum Verkehr mit käuflichen Frauen und gelegentlichen weiblichen Bekanntschaften neigen, ist die Gefahr der Ansteckung besonders groß; der Kapitän muß es deshalb als seine Pflicht betrachten, solchen Erkrankungen vorzubeugen (siehe unten); es liegt dies auch in seinem eigenen Nutzen, da die Krankheit die Arbeitsfähigkeit mehr oder minder beeinträchtigt.

Verlauf. Zwischen der Aufnahme des Ansteckungsstoffes und den ersten krankhaften Veränderungen verfließt im allgemeinen ein Zeitraum von 2 bis 6 Wochen. Als erstes Zeichen der Erkrankung macht sich ein kleines Knötchen, eine Abschürfung, ein Riß oder Geschwür an derjenigen Stelle bemerkbar, wo der Ansteckungsstoff eingedrungen ist (an den Geschlechtsteilen, besonders an der Innenseite der Vorhaut oder an der Eichelfurche, am Munde, an der Zunge usw.). Die typische Knorpelhärte des Primäraffekts tritt sehr oft erst spät, oft gar nicht ein. Seltener treten mehrere Geschwüre auf. Das linsen- bis erbsengroße Geschwür kann sich dadurch auszeichnen, daß es glatte Ränder hat und sich beim Betasten so hart anfühlt wie der Knorpel des Ohres (harter Schanker). Wird bei der Ansteckung mit dem Syphilisgifte zugleich der Ansteckungsstoff des weichen Schankers (siehe oben) übertragen, so zeigt sich das Geschwür schon wenige Tage nach der Ansteckung, doch fehlt ihm die Härte; erst nach mehreren Wochen, in denen es unverändert bleiben, ja selbst heilen kann, zeigt sich der syphilitische Charakter an der Härte des Grundes und der Ränder des Geschwürs oder der Narbe. Als weiteres Krankheitszeichen läßt sich späterhin in der Regel ein allmähliches Anschwellen der in der Nähe des Geschwürs liegenden

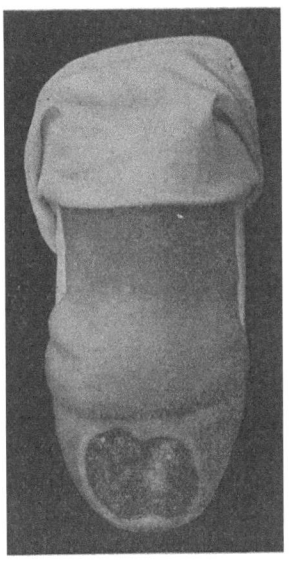

Abb. 17. Syphilitisches Anfangsgeschwür — harter Schanker.
(Mit Genehmigung des Deutschen Hygiene-Museums, Dresden, aus Galewsky-Woithe, Die Geschlechtskrankheiten und ihre Bekämpfung. Deutscher Verlag für Volkswohlfahrt.)

Lymphdrüsen — zumeist der Drüsen in der Leistenbeuge — bis zu Bohnen- und Kirschengröße und mehr bemerken (syphilitische Bubonen); sie sind schmerzlos und vereitern nicht, im Gegensatze zu denjenigen, die nach weichem Schanker oder sonstigen Infektionen (siehe oben) entstehen. Nach weiteren 3 bis 6 Wochen, also etwa 6 bis selbst 12 Wochen nach der Ansteckung, tritt als äußeres Zeichen der Durchseuchung des Körpers mit dem Syphilisgift ein nicht juckender Hautausschlag auf, bestehend aus rötlichen Flecken von kleinstem Umfang bis zur Größe eines Zehnpfennigstücks oder aus Knötchen; am meisten ist der Rumpf betroffen, bisweilen auch Hals und Gliedmaßen, das Gesicht bleibt in der Regel frei. Manchmal besteht dabei leichtes Fieber. An Stellen, wo durch Berührung zweier Hautflächen oder infolge Behaarung sich Schweiß u. dgl. ansammelt, z. B. an der hinteren Seite des Gliedes, dem Hodensacke, den anliegenden Teilen der Oberschenkel, um den After, ferner auf dem Kopfe, in der Achselhöhle und zwischen den Fingern oder Zehen, treten meist Wochen oder auch Monate später nässende Flecke oder Geschwüre auf. Bei Verdacht auf Syphilis ist besonders nachzusehen, ob an diesen Körperstellen sich solche Geschwüre finden. Ferner zeigen sich flache rötliche oder grauweißliche, manchmal geschwürige Veränderungen an der Schleimhaut der Lippe, des Mundes, der Zunge, des Gaumens und des Rachens, die sich nach oben in die Nase, nach unten in den Kehlkopf erstrecken können und so einerseits näselnde, andererseits rauhe und tonlose Sprache hervorrufen. Häufig wird der Kranke von heftigen, meist nächtlich auftretenden Schmerzen in den Schädel- und Schienbeinknochen geplagt. Zeitweise tritt eine Besserung ein; auch können die Krankheitserscheinungen nach Monaten oder Jahren ganz verschwinden, um sich plötzlich von neuem einzustellen. Weiterhin kann es zu Spätformen kommen, die man als tertiäre Syphilis bezeichnet: Ausschläge und zerfallende Geschwüre auf Haut und Schleimhaut, äußerst schmerzhafte Erkrankungen der Knochen, schwere Veränderungen der inneren Organe, besonders Leber-, Herz- und Gehirnkrankheiten sowie Rückenmarksleiden.

— 147 —

Die Feststellung der Syphilis kann nur durch eingehende Untersuchung des ganzen Körpers erfolgen; die sichersten Krankheitszeichen sind die harte Beschaffenheit des zuerst auftretenden Ge-

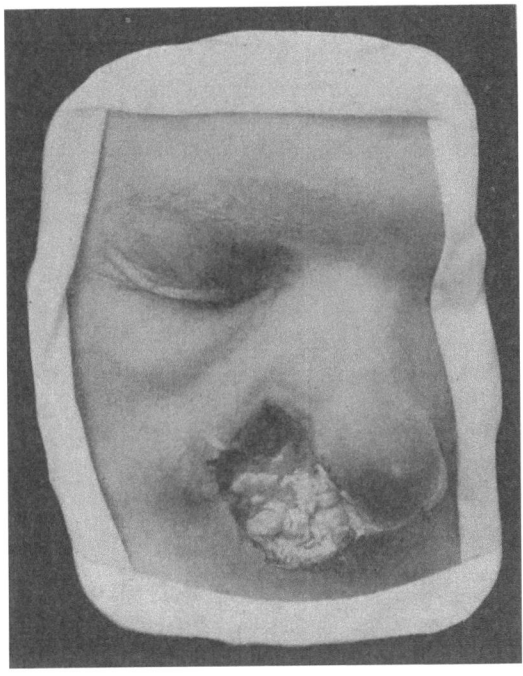

Abb. 18. Geschwürig zerfallene Geschwulst an der Nase bei tertiärer Syphilis.
(Mit Genehmigung des Deutschen Hygiene-Museums, Dresden, aus Galewsky-Woithe, Die Geschlechtskrankheiten und ihre Bekämpfung. Deutscher Verlag für Volkswohlfahrt.)

schwürs, die schmerzlosen Lymphdrüsenschwellungen und für die weitere Zeit namentlich die nässenden Geschwüre an den Geschlechtsteilen und deren Umgebung und am After. Bei jedem Verdacht auf Syphilis ist sobald wie möglich ärztlicher Rat einzuholen, da ein Irrtum bei der Erkennung der Krankheit von schwersten Folgen begleitet sein kann.

Der Verlauf der Syphilis ist nämlich völlig verschieden, je nachdem der Kranke frühzeitig zum Arzt geht oder eine ärztliche Behandlung nicht oder nur mangelhaft stattgefunden hat. Wird der Syphiliskranke frühzeitig einer ärztlichen Behandlung zugeführt, so gelingt es fast immer, die ansteckende Krankheit im Keime zu ersticken. Daher bleibt das dringendste Gebot für jeden Kranken: „Gehe, sobald du kannst, zum Arzt!" Setzt aber die Behandlung erst ein, nachdem im Anschluß an die örtliche Erkrankung an der Ansteckungsstelle Allgemeinerscheinungen auf Haut und Schleimhaut aufgetreten sind, so dauert die Behandlung länger und ist bei weitem nicht so sicher wie die Frühbehandlung. Unter jeder Bedingung muß der Kranke noch jahrelang immer wieder ärztlich untersucht werden.

Behandlung. Bei der großen Ansteckungsgefahr ist es nötig, daß der Kranke Eß- und Trinkgeschirr und sonstige Gebrauchsgegenstände (z. B. Handtücher, Pfeifen, Rasiermesser u. a.) nicht gemeinsam mit anderen Personen, sondern nur allein benutzt; von dem Kranken ist, auch an seinem Körper, auf größte Reinlichkeit zu achten.

Auf das Ansteckungsgeschwür streue man gelbes Wundpulver in dünner Schicht und schütze, wenn es möglich ist, die Stelle durch einen leichten Verband. Von drei zu drei Tagen überzeuge man sich davon, ob auf Brust oder Bauch ein hellroter Ausschlag erscheint, um das dem Arzt später berichten zu können. Unter jeder Bedingung muß, auch wenn das Ansteckungsgeschwür und der Ausschlag schon vollständig geheilt erscheinen, sofort, wenn der Kranke an Land kommt, ärztliche Hilfe aufgesucht werden.

Finden sich bei Leuten an Bord, welche das Ansteckungsgeschwür erst unterwegs bemerken, oder welche eine syphilitische Ansteckung schon früher durchgemacht haben, kranke Stellen im Munde oder Hals, so muß sehr häufig der Mund gespült und gegurgelt werden, am besten mit schwacher essigsaurer Tonerdelösung. Syphilitische Hauterscheinungen an den Geschlechtsteilen, am After usw. sind mit der gleichen Lösung abzuwaschen und dann mit dem gelben

Wundpulver einzupudern. Alle solche Kranke müssen sich an Land sofort beim Arzt vorstellen.

Von drei zu drei Tagen überzeuge man sich davon, ob auf Brust und Bauch ein Ausschlag erscheint. Zeigt sich ein solcher, so kommt es darauf an, ob ärztliche Hilfe zu erreichen ist. Ist dies länger als zwei Wochen nicht der Fall, so muß der Kapitän die eigentliche Behandlung vorläufig selbst übernehmen. Sie besteht in Einreibungen mit grauer Quecksilbersalbe (Schmierkur).

Die Schmierkur wird in folgender Weise ausgeführt: Nach einem Bade verreibt der Kranke ein Päckchen graue Salbe auf dem linken Arme eigenhändig so lange, bis die Salbe ordentlich in die Haut eingedrungen ist und die Haut wieder trocken erscheint, was ungefähr 20 Minuten in Anspruch nimmt. Sodann hat er tagsüber stündlich den Mund mit essigsaurer Tonerdelösung (§ 48 Nr. 11) gründlich auszuspülen und zu gurgeln, darf aber von dem Gurgelwasser nichts verschlucken. Auch die Zähne sind stets, am besten abends, zu putzen. Am folgenden Tage wird der rechte Arm, am dritten das linke Bein, am vierten das rechte Bein, am fünften der Bauch, am sechsten die Brust in gleicher Weise eingerieben und tagsüber stündlich gegurgelt. Abwaschen darf der Kranke das Eingeriebene nicht; er muß auch die sechs Tage hindurch das= selbe Unterzeug tragen. Am siebenten Tage indessen nimmt er ein Bad und kleidet sich rein. Am folgenden Tage wird wieder der linke Arm geschmiert usw., bis nach sieben Tagen die zweite Runde, vierzehn Tage später die dritte und letzte Runde beendet ist. Während dieser Schmierkur ist kräftige, aber nicht schwer verdauliche Kost zu reichen, der Genuß alkoholischer Getränke ist einzuschränken, das Tabakrauchen und =kauen zu unterlassen. So= bald sich vermehrte Speichelabsonderung zeigt oder das Zahn= fleisch anschwillt, hat der Kranke zu baden, damit alle graue Salbe vom Körper heruntergeht; so lange das Speicheln andauert, ist mit dem Schmieren auszusetzen, jedoch muß doppelt so viel ge= gurgelt werden wie vorher. Mehr als drei Runden soll man an Bord nicht schmieren lassen. Dagegen gebe man dann noch drei Flaschen Jodkaliarznei, und zwar morgens, mittags und abends je einen Eßlöffel voll nach dem Essen. Bei der Anwendung dieses Mittels stellt sich nicht selten Schnupfen oder Ausschlag ein; man setzt dann damit aus, bis die Erscheinungen verschwunden sind und läßt darauf etwas weniger von der Arznei nehmen.

Um des dauernden Erfolges sicher zu sein, müssen die Kranken wiederholt behandelt und mehrmals nachuntersucht werden. Der Kranke darf sich daher noch nicht für gesund halten, wenn nach einer Kur während der Reise die aufgetretenen Erscheinungen verschwunden sind, vielmehr muß er sich an Land sobald als möglich an einen Arzt wenden. Wer geschlechtskrank war, muß sich, wenigstens vor seiner Verheiratung, noch einmal genau durch einen Arzt untersuchen lassen. Dieser allein kann entscheiden, ob der Betreffende noch ansteckungsfähig ist. Auch ist bei jeder späteren Erkrankung, gleichviel welcher Art, unbefragt dem Arzt von der vorausgegangenen Geschlechtskrankheit Mitteilung zu machen.

Zur Bekämpfung der Geschlechtskrankheiten unter den Seeleuten sind in den meisten deutschen Hafenstädten Beratungsstellen eingerichtet. Hier sind die Untersuchungen und Beratungen kostenlos. Eine unentgeltliche Behandlung wird hier dem Seemann nachgewiesen.

§ 63.
Verhütung der Geschlechtskrankheiten.

Die Hauptquelle der Geschlechtskrankheiten bildet der Verkehr mit Frauenzimmern, die sich für Geld jedem Manne hingeben und daher oft mit einer Geschlechtskrankheit oder mit mehreren zugleich behaftet zu sein pflegen. Dem Nichtarzt ist es meist unmöglich, zu erkennen, ob eine derartige Person krank ist; auch gesundes Aussehen, Jugend, Schönheit sprechen nicht gegen das Bestehen der Erkrankung. Vermindert, aber nicht aufgehoben werden die Gefahren des außerehelichen Verkehrs durch Benutzung von Hüllen, sogenannten Kondomen aus Gummi oder noch besser aus tierischer Haut (Blasen- oder Goldschlägerkondome).

Auch die Anwendung von Schutzsalben und Schutztropfen, möglichst sofort nach dem Geschlechtsverkehr, oder falls solche nicht zur Hand sind, nur die sofortige gründliche Reinigung mit Wasser und Seife kann eine Ansteckung verhindern. Nähere Auskunft darüber kann der Arzt erteilen.

Den einzig sicheren Schutz bietet nur die Vermeidung jeden Verkehrs mit öffentlichen Frauenzimmern oder solchen, die sich heimlich für Geld oder Geschenke preisgeben. Da häufig auch derjenige, welcher in nüchternem Zustand der Verführung nicht unterliegen würde, nach dem Genusse geistiger Getränke seine Selbstbeherrschung verliert und sich durch Zureden und schlechtes Beispiel anderer verleiten läßt, seine Gesundheit aufs Spiel zu setzen, so ist besonders vor dem Besuche von Gastwirtschaften zu warnen, in denen mittelbar oder unmittelbar eine Anreizung zum Verkehre mit lockeren Frauenspersonen gegeben wird. Der Alkohol wirkt hier als Schrittmacher und Kuppler. Der Schiffsführer sollte besonders die unverheirateten und jugendlichen Mitglieder der Besatzung auf die Gefahren aufmerksam machen, denen sie sich in der angedeuteten Richtung an Land aussetzen können. Die Ansicht, Männer im geschlechtsreifen Alter müßten im Interesse ihrer Gesundheit von Zeit zu Zeit den Geschlechtsverkehr pflegen, ist durchaus irrig; nach dem übereinstimmenden Urteil der Ärzte ist Enthaltsamkeit in der Regel nicht gesundheitsschädlich.

Wenn es auch nicht angängig erscheint, zur Verhütung der Geschlechtskrankheiten den Schiffsleuten zu verbieten, in den Häfen an Land zu gehen, so sollte doch der Kapitän nicht versäumen, auf die Gefahr aufmerksam zu machen; namentlich ist dieses in ausländischen Häfen erforderlich, wenn die Erkundigungen ergeben, daß diese Krankheiten dort besonders verbreitet sind oder, wie z. B. vielfach in Ostasien, besonders bösartig verlaufen. In solchen Fällen sind besondere Maßnahmen (Beschränkung des Landurlaubs, geringe Geldauszahlungen u. dgl.) angezeigt. Auch sollte der Kapitän seine Leute auf die Einrichtungen hinweisen, die von gemeinnützigen Vereinen zur einwandfreien Zerstreuung und

Erholung der Seeleute in vielen Häfen ins Leben gerufen worden sind (Sportplätze, Seemannsheime). Unter keinen Umständen sind Prostituierte an Bord zu dulden. Sodann aber tut der Kapitän gut daran, den Leuten zu empfehlen, sich im Falle der Ansteckung sofort krank zu melden, damit eine zweckmäßige, wenn möglich ärztliche Behandlung recht bald eingeleitet und die Gefahr der Weiterverbreitung der Krankheit an Bord beseitigt werden kann. Nach jedem Geschlechtsverkehr sollten die Leute von den Gelegenheiten Gebrauch machen, die zur Desinfektion in vielen Hafenstädten in Bereitschaft sind (Early treatment centres).

Fängt der erkrankt gewesene Seemann wieder an, geschlechtlich zu verkehren, bevor er von dem Arzt ausdrücklich für nicht mehr ansteckungsfähig erklärt worden ist, so bringt er seine Mitmenschen in Gefahr. Er setzt sich dadurch nach den hierfür eigens erlassenen gesetzlichen Bestimmungen der Gefahr einer schweren Gefängnisstrafe aus, auch wenn eine Ansteckung durch ihn nicht eintritt.

Der § 5 Abs. 1 des Reichsgesetzes zur Bekämpfung der Geschlechtskrankheiten vom 18. Februar 1927 lautet: „Wer den Beischlaf ausübt, obwohl er an einer mit Ansteckungsgefahr verbundenen Geschlechtskrankheit leidet und dies weiß oder den Umständen nach annehmen muß, wird mit Gefängnis bis zu drei Jahren bestraft, sofern nicht nach den Vorschriften des Strafgesetzbuchs eine härtere Strafe verwirkt ist."

Außerdem kann der Kranke, falls er die Krankheit auf eine andere Person überträgt, nach § 823 des Bürgerlichen Gesetzbuches für den entstandenen Schaden haftbar gemacht werden.

Diese Gesetzesbestimmung lautet: „Wer vorsätzlich oder fahrlässig das Leben, den Körper, die Gesundheit, die Freiheit, das Eigentum oder ein sonstiges Recht eines anderen widerrechtlich verletzt, ist dem anderen zum Ersatze des daraus entstehenden Schadens verpflichtet."

Um die Bevölkerung über die Geschlechtskrankheiten und ihre Bedeutung für den Einzelnen und die Familie aufzuklären, hat die schon genannte „Deutsche Gesellschaft zur Bekämpfung der Geschlechtskrankheiten" eine Reihe von Merkblättern, Flugschriften und Plakaten herausgegeben. Besondere Merkblätter für Männer werden von dieser Vereinigung in kleinen Mengen unentgeltlich verabfolgt. Eine Aufklärungsschrift für Seeleute ist in Form einer „Seemannsgeschichte, Kurze Freud, langes Leid" von derselben Gesellschaft herausgegeben worden (Preis 10 Pfennig). Ferner verbreitet die Invaliden-, Witwen- und Waisen-Versicherungskasse der Seeberufsgenossenschaft in Hamburg das nachstehende Flugblatt:

Achtung Landurlauber!

Vorsicht bei der Ausübung des geschlechtlichen Verkehrs.
1. Übt den geschlechtlichen Verkehr nie in der Trunkenheit aus!
2. Übt den geschlechtlichen Verkehr nie aus, wenn ihr irgendeine, auch noch so unbedeutende Verletzung am Gliede habt oder selbst geschlechtskrank seid!
3. Schützt das Glied vor dem Beischlaf durch ein Präservativ oder starke Einfettung!
4. Reinigt das Glied nach dem Beischlaf durch gründliches Waschen mit Seifenwasser!
5. Lasset nach dem Beischlaf sofort Wasser!
6. Die Beobachtung dieser Vorsichtsmaßregeln verhindert vielfach, wenn auch nicht immer, eine Ansteckung.
7. Beobachtet euch genau in den nächsten Tagen nach dem Beischlaf. Syphilis zeigt sich erst nach zwei bis drei Wochen.
8. Wunde Stellen am Gliede, Jucken oder Brennen in der Harnröhre, Ausfluß von Schleim oder Eiter aus der Harnröhrenöffnung erfordern sofortige ärztliche Behandlung!
9. Abwarten verschlimmert die Krankheitserscheinungen, verzögert die Heilung und führt die Gefahr eines langwierigen, schmerzhaften Leidens sowie einer Übertragung der Krankheit auf Ehefrauen und Kinder herbei!
10. Befolgt pünktlich und genau die getroffenen ärztlichen Anordnungen.

§ 64.

Windpocken, Masern, Röteln.

Diese drei Krankheiten kommen bei den Angehörigen der europäischen Kulturländer fast nur im kindlichen Alter vor und befallen in der Regel den Menschen nur einmal. Ereignen sich an Bord derartige Krankheitsfälle, so ist wohl zu beachten, daß es sich um ansteckende Krankheiten handelt, und der Weiterverbreitung durch Absonderung vorzubeugen. Falls es, namentlich bei Erkrankungen von Erwachsenen, zweifelhaft erscheint, ob Windpocken oder echte Pocken vorliegen, ist letztere Erkrankung anzunehmen.

Verlauf. Bei den Windpocken (Varizellen) zeigen sich etwa zwei Wochen nach der Ansteckung unter mäßigem Fieber hanfkorn- bis linsengroße Blasen mit wasserhellem, später leicht getrübtem Inhalt, besonders auf Rücken und Brust, zuweilen auch in der Mundhöhle. Die Blasen trocknen im Verlauf einer Woche ein und verschwinden. Man denke jedoch namentlich bei Erwachsenen stets daran, daß auch die echten Pocken gelegentlich in leichter Form auftreten und dann mit Windpocken verwechselt werden können. Windpockenkranke sind daher wie Pockenkranke zu behandeln, falls Verdacht einer Pockenansteckung vorliegt.

Die Masernkrankheit beginnt gewöhnlich eineinhalb Wochen nach der Ansteckung mit Rötung der Augen und Lichtscheu (Brennen), Schnupfen, Heiserkeit und Husten sowie Kopf- und Gliederschmerzen. Dabei besteht Fieber von 39 bis 40° C. Nach drei bis vier Tagen zeigt sich zuerst im Gesichte, dann am ganzen Körper ein Hautausschlag, der aus zahlreichen linsen- bis bohnengroßen, etwas erhabenen Flecken besteht. Darauf fällt das Fieber ab und in einigen Tagen verschwindet der Ausschlag unter kleienförmiger Abschilferung der Haut.

Werden Erwachsene von der Krankheit befallen, so zeigt diese oft einen viel schwereren Verlauf als bei Kindern.

Bei den Röteln tritt zwei bis drei Wochen nach der Ansteckung ein masernartiger Hautausschlag auf, jedoch verläuft die Krankheit weit gelinder; meist werden die Kranken gar nicht bettlägerig.

Behandlung. An Windpocken oder an Röteln Erkrankte bedürfen in der Regel keiner besonderen Behandlung. Für Masernkranke ist bis zur Abschilferung Bettruhe bei leichter Diät zu empfehlen. Solange Lichtscheu besteht, schütze man den Kranken durch leichte Verdunkelung des Krankenraums vor grellem Lichte. Gegen den Husten mache man feuchtwarme Umschläge um den Hals und gebe Brustelixir. Bei hohem Fieber sind kalte Umschläge auf den Kopf, kühle Einwickelungen und Bäder (§ 49) angebracht. Während und nach der Abschilferung soll sich der Kranke durch Seifenwaschungen und Bäder reinigen.

§ 65.
Scharlach. Diphtherie.

Auch diese sehr ansteckenden Krankheiten befallen vorwiegend Kinder, sie kommen jedoch auch bei Erwachsenen vor und verlaufen bei ihnen nicht selten recht schwer. Die Diphtherie (Rachenbräune, Krupp) ist eine Krankheit, die besonders die Schleimhaut des Rachens, die Mandeln und den Kehlkopf befällt, aber auch an anderen Körperstellen, z. B. der Nase, den Augen auftreten kann. Sie kommt zumeist im Kindesalter, aber auch in allen anderen Lebensaltern vor. Der Erreger des Scharlachs ist noch unbekannt, die Diphtherie wird durch den Diphtheriebazillus hervorgerufen. Bisweilen ist mit dem Scharlach Diphtherie verbunden. Herrscht eine dieser Krankheiten in einem Hafen in größerer Ausdehnung, so ist den Leuten das Betreten der am meisten betroffenen Stadtteile zu untersagen.

a) Scharlach.

Verlauf. Die Krankheit beginnt eine halbe bis eine Woche nach der Ansteckung in der Regel plötzlich mit lebhaftem, oft mit einem Schüttelfrost einsetzenden Fieber und heftigen Halsschmerzen, Unwohlsein und Kopfschmerzen, bisweilen auch Benommenheit. Nach ein bis zwei Tagen erscheint gewöhnlich zuerst am Rumpfe, dann auf dem übrigen Körper ein scharlachroter Hautausschlag, der anfangs aus lauter kleinen roten Punkten besteht und sich bald zu einer gleichmäßigen Röte vereinigt; am meisten pflegt der Rücken betroffen zu sein, während im Gesichte die Nase und das Kinn durch ihre Blässe auffallen. Die Zunge zeigt starken Belag, der sich unter Hinterlassung einer himbeerartigen roten Fläche abstößt. Nach drei bis vier Tagen verblaßt der Ausschlag, das Fieber sinkt, die Haut schuppt sich in größeren Blättern ab. Bei günstigem Verlaufe tritt nach ein bis zwei Wochen die Genesung ein; nicht selten aber ereignen sich Verschlimmerungen durch Hinzutreten von diphtherischen Erscheinungen im Halse, Vereiterung der Kieferlymphdrüsen, Mittelohrentzündung, Gelenkschwellungen u. a. m. Am Ende der zweiten Woche oder noch später stellt sich bisweilen Nierenentzündung mit den Erscheinungen der Wassersucht ein (geschwollene Augenlider, dicke Füße, geschwollener Hodensack, dicker Leib). Die Genesung kann sich lange hinziehen.

Behandlung. Jede Person, die unter den Erscheinungen des Scharlachs erkrankt, ist sofort abzusondern und womöglich auszuschiffen. Bleibt der Kranke an Bord, so ist für Bettruhe und leichte Diät (vorwiegend flüssige Nahrung) zu sorgen. Als Pfleger ist womöglich eine Person zu wählen, die schon Scharlach überstanden hat. Bei hohem Fieber (40° C und mehr) macht man kalte Umschläge auf den Kopf, kühle Einwicklungen oder Bäder von 32 bis 29° C = 26 bis 23° R (§ 49). Gegen die Halsentzündung sind feuchtwarme Umschläge um den Hals von Nutzen; ist der Kranke dazu imstande, so lasse man mit essigsaurer Tonerdelösung (ein Teelöffel auf ein Glas Wasser) recht häufig (womöglich stündlich) gurgeln. Bei Anzeichen von Nierenentzündung (s. oben) ist völlige Bettruhe und reizlose Kost, am besten Milch und Suppen, von besonderer Wichtigkeit; bei stärkeren Erscheinungen von Wassersucht ist nach der in § 91 gegebenen Weisung zu verfahren.

Solange Abschuppung besteht, ist der Kranke noch für seine Umgebung gefährlich, er soll sich deshalb wiederholt gründlich mit Seife abwaschen und baden; das dabei benutzte Wasser ist sofort in See ablaufen zu lassen oder nach Desinfektion (§ 41 zu II a) über Bord zu gießen, die Wanne und die sonst gebrauchten Gegenstände sind zu desinfizieren. Letzteres hat nach der Genesung oder dem Tode des Kranken mit der von ihm benutzten Kleidung, Wäsche usw. und mit dem Krankenraume gemäß der in § 41 unter III gegebenen Anleitung zu geschehen. Leichen der an Scharlach gestorbenen Personen sind unter den ebendort angegebenen Vorsichtsmaßregeln zu bestatten.

b) Diphtherie.

Verlauf. Die Krankheit beginnt in der Regel wenige Tage nach der Ansteckung mit Schlingbeschwerden, Unwohlsein, Kopf- und Nackenschmerzen und allmählich ansteigendem Fieber; die Zunge ist stark belegt, die Halsdrüsen am Kieferwinkel sind geschwollen und schmerzhaft. Die deutlichsten Krankheitszeichen bieten der Rachen und die Mandeln; um sie zu erkennen, sehe man in den Hals, indem man den Mund weit öffnen läßt und den Zungenrücken mit einem Löffelstiele hinabdrückt, doch muß man sich wegen der Ansteckungsgefahr davor hüten, von dem Kranken angehustet zu werden. (Vgl. Abb. 11 auf Seite 71.)

Rachen und Mandeln sind gerötet und geschwollen und zeigen grauweiße Flecke oder schmierige, bei Berührung blutende Beläge. Im weiteren Verlaufe der Krankheit kann der Belag mehr oder weniger rasch an Ausdehnung gewinnen und in schweren Fällen auf das Zäpfchen, den Gaumen, die Nasenschleimhaut (Nasendiphtherie) sowie den Kehlkopf (Kehlkopfdiphtherie, diphtherischer Krupp) übergreifen. Meist wird der Kranke von heftigen Schmerzen im Halse gequält, die Zunge ist trocken, er klagt über großen Durst, fiebert mehr oder weniger heftig; der Atem ist übelriechend, Eßlust fehlt.

Bei günstigem Verlaufe sinkt das Fieber bald, der Belag löst sich und wird oft in hautartigen Stücken ausgestoßen. In solchen Fällen kann die Krankheit innerhalb einer Woche in Genesung übergehen. Jedoch stellen sich nicht selten infolge der Aufnahme des Diphtheriegifts in den Körper Nachkrankheiten ein, welche zum Teil das Leben noch nach Wochen ernstlich gefährden können (Nierenentzündung, Herzschwäche, Herzlähmung und Lähmung verschiedener Muskeln, namentlich derjenigen des Schlundes und gewisser Augenmuskeln).

In ungünstig verlaufenden Fällen liegt häufig der Kranke mit fahler Gesichtsfarbe matt und teilnahmlos, wie schwer vergiftet, da, und unter allmählicher Abnahme der Herzkraft tritt der Tod ein.

Beim Übergreifen der Krankheit auf den Kehlkopf und die Luftröhre kann der Tod auch durch Erstickung erfolgen.

Behandlung. Diphtheriekranke sind sofort abzusondern und womöglich auszuschiffen. Der Ansteckungsstoff ist hauptsächlich in den Belägen und dem Nasenschleim enthalten und kann beim Husten, Niesen usw. nach außen befördert und durch das Eßgeschirr, die Bett= und Leibwäsche (besonders die Taschentücher) und die Kleider des Kranken weiterverschleppt werden. Der Pfleger hat sich durch die in § 44 angegebenen Reinlichkeits= und Vorsichtsmaßregeln vor Ansteckung zu schützen, namentlich hat er sich davor zu hüten, von dem Kranken angehustet zu werden.

Das beste Heilverfahren bei Diphtherie ist die frühzeitige Einspritzung von Diphtherieheilserum; es empfiehlt sich deshalb, wenn es irgend geht, ärztliche Hilfe zu beschaffen, auf See womöglich durch Ansprechen eines mit einem Schiffsarzt versehenen Dampfers. Außerdem ist häufiges Gurgeln mit essigsaurer Tonerdelösung (ein Teelöffel auf ein Glas Wasser) zweckmäßig sowie die Anwendung häufig zu wechselnder Kaltwasserumschläge um den Hals (§ 49). Ist das Fieber hoch, so sind kalte Umschläge auf den Kopf, kühle Bäder usw. am Platze. Durch leichte, aber kräftige Kost ist der Kranke bei Kräften zu erhalten (§ 46); verschlechtert sich das Allgemeinbefinden, so sind starker Kaffee oder Wein zu geben.

Den Auswurf soll der Kranke in ein Gefäß mit verdünntem Kresolwasser entleeren; auch können zum Auffangen des Nasenschleims und Auswurfs, zum Abwaschen des Mundes usw. mit Vorteil Läppchen aus Mull, Leinwand oder dergleichen benutzt werden, die nach dem Gebrauche zu verbrennen oder in verdünntes Kresolwasser zu legen und später über Bord zu werfen sind. Die von dem Kranken oder bei seiner Pflege benutzten Gegenstände (auch Trink= und Eßgeschirr, Löffel usw.) sind jedesmal nach erfolgter Benutzung, und ehe sie aus dem Krankenraume hinauskommen, nach den in § 41 unter II gegebenen Weisungen zu desinfizieren. Nach der Genesung oder dem Tode sind Kleider und Wäsche und sonstige von dem Kranken sowie die von dem Pfleger benutzten Sachen zu desinfizieren, ebenso der Krankenraum (vgl. § 41 unter III).

§ 66.
Influenza (Grippe).

Die Influenza ist eine sehr weit verbreitete übertragbare Krankheit, die sich vor allem durch heftige Entzündungen der Schleimhäute (Katarrhe) der Luftwege (Nase, Kehlkopf, Luftröhre, Lungen) bemerkbar macht. In den Absonderungen dieser Schleimhäute finden sich die Kleinlebewesen, durch die die Krankheit übertragen wird, in großen Mengen. Die Krankheit kann alle Altersklassen befallen. Ein mit geringfügigen Krankheitserscheinungen, wie Schnupfen oder Luftröhrenkatarrh, erkrankter Mensch kann in seiner Umgebung schwerste und tödlich verlaufende Erkrankungsfälle verursachen. Besonders gefürchtet ist die sogenannte Grippe-Lungenentzündung. Außer den Erscheinungen des Katarrhs der Luftwege (Schnupfen, Husten, Auswurf) werden häufig auch Magenkatarrh mit hartnäckigem Appetitverluste, starker Kopfschmerz und Rücken(Kreuz-)schmerzen sowie große Schwäche und Abgeschlagenheit beobachtet. Das Fieber ist teils niedrig, teils hoch und unregelmäßig. Die Genesung zieht sich oft lange hin, da häufig Rückfälle eintreten. Die Krankheit hinterläßt häufig langdauernde allgemeine Schwäche, vor allem aber kommt es nicht selten zu gefährlichen Nachkrankheiten (Lungenentzündung, Rippenfellentzündung, Lungentuberkulose, Ohreiterungen usw.). Namentlich bei älteren Leuten führt die Influenza mit ihren Nachkrankheiten unter zunehmender Herzschwäche oft rasch zum Tode, doch sterben auch jüngere Leute nicht selten nach bereits überstandener Influenza an einer der Nachkrankheiten.

Behandlung. In leichteren Fällen ist eine besondere Behandlung meist nicht nötig. Man hüte sich nur vor Verschlimmerung durch hinzutretende Erkältungen. In schwereren Fällen mit starkem Krankheitsgefühle, Kopfschmerzen usw. muß längere Bettruhe innegehalten werden. Gegen den Husten gebe man Brustelixier und mache feuchtwarme Einwicklungen der Brust.

Zu frühzeitiges Verlassen des Bettes rächt sich oft durch schwere Rückfälle. Zugleich wird dadurch die Gefahr einer Nachkrankheit befördert. Bei den sich anschließenden Nachkrankheiten ist zu verfahren wie bei diesen angegeben. Der Lungenauswurf und der Nasenschleim der Influenzakranken ist ansteckend und daher gesondert aufzufangen und zu desinfizieren. Das Ausspeien auf den Boden des Wohnraums ist streng zu untersagen. Aber schon das Versprengen von kleinen Tröpfchen beim Husten oder Niesen sowie Berührung mit der durch die Absonderungen beschmutzten Hand oder dem Taschentuch können die Ansteckung vermitteln. Deshalb achte man bei der Pflege und beim Verkehr mit solchen Kranken darauf, unnötige Annäherung und Berührung möglichst zu vermeiden.

2. Einige andere wichtige Krankheiten.

§ 67.
Lungenentzündung.

Die Lungenentzündung entwickelt sich bisweilen im Verlauf eines heftigen Lungenkatarrhs, meist jedoch beginnt sie ohne Vorboten plötzlich mit einem Schüttelfroste von halb- bis einstündiger Dauer; der Kranke fiebert stark, ist appetitlos und unruhig, in schweren Fällen auch benommen. Bald machen sich stechende Schmerzen in der Brust, meist nur in einer Seite, erschwerte Atmung und quälender Hustenreiz bemerkbar; mit dem Husten wird zäher, mit Blut gemischter Schleim von mehr oder weniger rostbrauner Färbung ausgeworfen. Bei Gewohnheitstrinkern kommt es häufig schon im Anfang der Krankheit zum Ausbruch des Delirium tremens (§ 98).

Im weiteren Verlaufe bleibt das Fieber andauernd hoch, fällt jedoch in günstigen Fällen am 5. oder 7. Krankheitstag unter reichlichem Schweiße plötzlich ab, und es beginnt die Genesung. Doch kann sowohl das hohe Fieber der ersten Tage als auch eine plötzlich eintretende Schwäche in oder bald nach dem Fieberabfalle schnell zum Tode führen. Zieht sich die Genesung mit Husten und abendlichem Fieber wochenlang hin, so ist das Bestehen von Lungentuberkulose oder einer anderen schweren Lungenerkrankung zu befürchten und auch noch zu dieser Zeit womöglich ärztlicher Rat einzuholen.

Besonders zu beachten ist, daß bisweilen die Pest in der Form einer Lungenentzündung auftritt. Es ist deshalb jede Erkrankung an Lungenentzündung an Bord während des Aufenthalts in einem pestverseuchten Hafen oder bei einer Person, die der Ansteckung mit Pest ausgesetzt gewesen ist, oder wenn Pestratten oder ein auffälliges Rattensterben an Bord vorgekommen sind, als pestverdächtig anzusehen; es ist dann nach den in § 52 gegebenen Ratschlägen zu verfahren.

Behandlung. Der Kranke ist in den Krankenraum überzuführen, auch ist ihm ein Pfleger zu geben. Spricht er irre, so lege man einen Eisbeutel oder kalte Umschläge auf den Kopf. Ist das Fieber höher als 40,5° C, so sind kalte Einwicklungen oder Bäder (§ 49) am Platze; auch kann man ein Chininpulver in Oblaten geben; bei geringerem Fieber lagere man den Kranken kühl und gebe ihm säuerliches, kühlendes Getränk und leichte Kost. Der Auswurf ist von dem Kranken in ein stets bereit zu haltendes Gefäß zu entleeren, das zur Hälfte mit verdünntem Kresolwasser gefüllt ist. Zur Erleichterung des Hustens gebe man Brustelixier (§ 48 Nr. 7). Gegen das Seitenstechen versuche man feuchtwarme Einwicklungen oder Auflegen mit Senfspiritus (§ 48 Nr. 29) getränkter Läppchen. Bei Schwächeanfällen sind starker Kaffee oder Wein zu reichen, namentlich ist dies bei Gewohnheitstrinkern erforderlich, denen man zur Beruhigung auch 10 bis 15 Opiumtropfen geben darf. Erscheint beim Rückgang des Fiebers der Kranke verfallen und blaß, fühlen sich die Füße und Hände kalt an, treten Anwandlungen von Ohnmacht ein, dann sind warme Getränke (starker Kaffee, Glühwein, Grog) sowie heiße mit Tüchern umwickelte Kruken, an die Hände und Füße gelegt, von guter Wirkung. Wenn die Genesung fortschreitet, ist kräftigere Kost zu gewähren.

§ 68.
Brust- und Rippenfellentzündung.

Entzündungen des Brust- und Rippenfells schließen sich gewöhnlich an Erkältungen oder an Lungenentzündung und andere Lungen-, bisweilen auch an Infektionskrankheiten an.

Die Krankheit beginnt meist allmählich mit Appetitlosigkeit, Mattigkeit und Seitenstechen, das so heftig werden kann, daß der Kranke kurzatmig wird und der Aufforderung, tief Atem zu holen, vor Schmerzen nicht Folge leistet; jede Bewegung des Oberkörpers beim Bücken, Gähnen, Husten usw. vermehrt den Schmerz. Der Husten ist trocken, der Auswurf gering. Fieber ist nicht immer vorhanden und meist mäßig. In vielen Fällen kommt es zur Absonderung einer wässerigen oder eitrigen Flüssigkeit in dem Raume zwischen Rippen- und Brustfell; vermehrt sich die Flüssigkeit schnell, so ist heftige Atemnot die Folge. Nur der Arzt vermag festzustellen, ob die Flüssigkeit wässerig oder eitrig ist; in letzterem Falle ist eine operative Eröffnung erforderlich. Gewöhnlich dauert die Krankheit vier bis sechs Wochen, häufig länger. Ein ungünstiger Ausgang kann durch die schädigende Einwirkung auf Herz und Lungen herbeigeführt werden. Nicht selten zeigt sich nachträglich das Vorhandensein einer Lungentuberkulose.

Behandlung. In leichteren Fällen genügen Bettruhe und feuchtwarme Umschläge auf die kranke Brustkorbseite. Bei heftigen Seitenstichen sind auch Breiumschläge auf die schmerzende Stelle von Nutzen. Gegen den Husten gebe man Brustelixier oder, solange er sehr quälend ist, tagsüber alle zwei Stunden einen Eßlöffel voll Morphiumarznei (§ 48 Nr. 22). Sind die Seitenstiche sehr heftig, so darf abends ein Morphiumpulver gegeben werden. Es ist für nahrhafte Kost und regelmäßigen Stuhlgang, erforderlichenfalls durch Klistiere, zu sorgen. Auch wenn die Genesung eintritt, ist möglichste Schonung erforderlich. Sobald als möglich ist ärztlicher Rat einzuholen.

§ 69.
Herzleiden.

Herzleiden bei vorher nicht herzkranken Leuten treten meist im Verlauf oder im Anschluß an schwere Krankheiten, besonders Gelenkrheumatismus, auch bei Alkoholismus und Syphilis auf; an Bord entstehen sie jedoch auch häufig schon infolge Überanstrengungen, namentlich bei dem Maschinenpersonale (siehe auch Hitzschlag § 101). Herzleiden sind als ernste Erkrankung zu betrachten. Wenn bei einem Manne, der nicht lungenkrank ist, schon bei geringen Anstrengungen Kurzatmigkeit auftritt und dabei das Herz auffallend stark schlägt, so muß an ein Herzleiden gedacht werden. In der Herzgegend fühlt der Kranke in der Regel heftiges Klopfen, Druck, Spannung oder Schmerzen. Auch ist meist Kopfdruck und Schwindel vorhanden. Bisweilen führt der Anfall unter heftiger Atemnot und schweren Angstzuständen zum Tode; in anderen Fällen vermindern sich die Erscheinungen und treten von Zeit zu Zeit wieder heftiger auf. Es kommt dann im Laufe des oft langjährigen Leidens zu Anschwellungen der Füße in der Knöchelgegend und schließlich auch zu Bauchwassersucht.

Behandlung. Einen Herzkranken befreie man von jedem schweren Dienste und nähre ihn möglichst gut. Werden die Schmerzen in der Herzgegend und das Herzklopfen heftiger, so muß der Mann sofort zu Bett und liegen bleiben, bis Besserung eintritt. Die Beschwerden werden meist durch Auflegen einer Eisblase oder von kalten Umschlägen auf die Herzgegend gemildert; auch kann man ein mit Senfspiritus getränktes Stück Löschpapier auf die Herzgegend legen. Beim Auftreten der Anschwellungen sorge man durch künstliches Karlsbader Salz für regelmäßigen Stuhlgang. Jeder einer Herzkrankheit Verdächtige ist sobald als möglich einem Arzte vorzustellen.

§ 70.
Gelenkrheumatismus und Gicht.

a) Fieberhafter (akuter) Gelenkrheumatismus.

Der fieberhafte (akute) Gelenkrheumatismus beginnt gewöhnlich unter Frost oder wiederholtem Frösteln mit Fieber und Gelenkschmerzen. Meist werden mehrere Gelenke nacheinander oder auch gleichzeitig befallen, zunächst gewöhnlich die Knie=, dann die Hand=, Fuß=, Schulter= usw. Gelenke. Bei Erkrankung nur eines Gelenkes muß man an Tripperrheumatismus (S. 136) oder Gicht (s. unten) denken. Die betroffenen Gelenke werden von dem Kranken geschont, da sie bei Bewegung sowie bei Druck schmerz= haft sind; oft sind sie auch heiß, gerötet und geschwollen. Meist besteht heftiges Fieber bei verminderter Absonderung von dunklem Harne und Neigung zu starken Schweißen. Die Krankheit dauert bisweilen mehrere Wochen; sie führt sehr selten zum Tode, doch schließen sich oft an sie Herzleiden an. Bleibt nach einem Ge= lenkrheumatismus Herzklopfen oder Kurzatmigkeit zu= rück, so ist der Mann als herzkrank anzusehen und nach § 69 zu behandeln. Rückfälle sind häufig.

Behandlung. Der Kranke bedarf der Bettruhe. Die Gelenke wickle man in Watte ein und sorge für bequeme Lage. Man gebe ihm drei= bis viermal täglich zwei Pulver Azetylsalizylsäure in einem Eßlöffel Wasser. Haben die Schmerzen und das Fieber nachgelassen, so genügt es, für weitere vier Tage dreistündlich ein Pulver zu geben. Die Kost sei anfänglich knapp, das Getränk reichlich. Man sorge für regelmäßigen Stuhlgang, erforderlichen= falls durch Abführmittel. Wegen der starken Schweiße ist die Leib= und Bettwäsche des Kranken öfter zu wechseln, dabei beachte man das in § 44 Gesagte. Das Aufstehen ist erst zu gestatten, wenn sämtliche Gelenke einige Tage vollkommen schmerzfrei waren. Der Kranke soll, auch wenn er schon umhergehen darf, die befallenen Gelenke noch eine Zeitlang mit Flanellbinden, Wollbinden oder dergleichen eingewickelt halten.

b) Chronischer Gelenkrheumatismus.

Der chronische Gelenkrheumatismus ist eine sehr all= mählich und langsam ohne Fieber sich entwickelnde Erkrankung eines oder mehrerer Gelenke, bei der diese schließlich in mehr oder weniger hohem Grade ihre Beweglichkeit verlieren und ver= steifen. Die Erkrankung setzt meist von Anfang an schleichend ein.

Häufige Erkältungen, Durchnässungen, schwere körperliche Arbeit begünstigen sie. Die Gelenke der Gliedmaßen werden vorzugsweise betroffen. Unter häufigen Schmerzanfällen treten allmählich Verminderung der Beweglichkeit und Verdickung der Gelenke ein, die schließlich nicht mehr gestreckt werden können, sondern dauernd gebeugt gehalten werden. Dies kommt besonders an den Fingern und Zehen vor. Oft spürt man bei Bewegungen in den Gelenken ein Knarren und Reiben. Eine Behandlung der sehr langsam verlaufenden, jahrelang sich hinziehenden Erkrankung ist an Bord nicht angängig. Schmerzanfälle suche man durch warme Einwicklungen der Gelenke, heiße Umschläge oder dergleichen zu bessern.

c) Gicht.

Die Gicht tritt oft unter ähnlichen Erscheinungen wie der akute Gelenkrheumatismus auf. Mit Vorliebe werden zuerst die Gelenke der großen Zehen betroffen. Unter Fiebererscheinungen entwickelt sich eine sehr schmerzhafte entzündliche Schwellung der befallenen Gelenke. Die Haut über der Schwellung ist heiß, gerötet und gespannt. Die Gicht ist eine sehr langwierige, in Anfällen von Zeit zu Zeit wiederkehrende Krankheit, die oft auf erblicher Anlage beruht. Nach längerem Bestehen entwickeln sich vielfach an Händen und Füßen, auch an dem Knorpel der Ohrmuscheln, die sog. Gichtknoten; es sind dies für gewöhnlich schmerzlose Knoten bis zu Walnußgröße, die aber gelegentlich sich entzünden und aufbrechen können und dann eine weißliche, krümelige Masse entleeren. Auch Verdickungen der Gelenke treten bei längerem Bestehen der Gicht häufig auf.

Die Behandlung des Gichtanfalls ist der des akuten Gelenkrheumatismus im allgemeinen gleich. Die entzündeten Gelenke sind warm und ruhig zu halten, am besten in Watte zu wickeln. Die Ernährung sei möglichst einfach und reizlos. Fleisch wird während des Anfalls und einige Zeit nach ihm am besten ganz vermieden. Für Stuhlgang ist zu sorgen. Als Getränk ist Wasser oder Mineralwasser reichlich zu gestatten, auch dünner Kaffee oder

Tee, dagegen sind geistige Getränke ganz zu verbieten. Der Gichtkranke hat auch nach überstandenem Anfall Magenüberladungen und fettreiche oder übermäßig fleischhaltige Ernährung mit starken Gewürzen zu vermeiden. Der Genuß geistiger Getränke ist soviel wie möglich einzuschränken.

§ 71.
Magengeschwür.

Das Magengeschwür stellt eine Magenerkrankung dar, bei der es zur Bildung eines Geschwürs von Pfennig= bis Marktstückgröße oder mehr in der Magenschleimhaut kommt. Das Geschwür kann schließlich in die Bauchhöhle durchbrechen und dadurch zu einer meist töblich verlaufenden Bauchfellentzündung (§ 72) Anlaß geben. Häufig sind Blutungen aus dem Geschwüre, die unter Umständen einen solchen Umfang annehmen können, daß der Kranke verblutet. Das mit der aufgenommenen Nahrung im Magen sich vermischende und der Verdauung unterliegende Blut verleiht oft dem Stuhlgang eine teerartig schwarze Färbung.

Verlauf. Das Magengeschwür entwickelt sich oft ganz unbemerkt. In anderen Fällen gehen längere Zeit die Zeichen eines chronischen Magenkatarrhs vorher, vielfach verbunden mit saurem Aufstoßen, vor allem nach dem Essen (Sodbrennen). An ein Magengeschwür ist zu denken, wenn kurz nach jedem Essen mehr oder weniger heftige, nicht selten krampfartige (§ 84) Magenschmerzen auftreten und zugleich ein Teil des Genossenen wieder erbrochen wird. Das Erbrochene ist stark sauer. Auch Blutbrechen kann eintreten (§ 73).

Behandlung. Das Magengeschwür ist stets als ernste Erkrankung anzusehen und der Kranke sobald als möglich ärztlicher Behandlung zuzuführen. Der Kranke beobachtet am besten Bettruhe, jedenfalls dann, wenn bereits Blutungen aufgetreten sind. Die Nahrung sei zunächst flüssig (Schleimsuppen, Milch). Verboten sind saure, scharf gewürzte und salzige Speisen, grobes Brot, Obst, Kaffee, geistige Getränke. Nach einer Magenblutung gebe man die ersten drei Tage möglichst wenig Nahrung und lasse nur gegen den Durst kleine Stückchen Eis, falls vorrätig, und in kleinen Mengen gekühlte Milch oder kalte Schleimsuppen nehmen. Heftige Magenschmerzen versuche man mit heißen Umschlägen auf die Magengegend zu bekämpfen, hüte sich aber, die Haut des Kranken dabei zu verbrennen. Vor jedem Essen gebe man zwei Messerspitzen voll Magenpulver (§ 48, Nr. 21), in einem Glase Trinkwasser verrührt. Erst wenn längere Zeit keine Blutungen aufgetreten sind, auch der Stuhlgang die übliche Farbe zeigt, beginne man vorsichtig mit etwas reichlicherer Ernährung (Fleischbrühe mit Eigelb, geschabter Schinken oder Schabefleisch, Kartoffelbrei usw.). Die einzelne Mahlzeit soll nur klein sein, kann aber öfter am Tage gegeben werden.

Magenkrebs. Der Magenkrebs kommt bei jüngeren Personen nur selten vor, dagegen häufiger nach dem 40. Lebensjahre. Er entwickelt sich öfters in der Narbe eines verheilten Magengeschwürs. Seine Zeichen sind gestörte Verdauung mit dumpfem Schmerze in der Magengegend, Abmagerung, Erbrechen von Blut oder kaffeesatzähnlichen Massen und eine bei fortschreitender Krankheit häufig fühlbare, feste Geschwulst in der Magengegend. Eine erfolgreiche Behandlung des Leidens ist nur durch Operation möglich. Da nur eine frühzeitige Operation dauernde Heilung erwarten läßt, so ist jeder Kranke, dessen Leiden den Verdacht auf Magenkrebs erweckt, sobald als möglich ärztlich zu untersuchen.

Das gleiche gilt von dem durch Störungen der Verdauung oder durch Blutungen im Stuhlgang sich zuerst bemerkbar machenden Darmkrebs (besonders Mastdarmkrebs).

§ 72.

Wurmfortsatzentzündung (Blinddarmentzündung).

Bei plötzlich auftretenden, heftigen und andauernden Schmerzen in der rechten Unterbauchgegend, etwa handbreit über der Leistenbeuge, denke man an eine Entzündung des Wurmfortsatzes oder des Blinddarms, besonders wenn zugleich Fieber, Erbrechen, allgemeines Unwohlsein bestehen. Häufig ist Verstopfung vorhergegangen. Der Bauch ist etwas aufgetrieben und bei Berührung, die aber nur sehr vorsichtig und behutsam erfolgen darf, namentlich in der Blinddarmgegend schmerzhaft; man fühlt dort manchmal eine wurstförmige Schwellung. Die Bauchdecke in der entzündeten Gegend ist oft brettartig hart gespannt und bei der leisesten Berührung schmerzhaft. Die große Gefahr der Wurmfortsatzentzündung besteht darin, daß sie nicht selten schon in kürzester Zeit auf das Bauchfell übergreift und eine **Bauchfellentzündung***) hervorruft. Die Schmerzen verbreiten sich dann über den ganzen Bauch und werden schon durch geringe Bewegungen und leisesten Druck außerordentlich gesteigert. Die Auftreibung des Bauches nimmt zu, Stuhlgang und Harn sind angehalten, ihre Entleerung schmerzhaft. Verfällt der Kranke sichtlich, so ist ein ungünstiger Ausgang zu befürchten. Besonders ungünstig ist das Auftreten eines hartnäckigen leeren Aufstoßens, des sog. Schluckers. Der Kranke selbst befindet sich oft bei vollem Bewußtsein und äußert sogar manchmal Zeichen einer anscheinenden Besserung, obwohl der tödliche Ausgang bevorsteht.

Behandlung. Wenn es gelingt, die Wurmfortsatz- oder die Blinddarmentzündung auf den Ort ihrer Entstehung möglichst zu beschränken, so tritt bei richtigem Verhalten oft Besserung ein. Vor allem ist es streng verboten, eine etwa bestehende Verstopfung durch Abführmittel beseitigen zu wollen. Erfolgt nicht von selbst Stuhlgang, so unterlasse man jeden Versuch, ihn künstlich herbeizuführen. Vermeidung jeder unnötigen Körperbewegung ist notwendig. Der Kranke muß ganz ruhig im Bette bleiben und erhält zunächst 20 Tropfen Opiumtinktur und sodann, bis die Schmerzen nachlassen oder Schlaf eintritt, täglich stündlich 5 bis 10 Tropfen, jedoch in 24 Stunden nicht mehr als insgesamt 60 Tropfen. Auf die schmerzhafte Bauchgegend lege man möglichst leichte feuchte Umschläge, die man, je nachdem es dem Kranken am angenehmsten ist, heiß oder kalt anwenden kann. Die Empfindlichkeit des Bauches ist oft so groß, daß selbst das

---

*) Bauchfellentzündung kann auch aus anderen Ursachen (Verletzungen der Baucheingeweide, Tuberkulose usw.) entstehen.

Gewicht der Bettdecke nicht ertragen wird. In diesem Falle lasse man ein Gestell von Holz- oder Drahtreifen anfertigen, das über den Leib des Kranken gestellt werden kann und die Bettdecke trägt. Nahrung wird in den ersten Tagen am besten überhaupt nicht gegeben und auch gewöhnlich nicht verlangt. Man lasse nur kalte Milch in kleinen Schlucken gegen den Durst nehmen oder kleine Eisstückchen verschlucken, die auch das Erbrechen oft zurückhalten. Bei drohendem Kräfteverfalle, Herzschwäche mit kleinem und sehr raschem, oft kaum fühlbarem Pulse gebe man starken Kaffee oder Wein. Erst bei eintretender Besserung (Abfall des Fiebers, Nachlaß der Schmerzen auch beim vorsichtigen Betasten der entzündeten Bauchgegend, besserem Allgemeinbefinden) ist flüssige Nahrung (Suppen) in kleinen Mengen zu geben und allmählich zu fester Kost überzugehen. Der Kranke muß sich ruhig verhalten, bis auch ohne Opiumtropfen die letzte Spur von Schmerz im Leibe verschwunden ist. Erst zu dieser Zeit ist, wenn nötig, ein Klistier zur Stuhlentleerung zu geben. Tritt vorher von selbst Stuhlgang auf, so ist dabei stets ein Steckbecken zu benutzen, das Verlassen des Bettes in jedem Falle zu verbieten. Rückfälle der Krankheit sind häufig und mit Sicherheit nur zu vermeiden, wenn der erkrankte Wurmfortsatz von einem Arzte durch eine Operation beseitigt wird.

§ 73.
Magenblutung.

Blutungen aus dem Magen können bei ernsteren Magenleiden (besonders Magengeschwüren und Magenkrebs) und als Krankheitserscheinung bei Skorbut, Gelbfieber, Wechselfieber oder infolge Verletzungen sich ereignen. Da eine Verwechslung von Magenblutungen mit Lungenblutungen, die nicht selten bei Lungentuberkulose oder infolge einer Verletzung oder einer Erschütterung des Brustkastens vorkommen, leicht möglich, die einzuschlagende Behandlung beider Erkrankungen aber sehr verschieden ist, sind im folgenden ihre Kennzeichen und die Ratschläge zu ihrer Behandlung nebeneinander aufgeführt.

Sehen wir von den durch äußere Gewalt, durch Skorbut, Gelbfieber und Wechselfieber entstandenen Blutungen ab, so erkennt man die

Blutungen aus den Lungen	Blutungen aus dem Magen
an folgendem:	
1. Es gehen Husten oder Bruststiche voraus (doch kommt Bluthusten auch ohne diese vor).	1. Es gehen Magenbeschwerden voraus.
2. Der Kranke hustet das Blut aus.	2. Der Kranke bricht das Blut aus.
3. Das Blut ist hell, bei starken Blutungen mehr oder weniger schaumig.	3. Das erbrochene Blut ist meistens dunkel, braunrot, oft klumpig, mit Speiseresten gemischt.
4. Es wird in den meisten Fällen nur wenig Blut auf einmal entleert.	4. Es werden gewöhnlich größere Massen dunklen Blutes erbrochen.
5. Ohnmacht ist selten.	5. Ohnmacht ist häufig.
6. Der Stuhlgang hat an demselben und am folgenden Tage seine gewöhnliche Farbe.	6. Der Stuhlgang erscheint an demselben oder am folgenden Tage teerartig dunkel.

Behandlung der

Lungenblutung.	Magenblutung.
Lungenblutungen sind selten tödlich. Es ist jedoch vollkommene Bettruhe erforderlich. Der Kranke kommt in eine halb liegende Stellung und muß sich ganz ruhig verhalten. Ist Eis vorhanden, so wird auf die Brust eine Eisblase gelegt, sonst	Magenblutungen sind immer lebensgefährlich. Der Kranke werde flach mit tief liegendem Kopfe ins Bett gelegt. Ist Eis vorhanden, so erhält er dieses innerlich in kleinen Stückchen und äußerlich in einem Eisbeutel auf den Magen gelegt;

werden häufig, aber vorsichtig (ohne den Kranken zu bewegen), frische Kaltwasserumschläge gemacht; zugleich kommen Wärmflaschen an Hände und Füße. Außerdem gebe man ein Morphiumpulver oder Morphiumarznei. Zuweilen ist es von Nutzen, einige Teelöffel Salz mit Wasser gemischt trinken zu lassen. Außer Ruhe und Beruhigung des Kranken ist nichts nötig. Sprechen ist dem Kranken zu verbieten.

Der Durst wird durch kleine Gaben kalten, säuerlichen Getränkes gestillt. Wein, überhaupt geistige sowie auch heiße Getränke sind schädlich. Die Kost sei knapp und anfänglich kalt; für regelmäßigen, aber dünnen Stuhl ist zu sorgen. Da sich die Blutungen nicht selten wiederholen, ist der Mann nach Eintritt der Besserung nur noch zu leichten Arbeiten zu verwenden.

fehlt Eis, so mache man kalte, alle Minuten zu wechselnde Umschläge auf den Magen. Innerlich gebe man bald nach dem Brechen ein Morphiumpulver.

Das einzige Nahrungsmittel, das die ersten drei Tage von dem Kranken genossen werden darf, ist kalte Milch (häufig, aber in kleinen Mengen zu geben!). Vom vierten bis zehnten Tage sind kalte, durchgeschlagene Suppen gestattet; feste Speisen dürfen nicht vor dem vierzehnten Tage genossen werden. Auch späterhin ist noch große Schonung notwendig und ärztlicher Rat einzuholen.

§ 74.

Skorbut und Segelschiffsberiberi.

a) Skorbut.

Der Skorbut ist eine Krankheit, die auf See fast ausschließlich auf Schiffen mit langen Reisen, besonders auf Segelschiffen vorkommt, auf denen eine ungenügende, namentlich abwechslungslose und eintönige Verpflegung, oft unter Verwendung alter und mehr oder minder verdorbener Nahrungsmittel, stattfindet; vor allem wirkt langandauernder Salzfleischgenuß und Mangel an frischer Kost, namentlich an frischer Pflanzenkost (grünem Gemüse und frischen Kartoffeln) sehr nachteilig. Begünstigt wird der Ausbruch der Krankheit durch schlechte gesundheitliche Verhältnisse allgemeiner Art an Bord (ungenügend gelüftete, enge und dunkle Wohnräume, Unsauberkeit, Überanstrengung durch schwere Arbeit, mangelhafte Zubereitung der Speisen usw.).

Verlauf. Nachdem Appetitlosigkeit, Abgeschlagenheit und andere Zeichen von Blutarmut einige Zeit bestanden haben, zeigt sich gewöhnlich zunächst eine blaurote Anschwellung des Zahnfleisches mit Neigung zur Blutung und Lockerung der Zähne. In der Haut, besonders an den Beinen, entstehen kleine oder größere, rote bis blaurote Flecken und Verdickungen (Blutunterlaufungen), die auf leichten Fingerdruck nicht verschwinden und, wie eine gequetschte Hautstelle, sich blau, grün und zuletzt gelb färben können. Auf anderen Blutunterlaufungen entstehen Blasen, aus denen sich schlecht heilende Geschwüre entwickeln. Auch kommen Blutungen aus Zahnfleisch, Nase, Magen, Darm (teerfarbig aussehender Stuhl) und Nieren (braunroter Harn) vor. In schweren Fällen treten auch Erscheinungen von Wassersucht, namentlich an den Beinen, und Atemnot auf; der Kranke ist bettlägerig und kommt mehr und mehr von Kräften. Auch die Nachtblindheit (§ 145) ist oft ein Zeichen des Skorbuts. Wenn keine Hilfe wird, siecht der Kranke allmählich dahin, oder er stirbt plötzlich an Herzlähmung oder Gehirnschlag.

b) Segelschiffsberiberi.

Die Segelschiffsberiberi ist eine skorbutähnliche Erkrankung, die gleichfalls auf Segelschiffen im Verlaufe langer Reisen bei abwechslungsloser, eintöniger Ernährung mit Dauerproviant beobachtet wird. Die Krankheit tritt auch auf gut gehaltenen Schiffen mit einwandfreien gesundheitlichen Verhältnissen und gesunder Mannschaft auf. Der Dauerproviant braucht keine anderen Veränderungen zu zeigen als die durch Alter und längeres Lagern unvermeidlichen. Er kann im übrigen durchaus gut und auch gut zubereitet sein. Dennoch beobachtet man oft Erkrankungen, wenn längere Zeit hindurch kein frisches Gemüse, frische Kartoffeln und dergleichen gegeben wurden. Die Segelschiffsberiberi befällt sehr häufig zuerst den Kapitän und die Schiffsoffiziere und greift erst dann auf das Mannschaftslogis über.

Verlauf. Die Segelschiffsberiberi unterscheidet sich vom Skorbut durch das Fehlen der Blutungen unter die Haut und aus den Schleimhäuten, hat aber im übrigen in ihrem Verlaufe viel Ähnlichkeit mit dem Skorbut und namentlich mit der in früherer Zeit beobachteten Abart des Skorbuts, dem sog. bleichen Skorbute, bei dem die Blutungen ebenfalls fast ganz fehlten. Die Krankheit beginnt mit Appetitlosigkeit, Erbrechen, Verstopfung, Mattigkeit. Fieber besteht nicht. Bald stellen sich Anschwellungen in der Gegend der Fußknöchel ein, die immer höher steigen und schließlich den Unterleib und selbst die Brust erreichen. Oft wird über ein Gefühl von Taubheit und Ameisenkribbeln in den Füßen geklagt. Während die Kranken zunächst noch umherzugehen vermögen, werden sie schließlich durch die zunehmende Anschwellung des Körpers und die immer größere Schwäche und mit Herzklopfen verbundene Kurzatmigkeit genötigt, die Koje nicht mehr zu verlassen. Trotz aller Behandlungsversuche mit inneren Mitteln und stärkender Kost pflegt die Krankheit bei Fortdauer der Verpflegung mit Dauerproviant häufig unter hochgradigster Schwäche zum Tode zu führen. Sobald jedoch ein Wechsel der Kost unter Verwendung frischer Nahrungsmittel, namentlich frischen Gemüses, vorgenommen wird, stellt sich in den meisten Fällen schnelle und anhaltende Besserung ein, besonders sobald die Kranken an Land geschafft sind und dort behandelt werden.

Behandlung. Mit Rücksicht auf die überraschende Besserung, die man sowohl beim Skorbute wie auch bei der Segelschiffsberiberi von der Beigabe frischen Gemüses, frischer Kartoffeln, frischen Fleisches zur Kost der Kranken sieht, versäume der Kapitän nicht, sich diese frischen Nahrungsmittel sobald als möglich in ausreichen=

der Menge entweder durch Ansprechen anderer Schiffe oder durch Anlaufen eines Hafens zu verschaffen. Ist es nicht angängig, den Kranken sobald als möglich auszuschiffen und an Land in gute Pflege zu geben, so sorge man an Bord nach Möglichkeit für luftige, aber trockene und geschützte Lagerung, sorgfältigste Hautpflege und vor allem für gute und abwechslungsreiche Beköstigung; namentlich sind schon von Anbeginn der Erkrankung an frische Kartoffeln und frische Gemüse und Früchte zu reichen. Salzfleisch werde fortgelassen und so viel wie möglich durch Konservenfleisch ersetzt. Die Rationen Zitronensaft (vgl. § 34) sind zu verdoppeln und zu zwei verschiedenen Tageszeiten zu reichen. Als Getränk ist vor allem Bier zu empfehlen, es wirkt geradezu als Heilmittel; nur wenn kein Bier an Bord ist, gebe man Wein mit Wasser, bitteren Likör oder ein Gläschen Branntwein.

Gegen die Zahnfleischentzündung beim Skorbut sind regelmäßige Ausspülungen mit Essigwasser (1 Teil Essig auf 6 bis 10 Teile Wasser) oder mit essigsaurer Tonerdelösung (ein Teelöffel auf ein Glas Wasser) vorzunehmen. Die übrigen Krankheitserscheinungen (Magenblutungen, Wassersucht usw.) sind nach den hierfür gegebenen Ratschlägen zu behandeln.

Vorbeugung. Da der Skorbut und die Segelschiffsberiberi sich bei ihrem Auftreten an Bord nicht auf einzelne Fälle zu beschränken pflegen, sondern nach und nach einen so großen Teil der Besatzung befallen, daß dadurch der Dienst an Bord und die Weiterreise des Schiffes oft aufs höchste gefährdet werden, so ist es Pflicht des Kapitäns, schon bei den ersten Anzeichen der Krankheit Vorbeugungsmaßregeln zu ergreifen, d. h. vor allem für frischen Proviant zu sorgen, auch wenn der an Bord befindliche Dauerproviant anscheinend noch einwandfrei ist. In den Häfen, die ein Schiff auf längeren Reisen anläuft, sollte die Mannschaft möglichst nur frische Lebensmittel, besonders frisches Gemüse, Kartoffeln, Obst, erhalten, falls sonst keine gesundheitlichen Bedenken dagegen sprechen und der Hafen nicht mit bestimmten Krankheiten verseucht ist, die den Bezug derartiger Nahrungsmittel aus dem verseuchten Lande verbieten (z. B. Ruhr, Cholera).

Ebenso empfiehlt es sich, möglichst vielen frischen Proviant an frischen Gemüsen, Kartoffeln, Obst in jedem Hafen einzukaufen und auf die Reise mitzunehmen. Nach Verbrauch der frischen Gemüse sind Kartoffeldauerwaren (§ 28), eingemachte und später getrocknete, grüne Gemüse zu gewähren, und zwar, wenn angängig, die Portion auf zwei Tage verteilt, um so eine bessere Ausnutzung zu erzielen (vgl. auch § 29). Über den Wert einer guten Vorbereitung der Speisen an Bord vgl. § 19.

Auf längeren Reisen ist die regelmäßige wöchentliche Verausgabung von frischem, eingemachtem oder getrocknetem Gemüse oder Kartoffeln sowie — nach höchstens sechswöchigem Salzfleischgenusse — von Konservenfleisch unbedingt erforderlich. — Der namentlich zur Vorbeugung des Skorbuts bestimmte Zitronensaft (§ 34) kann für sich allein keinesfalls vor Erkrankungen schützen, wenn auch seine tägliche Verausgabung von großem Nutzen ist und deswegen auch darauf gehalten werden muß, daß die Mannschaft den Zitronensaft regelmäßig nimmt. Die Weigerung eines Schiffsmanns, den Saft zu gebrauchen, vermerke der Kapitän zu seiner eigenen Sicherstellung im Schiffstagebuche. Leuten, die vor kurzem an einer schweren Krankheit (einschließlich Skorbut und Syphilis) gelitten haben, gibt man besser die doppelte Portion.

§ 75.
Beriberi.

Die Beriberikrankheit kommt hauptsächlich auf den ostasiatischen und ostindischen Inseln und den angrenzenden Teilen des Festlandes, ferner an der Küste Brasiliens und der benachbarten Länder sowie auf den Inseln und an den Küsten des tropischen Afrikas vor. Sie befällt nur selten Europäer, dagegen häufig Chinesen, Japaner und indische Laskaren, und zwar an Bord oft mehrere Leute gleichzeitig oder nacheinander; bisweilen kommen auf demselben Schiffe trotz Wechsels der Mannschaft immer wieder Fälle vor. Jedoch ist die Krankheit nicht von Person zu Person ansteckend. Bei der Anmusterung von Farbigen aus den oben bezeichneten Gegenden erkundige sich der Kapitän, ob sie etwa schon an Beriberi gelitten haben, und weise solche Leute zurück.

Verlauf. Für gewöhnlich zeigt die Krankheit einen langsamen, in mancher Hinsicht an die Segelschiffsberiberi (§ 74) erinnernden Verlauf. Nach längere Zeit anhaltenden Vorboten (allgemeines Unbehagen, Schwäche in den Beinen mit Gefühl von Ameisenkribbeln, Taubheit in den Füßen und starkem Herzklopfen schon bei geringen Anstrengungen) stellen sich fortschreitende Abmagerung und Lähmungserscheinungen an den Gliedmaßen und dem übrigen Körper ein. Zugleich entwickeln sich zuerst an den Beinen, später am ganzen Körper wassersüchtige Anschwellungen und unter zunehmender Herzschwäche erfolgt schließlich der Tod. In leichteren Fällen können die Erscheinungen wieder zurückgehen und zum völligen Verschwinden kommen, doch sind Rückfälle häufig.

Nicht selten wird aus dem Auftreten wassersüchtiger Anschwellungen und allgemeiner Hinfälligkeit allein auf Beriberikrankheit geschlossen. Handelt es sich um farbige Schiffsleute, so ist diese Annahme in der Regel richtig; bei weißen ist aber eher an andere mit den Erscheinungen der Wassersucht (vgl. § 91) einhergehende Krankheiten, wie Herz- oder Nierenleiden, und besonders an Segelschiffsberiberi (§ 74) zu denken.

Behandlung. Beriberikranke sind möglichst bald auszuschiffen und ärztlicher Behandlung zuzuführen. Solange sie an Bord sind, sorge man für Unterbringung in einem besonderen, luftigen und hellen Raume und für gute und abwechslungsreiche, kräftige Kost. Auch bei Behandlung der Beriberi ist vor allem Wert auf Zugabe frischen grünen Gemüses und frischen Obstes zur Kost zu legen; wenn es möglich ist, lasse man bei denjenigen Farbigen, die sich in der Hauptsache von Reis nähren, den Reis entweder ganz aus der Kost fort oder ersetze den geschälten, polierten Reis, der für gewöhnlich gebraucht wird, durch solchen, der zwar von der Hülse, aber nicht von der Kleie befreit ist (halbgeschälter Reis).

Zur Vorbeugung von Beriberierkrankungen unter der farbigen Mannschaft sorge der Kapitän dafür, daß möglichst nur derartiger halbgeschälter oder auch ungeschälter Reis für die tägliche Nahrung der Farbigen verwendet wird, daß ferner die Nahrung der farbigen Schiffsmannschaft nicht nur aus Reis, Fisch und Tee bestehe, sondern daß sie auch Fett, Fleisch und Gemüse in ausgiebigem Maße enthalte, und daß das Logis sauber und luftig sei.

3. Sonstige Erkrankungen, insbesondere einzelner Organe und Körperteile.

§ 76.
Kopfschmerzen.

Kopfschmerzen sind häufig eine Begleiterscheinung von Infektionskrankheiten (§ 51 ff.) und anderen inneren, namentlich fieberhaften Erkrankungen; zur Feststellung der Ursache überzeuge man sich durch Befragung und Untersuchung, ob noch andere Krankheitszeichen (Temperaturerhöhung, Schmerzen im Halse, in der Brust, im Leibe, Auswurf, Erbrechen, Durchfall, Hautausschlag usw.) bestehen. Bisweilen treten jedoch Kopfschmerzen auch ohne ersichtlichen Zusammenhang mit einem anderen Leiden auf.

Behandlung. Wenn ein anderes Leiden den Kopfschmerzen zugrunde liegt, ist nach den dort gegebenen Ratschlägen zu verfahren; bei fieberhaften Kopfschmerzen sind kalte Umschläge (§ 49) auf den Kopf von Nutzen. Besteht Verstopfung, so ist durch künstliches Karlsbader Salz oder Rizinusöl für Stuhlgang zu sorgen. Bisweilen sind auch zwei bis drei Chininkapseln von guter Wirkung.

§ 77.
Nasenbluten.

Nasenbluten tritt nicht selten im Beginne von Infektionskrankheiten sowie im Verlaufe von Herz- und Nierenleiden, häufig bei Skorbut auf; bei manchen Personen kommt es auch schon bei geringfügigen Verletzungen der Nase, selbst bei heftigen Körperbewegungen zustande.

Behandlung. Bei stärkerem Nasenbluten lasse man den Kranken mit etwas hinten übergebeugtem Körper und erhöhtem Kopfe sitzen und sich völlig ruhig verhalten, auch alles Schnauben und Wischen vermeiden; kalte Umschläge auf Nase und Stirn oder auf die Nackengegend sind oft von Vorteil. Zweckmäßig ist es auch, den Nasenflügel der blutenden Seite 5 bis 10 Minuten lang fest gegen die Nasenscheidewand zu drücken. Hilft das nicht, so bringe man einen Watte= oder Mullstreifen etwa von der Länge und Dicke des kleinen Fingers des Erkrankten möglichst weit in das blutende Nasenloch und ersetze ihn durch einen neuen Streifen nur, wenn das Blut hindurchtropft.

§ 78.
Mundentzündung.

Die Mundentzündung äußert sich in üblem Geruch aus dem Munde und in Rötung und Schwellung, bisweilen auch Ge= schwürsbildung der Mundschleimhaut und des Zahnfleisches; bei Nichtbeachtung nimmt sie bisweilen erhebliche Grade an (Mundfäule). Sie kann durch Vernachlässigung der Mund= und Zahnpflege (Nichtgebrauch der Zahnbürste, namentlich bei schlechten Zähnen oder im Verlaufe von Krankheiten, beson= ders des Skorbuts und der Syphilis) entstehen; bei letzterer Krankheit auch infolge unrichtiger Ausführung der Quecksilber= schmierkur (§ 62c).

Behandlung. Man lasse den Kranken mit lauwarmem Wasser und einer Zahnbürste, die nur von ihm benutzt werden darf, Mund und Zähne reinigen und dann häufig, zunächst stündlich, mit essigsaurer Tonerdelösung (einen Teelöffel in einem Glas Wasser) den Mund ausspülen und gurgeln, doch darf der Kranke dabei nichts von der Lösung verschlucken. Handelt es sich um Skorbut oder Syphilis, so sind außerdem die für diese Krank= heiten gegebenen Ratschläge zu beachten, doch mag noch da= rauf hin gewiesen werden, daß eine etwaige Schmierkur so= fort abzubrechen ist. Nach eingetretener Besserung ist für ordent= liche Mundpflege zu sorgen und durch fleißige Anwendung der Zahn= bürste und regelmäßiges Mundspülen (abends und morgens) mit einer Lösung von 10 bis 20 Tropfen Jodtinktur auf ein Glas Wasser.

§ 79.
Hals- und Mandelentzündung.

Diese Erkrankung tritt unter Frösteln, Fieber, Unbehagen, Halsschmerzen, Schwere im Kopfe und Beschwerden beim Schlucken auf. Zur Feststellung der Krankheit drücke man mit einem Löffelstiel den hinteren Teil der Zunge hinunter, wobei man sich davor in acht nehmen muß, von dem Kranken angehustet zu werden. Man sieht dann, daß die Schleimhaut des Rachens (hinten im Halse) und die hinter dem Zäpfchen zu beiden Seiten liegenden Mandeln dunkelrot und geschwollen sind. Manchmal sind kleine weiße Flecken und Punkte auf den Mandeln sichtbar. Sind jedoch größere zusammenhängende Belagbildungen zu bemerken, so denke man an Diphtherie oder Scharlach und verfahre wie in § 65 angegeben.

Behandlung. Man mache dem Kranken einen feuchtwarmen Umschlag um den Hals (§ 49) und lasse etwa viermal täglich mit essigsaurer Tonerdelösung (ein Teelöffel auf ein Glas Wasser) gurgeln. Ist die Schwellung stark, so lasse man womöglich kleine Eisstückchen schlucken oder recht kalte Getränke in kleinen Schlucken nehmen; auch ist für flüssige Nahrung zu sorgen. Zur Vorbeugung von Ansteckungen muß der Kranke Eß- und Trinkgeschirre zu seinem ausschließlichen Gebrauch erhalten. Um Verschlimmerungen und Rückfälle zu verhüten, ist der Kranke für längere Zeit vor Zug und Erkältungen zu schützen.

§ 80.
Kehlkopfkatarrh.

Kehlkopfkatarrh tritt am häufigsten infolge Erkältung, ferner nach Überanstrengung der Stimme, Einatmung scharfer Gase und bei einigen Krankheiten, wie Masern, Diphtherie, Tuberkulose u. a., auf. Gekennzeichnet ist er durch Heiserkeit, dabei besteht ein Gefühl von Wundsein und Kitzel im Halse und Reiz zum Räuspern und zu kurzen Hustenstößen; es wird aber nur spärlicher zäher Schleim herausgebracht.

Behandlung. Ist der Kranke gut bei Kräften, so nehme er, falls keine ernstere Erkrankung zugrunde liegt, ein heißes Fuß= bad (etwa 38° C oder 30° R), trinke eine große Tasse heißen Tee oder Kamillentee und lasse sich dann in mehrere wollene Decken wickeln, um einige Stunden lang tüchtig zu schwitzen; ferner ist ein feuchtwarmer Umschlag um den Hals während der Bettruhe von Nutzen. Der Kranke hüte sich vor Zug und Erkältung, ver= meide das Sprechen und trinke reichlich warme Getränke (z. B. heiße Milch mit Selterswasser). Bei längere Zeit hindurch be= stehender Heiserkeit ist ärztlicher Rat einzuholen.

§ 81.
Luftröhren= und Lungenkatarrh.

Der Katarrh der tieferen Luftwege kommt gewöhnlich infolge Erkältung, sodann aber als Krankheitszeichen z. B. bei Herzfehlern und bei Lungenleiden, besonders bei Lungentuberkulose vor. Die bei einfacher Erkältung gewöhnlich fieberlos oder mit geringem Fieber verlaufende Krankheit äußert sich in Husten mit mehr oder weniger Auswurf, dabei besteht meist das Gefühl von Wund= sein unter dem Brustbeine. Reichlicher Auswurf ist gewöhnlich von schleimig=eitriger Beschaffenheit. Ein nicht vernachlässigter, richtig behandelter Husten, von einer Erkältung herrührend, soll bei jungen Leuten in ungefähr 8 bis 14 Tagen verschwinden. Ge= schieht dies nicht, so ist daran zu denken, daß dem Husten ein anderes Leiden zugrunde liegt und deshalb ärztlicher Rat er= forderlich. Bei älteren Leuten, bei denen bisweilen schon krank= hafte Veränderungen in den Lungen bestehen, dauert der Husten oft sehr lange; bei diesen Kranken muß man zufrieden sein, wenn ihr Leiden gelindert wird.

Behandlung. Im Beginn eines Luftröhrenkatarrhs ist die für den Kehlkopfkatarrh (§ 80) angegebene Behandlung einzu= schlagen, jedoch ist anstatt des feuchtwarmen Umschlags um den Hals ein solcher um den Brustkorb zu machen. Zur Erleichterung des Aushustens gebe man Brustelixier; wird der Kranke von dem Husten sehr gequält, so darf eine Flasche voll Morphium=

arznei (ein Eßlöffel voll alle zwei Stunden tagsüber) gegeben werden, aber nicht Kindern (§ 48 Nr. 22). Bei sehr starkem Auswurf, besonders älterer Leute, kann man auch einen halben Teelöffel Terpentin auf ein Stück Papier gießen und dies auf der Brust tragen lassen, damit die Terpentindämpfe eingeatmet werden.

§ 82.

Brustbeklemmung (Asthma).

Bei sonst durchaus nicht kurzatmigen Menschen können plötzlich, zumal in der Nacht, heftige, eine halbe bis mehrere Stunden dauernde Anfälle hochgradiger Atemnot eintreten, so daß die Kranken sich aufsetzen müssen und bei dem angestrengten, pfeifenden Atmen sich mit beiden Händen festhalten. Bisweilen besteht Husten mit spärlichem Auswurfe.

Behandlung. Man gibt im Anfall ein Morphiumpulver und, wenn keine Besserung eingetreten ist, eine halbe Stunde später ein zweites; auch nützt oft ein auf die Brust gelegtes mit Senfspiritus befeuchtetes großes Stück Löschpapier oder eine Tasse sehr starker Kaffee. Kehren die Anfälle zu gewissen Zeiten, also regelmäßig wieder und liegt Verdacht auf früheres Wechselfieber (§ 55) vor, so reiche man drei Stunden vor dem Anfall fünf Kapseln Chinin. Auch ist die Jodkaliarznei (§ 48 Nr. 15), dreimal täglich ein Eßlöffel voll in Milch nach dem Essen, zur Vorbeugung der Anfälle oft von guter Wirkung.

§ 83.

Magenkatarrh.

Dieses Leiden wird durch Unmäßigkeit im Essen, Trinken oder Rauchen oder durch den Genuß verdorbener Speisen hervorgerufen; auch Erkältung kann der Grund sein. Letztere ziehen sich Seeleute und Heizer leicht zu durch den Genuß mit Eis versetzter Getränke (das Getränk darf nur kühl, aber nicht eiskalt sein). Die Einförmigkeit der schwer verdaulichen Schiffskost kann ebenfalls Veranlassung zu Verdauungsstörungen bilden, besonders bei schlechter Zubereitung (vgl. § 19).

Appetitlosigkeit, schlechter Geschmack im Munde, graue, belegte Zunge, Druck oder Schmerz in der Magengrube, Übelkeit nach dem Essen, Erbrechen, Verstopfung oder leichter Durchfall, Kopfschmerzen sind die gewöhnlichen Zeichen des Magenkatarrhs. Meistens schwindet, wenn die Ursache gehoben ist, das Leiden bald. Bleibt aber die Ursache bestehen, z. B. Genuß starker Getränke, zuvieles Rauchen, schlechte oder schwere Kost, so bleibt auch die Krankheit und wird immer schwerer heilbar (chronischer Magenkatarrh).

Behandlung. Für ein bis zwei Tage ist möglichste Nahrungseinschränkung geboten und nur der Genuß von dünnem Haferschleim oder schwachem, nicht gesüßtem Tee am Platze. Ferner ist ein feuchtwarmer Umschlag auf die Magengegend von Nutzen. Bei Magenüberladung etwa vorhandenen Brechreiz suche man dadurch zu fördern, daß man den Kranken lauwarmes Wasser trinken oder seinen Finger tief in den Hals hineinstecken läßt. Besteht dagegen andauerndes Erbrechen, so lasse man womöglich kleine Eisstücke schlucken oder kaltes Getränk in kleinen Schlucken nehmen. In den nächsten Tagen ist leichte Krankenkost (§ 46) zu reichen. Auch gebe man dreimal täglich nach den Mahlzeiten eßlöffelweise die Salzsäurearznei (§ 48 Nr. 28). Hilft diese Arznei, einige Zeit fortgebraucht, nicht, so lasse man sie weg und gebe morgens, oder morgens und abends eine halbe Stunde vor dem Essen einen Teelöffel voll Magenpulver.

Bei längere Zeit bestehendem Magenkatarrhe kommt es vor allem darauf an, den Genuß geistiger Getränke, starken Tabaks und fetter, saurer oder stark gewürzter Speisen auszuschließen. Bei der Kost bevorzuge man schleimige Nahrung (Grütze, Graupen, Sago, Reis), und gebe nur frisches oder Konservenfleisch. Morgens nehme der Kranke einen Eßlöffel künstliches Karlsbader Salz in einem halben Glase warmen Wassers gelöst und ein- bis zweimal täglich einen Teelöffel voll Magenpulver, falls diese aber nicht nützen, nach jeder Mahlzeit zehn Tropfen Salzsäure in Wasser oder einen Eßlöffel voll Salzsäurearznei (§ 48 Nr. 28).

Gegen das Sodbrennen (saure Aufstoßen) ist eine Messerspitze voll doppeltkohlensaures Natron in Wasser das beste Mittel.

§ 84.
Magenkrampf.

Infolge starker Reizung des Magens, z. B. durch sehr kalte Getränke, und im Verlauf anderer Magenleiden entstehen bisweilen heftige Anfälle von zusammenschnürenden Schmerzen der Magengegend mit Ohnmachts- und Todesangstgefühl, kaltem Schweiße und starkem Würgen, durch das nur etwas Schleim entleert wird.

Behandlung. Man bringe den Kranken zu Bett, bedecke die Magengegend mit trockenen heißen Tüchern; läßt danach der Krampf nicht nach, so gebe man ein Morphiumpulver und, wenn dies nicht in kurzer Zeit hilft, noch eins. Auch kann man mit Senfspiritus getränkte Läppchen (§ 48 Nr. 29) auf die Magengrube legen. Im übrigen lasse man den Kranken nichts essen und trinken, bevor er mehrere Stunden von Anfällen frei ist. Danach ist für längere Zeit vorsichtige Diät erforderlich; auch kann man zweimal täglich eine Messerspitze voll Magenpulver in etwas Wasser geben.

§ 85.
Darmkatarrh.

Sehr oft ist der Darmkatarrh nur eine Fortsetzung des Magenkatarrhs, beruht auf denselben Ursachen und kann mit denselben Mitteln geheilt werden; doch kommt er auch selbständig vor. Das wesentlichste Zeichen des Darmkatarrhs ist der Durchfall, d. h. ungewöhnlich häufiger Stuhlgang mit dünnbreiigen oder wässerigen Entleerungen. Gewöhnlich sind Appetitlosigkeit, Durst und heftige Leibschmerzen kurz vor dem Stuhlgang vorhanden.

Nicht selten besteht mäßiges Fieber. Ist besonders der Mastdarm befallen, so zeigt sich meist sehr schmerzhafter andauernder Stuhldrang. Enthalten die Entleerungen Blut, so ist an Ruhr (§ 59) oder an Hämorrhoiden (§ 93) zu denken. Ist der Kranke der Gefahr einer Cholera- oder Typhusansteckung ausgesetzt gewesen oder ereignet sich der Fall in einem cholera- oder typhusverseuchten Hafen, so ist wegen Verdachts dieser Krankheiten nach den in §§ 40 und 53 bzw. 60 gegebenen Ratschlägen zu verfahren.

Bei geeigneter Kost und Behandlung geht der Durchfall meist bald vorüber, in einzelnen Fällen aber, besonders bei verkehrtem Verhalten, verschwindet er nicht völlig, wenn auch die Stühle an Zahl abnehmen. Im Unterleibe bleibt ein Gefühl von Vollsein und Druck bestehen, der Appetit schwindet, und allmählich magern die Kranken ab. In anderen Fällen wechselt Durchfall mit Verstopfung.

Behandlung. Man gebe dem Kranken schmale Kost, besonders Suppen, aber weder Hülsenfrüchte noch Salzfleisch, lasse ihn kein Wasser, sondern ungesüßten Tee oder schleimige Suppen trinken. Der Unterleib werde durch eine Leibbinde oder ein wollenes Tuch recht warm gehalten. Im Anfang der Erkrankung gebe man dem Kranken, damit die den Darm reizenden Stoffe entfernt werden, ein bis zwei Löffel Rizinusöl und zwölf Stunden später zehn Opiumtropfen, denen man, wenn keine Besserung eingetreten ist, nach mehreren Stunden die gleiche Menge folgen lassen darf. Legen sich die Leibschmerzen durch vorstehende Mittel nicht bald, so werden sie durch heiße Breiumschläge (§ 49) gelindert. (Nicht die Haut des Kranken verbrennen!). Zieht sich der Durchfall länger hin, so gebe man unter genauer Überwachung der Kost, die möglichst eiweißarm, aber reich an Kohlehydraten sein soll, dreimal täglich eine Messerspitze voll Magenpulver.

§ 86.
Brechdurchfall.

Der Brechdurchfall verläuft unter den Erscheinungen eines heftigen Magen- und Darmkatarrhs, besonders heftigen Leibschmerzen, starkem Erbrechen und häufigen Durchfällen. Die Kranken verfallen, die Haut ist kalt und bläulich, die Gliedmaßen ziehen sich schmerzhaft zusammen (Wadenkrämpfe). Ähnliche Erscheinungen können auch durch Cholera (§ 53) und durch Vergiftungen (§ 102) hervorgerufen werden.

Behandlung. Zunächst ist völlige Nahrungsenthaltung erforderlich; es dürfen nur gegen den Brechreiz kleine Eisstückchen, gegen den Durst geringe Mengen Schleimsuppen und Rotwein gegeben werden. Der Kranke ist durch Auflegen von heißen trocknen Tüchern zu erwärmen. Von Arzneimitteln gebe man Morphiumpulver oder Opiumtropfen in der für die Behandlung des Magenkatarrhs und des Darmkatarrhs angegebenen Weise; auch die weitere Behandlung ist wie bei diesen Krankheiten zu gestalten. Bei Kräfteverfall suche man den Kranken durch starken Kaffee, Tee oder Wein zu beleben.

§ 87.

Verstopfung.

Die Verstopfung ist ein bei Seeleuten sehr häufiges Leiden, das mit Kopfschmerzen, schlechter Laune, Unbehagen und dem Gefühle des Vollseins im Leibe einhergeht. Bisweilen zeigt der Kranke, auch wenn es sich nur um einfache Verstopfung handelt, die Zeichen schwerer Erkrankung, hohes Fieber, Abgeschlagenheit oder leichte Benommenheit.

Hartnäckige Verstopfung zusammen mit sehr heftigen Leibschmerzen kommt auch bei Bleivergiftung vor. An dieser können Leute erkranken, die viel mit Bleifarben umgehen, z. B. bei den Malerarbeiten auf dem Schiffe, oder die, was an Bord heutzutage wohl seltener vorkommt, Wasser trinken, das — sei es durch Aufbewahrung in Gefäßen mit bleihaltigen Wandungen oder durch Destillieren in einem stark bleihaltig verzinnten Apparate — mit Blei verunreinigt ist. Außer den Leibschmerzen, die gewöhnlich vom Nabel ausstrahlen, und der Stuhlverstopfung zeigt sich an dem Zahnfleisch ein blaugrauer Saum, auch ist der Puls meistens bis unter 60 Schläge in der Minute gesunken. In weiter vorgeschrittenen Fällen kommen Gliederschmerzen hinzu und Lähmung der Arme, die sich im Anfang durch verminderte Beweglichkeit äußert. Derartig Erkrankte bedürfen einer besonderen Behandlung, welche unten angegeben ist.

Behandlung. Bei jeder Klage über Verstopfung ist durch Befragung des Kranken und Untersuchung festzustellen, ob er etwa einen eingeklemmten Bruch (§ 147) hat, und dann nach der dort gegebenen Anweisung zu verfahren. Ist dies nicht der Fall, so lasse man durch Verabfolgung von Rizinusöl, künstlichem Karlsbader Salz oder eines Klistiers ordentlich abführen. Bei Leuten, die dauernd an Verstopfung leiden, gehe man nicht eher, als unumgänglich nötig, mit Arzneimitteln vor. Der Leidende suche zuerst durch reichliches Wassertrinken, besonders morgens nüchtern, den Stuhlgang zu befördern; im Hafen halte er sich, soweit angängig, an frische Kost, genieße viel Früchte. Er gewöhne sich, den Abort zu bestimmter Stunde am Tage aufzusuchen, auch wenn kein Bedürfnis vorliegt. Kommt er auf diese Weise nicht zum Ziele, so lasse er sich jeden zweiten Tag eine Darmausspülung machen. Hilft auch dies nichts, so gebrauche er die Abführmittel. Das mildeste ist das Rizinusöl, ein bis zwei Eßlöffel morgens nüchtern mit schwarzem Kaffee oder Bier genossen; dann folgt das künstliche Karlsbader Salz, ein Eßlöffel voll in 1 Glas warmem Wasser gelöst, nüchtern, langsam und schluckweise zu trinken. Wenn Abführmittel längere Zeit gebraucht werden, ist mit ihnen abzuwechseln.

An Bleivergiftung Erkrankte müssen vor allem den schädigenden Einflüssen entzogen werden, d. h. sie dürfen nicht mehr mit Bleifarben arbeiten, kein bleihaltiges Wasser mehr genießen usw. Oft ist es allerdings sehr schwer, mit Sicherheit festzustellen, woher die Bleivergiftung stammt. Auch Mehl, eingemachte Speisen usw. können manchmal Blei enthalten. Bei Genuß derartiger Nahrungsmittel oder bleihaltigen Trinkwassers pflegen gleichzeitig mehrere Personen zu erkranken, die sämtlich davon genossen haben. Dadurch wird manchmal die Auffindung der Ursache erleichtert. Zur Behandlung der Krankheit gibt man zwei-, auch dreimal zehn Opiumtropfen und läßt darauf eine Ausspülung des Darmes folgen. Die heftigen Leibschmerzen bekämpfe man durch warme Breiumschläge.

§ 88.

Gelbsucht.

Gelbsucht ist keine Krankheit für sich, sondern nur ein Krankheitszeichen, das die Anwesenheit von gewissen Gallenbestandteilen im Blute anzeigt. Sie kommt besonders beim Gelbfieber, bei Leber- und Gallenblasenleiden, auch infolge von Magendarmkatarrhen vor und äußert sich darin, daß das Weiße des Auges, die Haut und der Schweiß deutlich gelb sind. Es besteht meist lästiges Hautjucken, Verstopfung und Mattigkeit; der Harn erscheint braun, dahingegen der Stuhlgang hell, lehmfarben. Nach etwa einer Woche pflegt die nicht durch eine schwerere Krankheit erzeugte Gelbsucht wieder abzunehmen. Längere Dauer und schwerer Verlauf sind selten.

Behandlung. Der Kranke bedarf der Schonung und leichter Nahrung; der Genuß schwerverdaulicher, namentlich aller fetten Speisen, ist zu verbieten. Von Arzneimitteln gebe man täglich morgens einen halben bis einen Eßlöffel künstliches Karlsbader Salz; auch kann man Klistiere und feuchtwarme Umschläge auf den Leib anwenden. Das erste Zeichen der Besserung ist, daß der Kot wieder seine gewöhnliche Farbe erhält.

Ist die Gelbsucht eine Folge anderer schwererer Leiden (Gelbfieber, Leberleiden u. dgl.), so richtet sich die Behandlung nach dem Grundleiden. Leberleiden bedürfen stets baldiger ärztlicher Behandlung. Sie können z. B. nach der Ruhr auftreten (Lebervereiterung) oder bei Säufern (Leberschrumpfung).

Eine nicht seltene Ursache der Gelbsucht sind Gallensteine, die den in den Darm mündenden Ausführungsgang der Gallenblase verstopfen. Es kommt dabei zu lebhaften Schmerzen in der Lebergegend unter dem rechten Rippenrand, hohem Fieber und Gelbsucht. Die Schmerzen suche man durch Bettruhe, heiße Umschläge, nötigenfalls durch Opiumtropfen, zu bekämpfen. Die sonstige Behandlung s. oben.

§ 89.

Eingeweidewürmer und Trichinen.

Von den Eingeweidewürmern ist für den Seemann am wichtigsten der Bandwurm, welcher sich im Darme des Menschen nach dem Genusse von finnigem Fleische — vielfach in der Form von rohem Hackfleisch genossen — entwickelt (§ 20). Es werden die verschiedensten Beschwerden angegeben, aus welchen auf einen Bandwurm geschlossen wird, doch ist das einzige sichere Zeichen das Abgehen von Bandwurmstücken aus dem After. Diese sind meist etwa 1 cm lang, platt, weißlich und bewegen sich, so lange sie frisch und warm sind, ziemlich lebhaft (vgl. Abb. 19).

Der Kranke muß sich davor hüten, die Finger an den Mund zu bringen, wenn sie etwa mit seinen Abgängen (z. B. beim Stuhlgang) beschmutzt sind. Das Abtreiben des Bandwurms überlasse man dem Arzte. Wird die Krankheit durch den zahlreichen Abgang

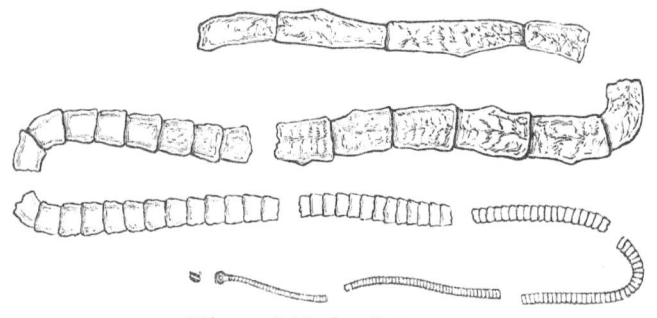

Abb. 19. Stücke eines Bandwurms
(natürl. Größe, das dünne Ende [a] stellt den Kopf dar).

der Stücke lästig, so gebe man einmal morgens nüchtern etwa zwei Eßlöffel rohe gehackte Zwiebeln, lasse etwas warmen Kaffee nachtrinken und reiche zwei Stunden später eine Portion künstliches Karlsbader Salz, worauf ein großes Stück des Tieres abgehen wird; beim Stuhlgang soll nicht stark gepreßt werden.

Von anderen Eingeweidewürmern ist noch der Spulwurm zu erwähnen. Er ist in seiner Form dem Regenwurm ähnlich, weißlich von Farbe und wird 25 bis 40 cm lang; gewöhnlich lebt er in größerer Zahl im Dünndarm, doch kann er gelegentlich durch den After zutage kommen oder unter Erbrechen aus dem Magen entleert werden. Ist festgestellt, daß jemand an Spulwürmern leidet, so gebe man ihm Abführmittel und Klistiere; die Abtreibung durch Arzneien verbleibt besser dem Arzte.

Sehr lästig kann der sog. Pfriemenschwanz (auch Maden- oder Springwurm genannt) werden; die kleinen, nur ¼ bis 1 cm langen Würmchen leben besonders im Mastdarm und rufen durch ihre Bewegungen fast unerträgliches Jucken hervor. Eine Besichtigung des Afters und des Stuhlganges läßt die Ursache erkennen. Man wendet hiergegen Wasserklistiere mit Essigzusatz (ein Eßlöffel Speiseessig auf 1 l Wasser) und häufiges Abwaschen des Afters (mindestens nach jeder Entleerung) an.

Andere krankheitserregende Eingeweidewürmer, die zum Teil mit bloßem Auge nicht sichtbar sind, haben eine große Verbreitung bei der Bevölkerung warmer Länder (so z. B. in Agypten, an den Küsten des tropischen Afrikas, Mittel- und Südamerikas usw.). Die Übertragung erfolgt oft durch unreinlich gehaltene Nahrungsmittel (Früchte, Backwaren u. a.), besonders auch durch schlechtes Trinkwasser. Der Kapitän belehre hierüber seine Leute und warne vor dem Genusse roher Speisen und Getränke.

Die Trichinenkrankheit wird durch den Genuß trichinenhaltigen Fleisches hervorgerufen (vgl. § 20). Sie beginnt gewöhnlich mit Magenbeschwerden und Durchfällen, nach 8 bis 14 Tagen stellen sich Anschwellungen und heftige Schmerzen in den Muskeln ein, die bei Druck und Bewegung zunehmen, ferner Kau- und Schlingstörungen, Heiserkeit und Atembeschwerden, auch wohl wässerige Anschwellungen im Gesichte, besonders an den Augen, und starke Schweiße. Die Kranken fiebern und klagen über Kopfschmerzen und Abgeschlagenheit. Verschlimmerungen mit tödlichem Ausgang sind nicht selten; die Genesung erfolgt meist langsam in Wochen und Monaten.

Behandlung. Im Anfang sollen die Kranken an zwei bis drei Tagen kräftig abführen und nach acht Tagen wiederum. Gegen die Schmerzen sind warme Bäder oder abends ein Morphiumpulver, gegen die Schweiße Abwaschungen mit Essig und Wasser anzuwenden.

Die Kost sei kräftig und reichlich, damit die Kranken bei Kräften bleiben.

§ 90.

Nierenentzündung.

Nierenentzündungen entstehen im Verlaufe von Infektions- und anderen schweren Krankheiten und bei Vergiftungen, zuweilen auch nach starken Erkältungen, ferner schließen sich Nierenentzündungen nicht selten an Mandelentzündungen an. Der Harn ist trübgelblich oder infolge Blutbeimischung rötlich bis dunkelrot; seine Entleerung verursacht gewöhnlich Brennen, bisweilen sind Schmerzen in der Nierengegend vorhanden. In der Regel stellt sich auch Wassersucht (§ 91) ein, die bei dem gewöhnlichen günstigen Verlauf unter lebhaften Schweißen in wenigen Wochen wieder verschwindet. Das Auftreten von Kopfschmerzen und Erbrechen zeigt eine Verschlimmerung der Krankheit an. Der Ausgang ist meist vom Grundleiden abhängig. Nicht selten geht die Entzündung in ein chronisches Nierenleiden über, das jahrelang dauern kann, aber schließlich zum Tode zu führen pflegt, wobei oft vor dem Ende gleichfalls wassersüchtige Anschwellungen auftreten, die bis zum Tode andauern. In anderen Fällen entwickelt sich das Leiden vom Anfang an schleichend und unbemerkt ohne erkennbare Ursache und wird dann oft erst spät oder durch Zufall erkannt. Nierenleiden sind stets sehr ernste Erkrankungen. Häufig bemerkt der Kranke bei langsamer Entwicklung des Leidens zuerst eine gewisse Vermehrung des täglichen Urins, der zugleich sehr hell und blaßgelb ist. Die vermehrte Absonderung nötigt ihn, oft auch nachts den Urin zu entleeren, wozu er früher nicht gezwungen war. Falls zugleich auffallender Durst besteht, der auch durch stärkere Aufnahme von Flüssigkeit nur vorübergehend gelöscht wird, so ist an Zuckerkrankheit zu denken. In jedem Falle tut der Kranke gut, beim Auftreten derartiger, früher nicht bemerkter Erscheinungen baldigst einen Arzt an Land zu befragen.

Behandlung. Frische Nierenentzündungen erfordern völlige Bettruhe bei warmer Bedeckung und sehr vorsichtige Diät (am besten nur Milch). Gegen die etwa vorhandene Wassersucht gehe man mit der in § 91 angegebenen Schwitzkur vor. Verfällt der

Kranke, so sind starker Kaffee oder starker Wein zu reichen. Im übrigen aber sind Wein und sonstige alkoholische Getränke, wie auch stark gewürzte oder gesalzene und schwer verdauliche Kost auch nach der Genesung nur mit Vorsicht zu genießen. Dies gilt erst recht bei chronischen Nierenleiden. Leidet die Nahrungsaufnahme unter Appetitmangel und Brechreiz, so kann Salzsäurearznei (§ 48 Nr. 28) gegeben werden.

§ 91.

Wassersucht.

Wassersucht ist keine Krankheit für sich, sondern immer nur ein Zeichen einer Herz-, Nieren-, Lungen- oder Leberkrankheit, auch tritt sie bei Skorbut und bei Beriberi auf. Am frühesten schwillt die Gegend der Knöchel an („die Beine werden dick"); drückt man mit dem Finger ein, so entsteht eine Grube, die sich erst langsam wieder ausgleicht. Weiterhin schwillt oft der Hodensack an, oder es sammelt sich Wasser im Bauche, der dadurch ausgedehnt wird; auch das Gesicht und die Augenlider können der Sitz von wässerigen Anschwellungen sein. Das Auftreten von Wassersucht ist stets ein ernstes Zeichen; sie begünstigt auch die Entstehung von Wundrose, Zellgewebsentzündungen u. dgl.

Behandlung. Im allgemeinen genügt die Behandlung des Leidens, das der Wassersucht zugrunde liegt. Ist sie aber hochgradig und der Kranke noch leidlich bei Kräften, so lasse man ihn einen um den anderen Tag schwitzen, indem man ihn womöglich nach einem Bade von etwa 38° C (30° R) Wärme und von viertelstündiger Dauer für eine Stunde in halbsitzender Stellung in wollene Decken einwickelt; bei Schwächeanfällen gebe man Wein.

Wassersüchtige liegen sich leicht durch; es sind daher die im § 143 angegebenen Regeln sorgfältig zu beobachten.

§ 92.

Blasenkatarrh.

Im Verlaufe von Nierenerkrankungen und von Tripper, seltener infolge Erkältungen, kann es zu Entzündungen der Blase kommen.

Auch durch Katheterisieren mit nicht völlig reinen Kathetern kann Blasenkatarrh hervorgerufen werden. Der Katarrh macht sich durch lebhaften Harndrang bemerkbar, dabei wird häufig trüber, übelriechender Harn in geringen Mengen unter Schmerzen entleert. In schweren Fällen bestehen Kopfschmerzen, Mattigkeit und Fieber. Blasenkatarrh ist stets ein ernstes Leiden.

Behandlung. Solange die Krankheitserscheinungen lebhaft sind, gehört der Kranke ins Bett; er erhält reizlose Kost (vorwiegend Milch) und reichlich Wasser oder dünnen Tee zum Trinken. Von Arzneimitteln wird mit Vorteil Azetylsalizylsäure (§ 48 Nr. 2), viermal täglich je ein Pulver, genommen. Bei beginnendem Ohrensausen, Herzklopfen ist das Mittel jedoch wieder auszusetzen. Bei Schmerzen in der Blasengegend lege man auf diese feuchtwarme oder Breiumschläge (§ 49). Die Nahrung sei auch bei eintretender Besserung zunächst noch möglichst reizlos und einfach (§ 46).

§ 93.
Hämorrhoiden.

Hämorrhoiden (englisch: piles) sind Blutaderknoten am After. Sie fallen gewöhnlich durch Schleimabsonderung und Jucken lästig und können durch Platzen zu Blutverlusten führen.

Behandlung. Hauptsächlich ist für regelmäßigen Stuhlgang zu sorgen (s. Verstopfung § 87). Sind Blutaderknoten aus dem Mastdarm durch den After hindurch hervorgetreten, so drücke man sie mit dem Finger, den man mit in Öl getauchter Leinwand umwickelt, wieder hinein. Abwaschungen des Afters mit kaltem Wasser nach jedem Stuhlgang, Einfettung mit Borsalbe und kalte Sitzbäder sind von Vorteil.

§ 94.
Blutarmut.

Auf langen Reisen, besonders in den Tropen, werden die Leute bei dem Einerlei der schwerverdaulichen Schiffskost leicht appetitlos, unlustig zur Arbeit, ermüden leicht und sehen blaß aus. Am meisten leiden die Leute, die sich viel in heißen Räumen und unter Deck befinden. Solche Krankheitserscheinungen sind wohl zu beachten, zumal sie nicht selten Vorläufer des Skorbuts oder der Segelschiffsberiberi (§ 74) sind, auch ist an Malaria zu denken.

Behandlung. Man überzeuge sich durch genaue Befragung und Untersuchung des Mannes (§ 43), ob etwa ein anderes Leiden vorliegt. Ist dies nicht der Fall, so suche man eine Besserung dadurch herbeizuführen, daß man ihn von Anstrengungen fernhält und ihn möglichst viel frische Luft an Deck und kräftige Kost genießen läßt. Namentlich ist für Abwechslung im Küchenzettel, auch durch verschiedene Zubereitung der Speisen zu sorgen; möglichst viel sind Gemüse und Kartoffeln zu geben. Auch die Verabreichung von Bier, Rotwein oder Portwein ist oft von Vorteil. Man sorge für regelmäßige Körperpflege (§ 18) und achte darauf, ob sich etwa Zeichen von Skorbut (§ 74) einstellen. Die Verabreichung von Zitronensaft (§ 34) darf nicht verabsäumt werden.

§ 95.
Muskelrheumatismus.

Nach Erkältungen, weniger nach körperlicher Überanstrengung, treten oft in einzelnen Muskelgruppen (z. B. in den Halsmuskeln, Schultermuskeln usw.) mehr oder minder heftige Schmerzen auf, die bei Bewegungen des betreffenden Körperteils schlimmer werden (sog. Gliederreißen); auch der Hexenschuß gehört hierzu. Im Gegensatze zum Gelenkrheumatismus verläuft dieses Leiden, das nicht die Gelenke, sondern das „dicke Fleisch" betrifft, fieberlos. Heftige Schmerzen in den Muskeln kommen auch bei Trichinenkrankheit vor (§ 89).

Behandlung. Man reibe die schmerzhaften Stellen einmal oder mehrmals täglich mit Opodeldok ein, wasche sie morgens kalt ab, worauf man sie schnell mit einem rauhen Handtuch trocken reibt, und halte sie warm. Ist man im Massieren geübt, so kann man auch dieses anwenden. Auch Azetylsalizylsäure (§ 48 Nr. 2) viermal täglich ein bis zwei Pulver, sowie heiße Getränke mit Einpackung in wollene Decken zum Schwitzen sind oft nützlich.

Leute, die an Rheumatismus leiden, sollen sich vor Erkältungen und Durchnässungen hüten und warme Kleidung tragen.

§ 96.
Seekrankheit.

Die Zeichen der Seekrankheit sind bekannt. Zur Vorbeugung wie zur Bekämpfung der Krankheit tut man am besten, sich möglichst viel an Deck in frischer Luft, womöglich mitschiffs aufzuhalten oder, wenn dies nicht geht, sich in die Koje oder noch besser in eine Hängematte mittschiffs zu legen und die Augen zu schließen. Speise und Trank sind, in geringen Mengen genossen, dienlich; bei unaufhörlichem Erbrechen lasse man kalte Getränke (Milch u. dgl.) schluckweise trinken und Eisstückchen schlucken. Von Arzneimitteln, die vielfach angepriesen werden, ist mit Sicherheit ein Erfolg nicht zu erwarten. Meist hilft geregelte Tätigkeit über die Seekrankheit hinweg. Für Stuhlgang ist zu sorgen.

§ 97.
Fallsucht.

Die Fallsucht (Epilepsie) äußert sich in Anfällen, bei denen der Kranke plötzlich bewußtlos niederstürzt und in krampfhafte Zuckungen verfällt. Kurze Zeit vor einem Anfall fühlt der Kranke oft schon, daß ein solcher bevorsteht; man bringe den Mann dann möglichst an einen freien Platz. Tritt der Anfall ein, so sorge man vor allem dafür, daß der Kranke sich nicht durch Auf- und Umherschlagen verletzt; womöglich lagere man ihn auf eine Matratze, Decken oder dergleichen, öffne die Kleidung und suche etwa im Munde befindlichen Kautabak herauszunehmen. Gewaltsames Festhalten, Aufbiegen der Daumen, Aufbrechen der Hände sind zu unterlassen. Eine Behandlung der Krankheit ist an Bord nicht ausführbar.

Fallsüchtige eignen sich nicht zum Schiffsdienst (§ 9), keinenfalls dürfen sie in der Takelage verwendet werden. Man erkennt sie oft an Narben an der Zunge, die durch die Bisse entstehen, die sie sich gewöhnlich bei den Anfällen zufügen. Man lasse sich daher bei Untersuchung eines Mannes vor der Anmusterung (§ 9) die Zunge zeigen.

§ 98.
Geistesstörung und Säuferwahnsinn.

Personen, die irre reden oder verkehrte Handlungen ausführen oder sonst den Eindruck der Geistesstörung erwecken, sind sorgfältig zu überwachen, damit sie nicht sich oder anderen Schaden zufügen. Tobsüchtige suche man nicht durch Festhalten zu bändigen, sondern bringe sie in einen luftig und hell gelegenen, nur mit einer wollenen Decke und einer Matratze versehenen Raum und lasse sie austoben; man tut gut, ihnen und überhaupt allen Geisteskranken gefährliche Werkzeuge (Messer, Schlüssel usw.) fortzunehmen, ebenso schwere Stiefel, Hosenträger u. dgl.

Eine eigentliche Behandlung ist an Bord nicht möglich. Ständige Überwachung ist nötig, auch wenn der Kranke scheinbar ruhig ist. Man reiche dem Kranken kräftige Kost, womöglich in solcher Zubereitung, daß sie mit dem Löffel gegessen werden kann, damit Messer und Gabel dem Kranken nicht in die Hand gegeben zu werden brauchen. Sobald als möglich ist ärztlicher Rat einzuholen und der Kranke auszuschiffen.

Säuferwahnsinn (Delirium tremens) kommt bei Gewohnheitstrinkern vor. Die Leute fangen an, unsinniges Zeug zu sprechen, sehen als Wahnvorstellungen kleine Tiere (Ratten, Mäuse, Fliegen) usw., bisweilen sind sie streitsüchtig. Sehr oft bricht das Delirium im Anschluß an eine schwere Krankheit (z. B. Lungenentzündung) oder eine Verletzung (z. B. Knochenbruch) aus und bedingt dann stets Lebensgefahr.

Diese Kranken sind ebenfalls gut zu überwachen. Kalte Umschläge auf den Kopf wirken oft beruhigend. Hilft dies nicht, so gebe man 10 bis 15 Opiumtropfen, doch nicht mehr als zweimal am Tage, oder abends 30 Tropfen auf einmal. Alten Säufern entziehe man den Alkohol nicht plötzlich, sondern verabreiche ihnen etwa ein Sechstel der sonstigen Menge täglich während der Krankheit, außerdem bei der oft eintretenden Herzschwäche starken Kaffee oder dergleichen.

§ 99.
Ohnmacht.

Durch Blutleere des Gehirns und Herzschwäche nach Blutverlust, Überanstrengung, schweren Krankheiten und bei Herzleiden kann es zur Ohnmacht kommen. Der Kranke wird blaß und schwindlig und sinkt bewußtlos um, der Puls ist kaum zu fühlen und meist langsam, die Atmung schwach. Zuweilen treten Erbrechen, kalter Schweiß, Zuckungen und Krampfanfälle auf.

Behandlung. Man lege den Kranken ganz flach hin, so daß der Kopf niedrig liegt, löse die beengenden Kleidungsstücke am Halse, Brust und Bauche, bespritze Gesicht und Brust mit Wasser und kitzele in der Nase mit einem Federbarte.

Hält die Ohnmacht an, so reibe man die Fußsohlen und die inneren Handflächen mit Bürsten, den übrigen Körper mit Flanelltüchern. Sobald der Kranke wieder schlucken kann, erhält er kühles Wasser, schwarzen Kaffee oder etwas Wein. Ist Herz- und Pulsschlag nicht mehr zu fühlen, so ist wie bei Scheintod (§ 103) zu verfahren.

§ 100.
Schlaganfall (Gehirnschlagfluß).

Der Schlaganfall beruht auf dem Bersten eines Blutgefäßes im Gehirn, in das sich alsdann das Blut ergießt. Der Mann sinkt plötzlich um, liegt schlaff da ohne Bewußtsein und Empfindung, atmet schwer und röchelnd, der Puls ist langsam, das Gesicht gerötet. Der Zustand kann minuten- bis tagelang andauern. Entweder stirbt der Kranke in dem Anfall, oder er kommt langsam wieder zur Besinnung. Im letzteren Falle ist oft eine Seite gelähmt, die Sprache ganz oder teilweise verloren, auch besteht oft unwillkürlicher Abgang oder Verhaltung von Kot und Harn. Die Lähmungen können allmählich zurückgehen.

Behandlung. Man bringe den Kranken zu Bett und lagere ihn mit erhöhtem Kopfe, mache auf diesen kalte Umschläge und lege Wärmflaschen auf die Hände, Füße und Beine. In den nächsten Tagen müssen die Umschläge fortgesetzt werden; man sorge täglich für regelmäßigen Stuhlgang, erforderlichenfalls durch Klistiere, und entleere den Harn, wenn der Kranke ihn nicht lassen kann, einmal täglich mit dem stets gut gereinigten Katheter (§ 49). Der Körper des Kranken und das Bett sind sorgfältig sauber zu halten, Bettuch und Hemd sind häufig glatt zu ziehen, um dem Durchliegen (§ 143) vorzubeugen. Zeitweise lagere man den Kranken, durch Kissen unterstützt, auf die Seite. Bei der Nahrungsaufnahme achte man darauf, daß er sich nicht verschluckt (Hochlagerung, kleine Bissen und kleine Schlucke). Die Kost sei leicht (§ 46); geistige Getränke vermeide man ganz. — Späterhin muß sich der Geheilte, um der Wiederkehr eines Anfalls vorzubeugen, auch vor dem Genusse starken Tees, Kaffees und Alkohols, vor zu reichlichem Essen sowie vor Einwirkung der Sonnenstrahlen und vor schwerer Arbeit hüten und für regelmäßigen Stuhlgang sorgen. Für den weiteren Dienst an Bord ist er meist untauglich.

Nicht zu verwechseln mit dem Gehirnschlag ist der Herzschlag, d. h. eine plötzlich auftretende Herzlähmung mit sofortigem Tode. Der Herzschlag wird häufig bei Herzleiden nach oft jahrelanger Dauer des Leidens beobachtet. Er kann auch bei anscheinend gesunden Leuten infolge von Überanstrengung, Erschöpfung oder plötzlichem Schrecke vorkommen.

§ 101.
Hitzschlag und Sonnenstich.

a) Hitzschlag.

Der Hitzschlag wird durch eine Wärmestauung im Körper erzeugt, die besonders infolge anstrengender körperlicher Arbeit in heißer Luft bei ungenügender oder mangelnder Abkühlung durch Luftzug, Wind oder dergleichen eintritt. An Bord von Seeschiffen ist vor allem das Personal der Heiz- und Maschinenräume auf

Dampfern dem Hitzschlag ausgesetzt, wenn bei hoher Luftwärme die natürliche Lüftung der Arbeitsräume infolge ungünstigen oder fehlenden Windes versagt und auch künstlich erzeugter Luftzug nicht oder nicht ausreichend vorhanden ist. Begünstigend wirkt dabei hoher Feuchtigkeitgehalt der Luft, wie z. B. im Golfstrome. Besonders gefährdet sind Gewohnheitstrinker, ferner durch Entbehrungen oder vorangegangene Krankheit geschwächte Leute, wenn sie zugleich nicht an die Arbeit in den Maschinen- und Heizräumen gewöhnt sind (Überarbeiter).

Verlauf. Oft stürzen die Kranken ohne Vorboten plötzlich während der Arbeit bewußtlos nieder und sterben in kurzer Zeit. In anderen Fällen stellt sich zunächst Beklemmungsgefühl mit Brustschmerzen, Schwindel, Mattigkeit ein, der Befallene wird „schlapp". Wird die Arbeit jetzt unterbrochen, so können die Erscheinungen wieder vorübergehen, wenn der Erkrankte sich unter geeigneter Behandlung an einem kühlen Orte erholt. In anderen Fällen, besonders bei Fortsetzung der Arbeit, manchmal aber auch trotz ihrer Unterbrechung, wird nunmehr die vorher stark schweißbedeckte Haut des Kranken trocken und heiß, die Körperwärme steigt bis auf 40° C und mehr, der Puls ist stark beschleunigt, oft kaum fühlbar, die Atmung unregelmäßig und erregt, oft keuchend. Der Kranke fängt an irre zu reden und zu taumeln; wenn das Gesicht zugleich gerötet wird und die Augen einen gläsernen Blick erhalten, wie dies oft zu beobachten ist, so macht der Kranke ganz den Eindruck eines Betrunkenen. In anderen Fällen wird die Gesichtsfarbe bleich, das Aussehen elend. Ein Teil der Kranken verfällt unter lautem Rufen und Schreien in tobsuchtartige Krämpfe von oft kaum zu bezwingender Gewalt, bei anderen kommt es nur zu einzelnen Zuckungen, während sie fortwährend unverständliche Worte vor sich hinmurmeln. Mit wachsender Schwäche tritt alsdann bei einer nicht geringen Zahl der Kranken unter aussetzender Atmung und zunehmender Herzschwäche der Tod ein. Andere erholen sich bei geeigneter Behandlung wieder. In einem Teile der Fälle erfolgt jedoch noch nach Tagen trotz anscheinender Besserung der Tod.

Sehr bemerkenswert ist die im Beginne der Erkrankung oft zu beobachtende Neigung zum Überbordspringen. Die Kranken laufen vielfach ohne weiteres von der Arbeit an Deck und springen ins Meer. Hält man sie vorher auf und stellt Fragen an sie, so erhält man keine oder unrichtige Antworten, woraus zu erkennen ist, daß der Kranke bereits nicht mehr bei klarem Verstand ist.

Feuerleute, die sich während oder nach der Arbeit mit allgemeinen Beschwerden, Kopfschmerzen und Mattigkeit krank melden, sind, ehe man an Trägheit oder Simulation denken darf, jedenfalls erst auf die Körpertemperatur und den Puls zu untersuchen. (Vgl. § 37.) Beträgt die Körpertemperatur mehr als 38° C, oder ist die Pulszahl in der Minute höher als 100, so ist der Mann ohne Zweifel krank und von der Arbeit einstweilen zu entbinden. Nicht selten treten bei diesen Leuten, abgesehen von dem oben geschilderten Krankheitsverlauf, als Folge der Hitzeeinwirkung Krämpfe der Gliedmaßen und der Bauchmuskulatur ohne oder mit Bewußtseinsstörung auf (Heizerkrämpfe). Oft kommt es auch dabei infolge der geistigen Störung zum Selbstmord durch Überbordspringen.

Behandlung. Es kommt darauf an, den überhitzten Körper so rasch als möglich abzukühlen. Zu dem Zwecke wird der Kranke sofort an Deck oder doch an einen Platz gebracht, wo ihn der Luftstrom voll trifft. Dann wird er entkleidet und wiederholt mit Seewasser eimerweise übergossen, dabei kann die Herztätigkeit durch leichte Schläge mit einem nassen Handtuch auf die Brust angeregt werden. Sobald er zu schlucken vermag, verabfolge man ihm etwas kaltes Wasser oder starken Kaffee.

Verfällt der Kranke, ist die Haut des Körpers heiß, während Hände und Füße kühl werden, so müssen die Übergießungen des Oberkörpers noch fortgesetzt, die Gliedmaßen aber mit wollenen Lappen gerieben werden; auch gebe man starken Kaffee oder ein Glas Kognak (oder Branntwein) oder schluckweise starken Wein. Kann der Kranke nicht mehr schlucken, oder nützen die inneren Mittel nichts und stockt die Atmung, so leite man die künstliche Atmung ein (§ 103). Wenn der Kranke sich besser befindet, trockne man ihn ab und lege ihn auf Oberdeck leicht bedeckt an eine luftige, schattige Stelle, beobachte ihn aber gut, da Rückfälle, welche in derselben Weise behandelt werden müssen, gar nicht selten sind. Auch die Neigung der Kranken zum Selbstmord ist stets zu berücksichtigen.

Die Genesung dauert in vielen Fällen nur wenige Tage, mitunter aber zieht sie sich in die Länge oder bleibt unvollständig. Die Leute bedürfen noch längere Zeit der Schonung und kräftiger Kost.

Der Hitzschlag ist stets als ernste, lebensgefährliche Erkrankung aufzufassen. Über seine Verhütung vgl. § 37.

b) Sonnenstich.

Der Sonnenstich entsteht durch direkte Einwirkung der Sonnenstrahlen auf den nicht oder nicht genügend bedeckten Kopf. Er verläuft entweder ähnlich wie der Hitzschlag, oder es entwickelt sich allmählich unter heftigen Kopfschmerzen eine Hirnhautentzündung, die oft zum Tode führt. In leichteren Fällen bleibt es bei Kopfschmerzen und vorübergehendem Unwohlsein.

Die Behandlung bestehe in kalten Umschlägen auf den Kopf, Bettruhe und Sorge für den Stuhlgang, nötigenfalls durch Abführmittel. Besonders ist der Puls zu beobachten und eine etwaige Herzschwäche mit starkem Kaffee oder Portwein zu bekämpfen. Bei ausgebrochener Hirnhautentzündung ist möglichst bald ärztliche Hilfe nachzusuchen. Die Vorbeugung des Sonnenstichs wird vor allem durch ausreichende Bedeckung des Kopfes (Tropenhelm) erzielt. Auch vermeide man es, sich den Strahlen der Sonne in den Tropen unnötig auszusetzen und schütze die Mannschaft durch Sonnensegel u. dgl.

§ 102.
Vergiftungen.

Bei Vergiftungen ist in der Regel rasche Hilfe nötig. Wenn ohne Verzug ein Arzt zu haben ist, ist er zu holen. Bis zu seiner Ankunft, oder wenn man auf sich selbst angewiesen ist, richte man sich nach folgenden Ratschlägen:

1. Bei Vergiftungen durch Verschlucken von Säuren, z. B. Salzsäure, Salpetersäure, Schwefelsäure (Vitriolöl), Scheidewasser, Kleesalz, Zuckersäure, Karbolsäure, gebe man zunächst frisches oder Seewasser oder, wenn vorhanden, Milch, Hafer- oder Gerstenschleim, während dessen schaffe man eine laugenartige Flüssigkeit (Seifenwasser, Kalkwasser, schwache Sodalösung) herbei und lasse davon reichlich trinken. Die Nachbehandlung besteht in der Verabreichung von Eisstückchen, bei heftigen Schmerzanfällen in der Verabfolgung von Morphiumpulvern, doch dürfen hiervon nicht mehr als täglich höchstens zwei zur Anwendung kommen. Für mindestens 14 Tage ist nur flüssige Kost zu verabfolgen, besonders schleimige Suppen.

2. Bei Vergiftungen mit Laugen, z. B. Kalilauge (Pottasche), Natronlauge (Soda), Salmiakgeist, Kalk, läßt man zunächst rasch Wasser trinken und holt währenddessen verdünnten Essig oder Zitronen= (Limonen=) Saft und gibt hiervon größere Mengen. Die weitere Behandlung ist die gleiche wie bei Säurevergiftungen.

3. Hat jemand Sublimat (ein sehr starkes Gift), Arsenik oder Phosphor (Rattengift) genommen, so bringe man den Mann so schnell wie möglich durch Trinkenlassen großer Mengen von lauwarmem Wasser, Kitzeln im Schlunde oder Verabreichung von Brechwurzelpulver zum Brechen und gebe nachher bei Sublimat= und Arsenikvergiftung große Mengen von Milch oder Eiweiß, danach einen Eßlöffel voll künstlichem Karlsbader Salz, bei Phosphorvergiftung jedoch keine Milch, sondern halbstündlich 30 Tropfen des an Bord befindlichen, gewöhnlichen Terpentinöls und schleimige Suppen sowie ein Abführmittel, vermeide aber jedes Fett. In allen Fällen haben schleimige Suppen für längere Zeit die einzige Kost zu bilden.

4. Bei Vergiftungen durch pflanzliche Gifte (Opium, Morphium usw.), durch Alkohol (übermäßige Trunkenheit) muß ebenfalls zuerst versucht werden, den Mann zum Brechen zu bringen. Alsdann verabfolge man sehr starken schwarzen Kaffee oder Tee in reichlichen Mengen und bedecke den Kopf mit kalten Tüchern, oder, was vorzuziehen ist, mache Übergießungen von kaltem Wasser

auf Kopf und Brust und halte während der Zeit Hände und Füße warm. So oft die Atmung stockt, ist die künstliche Atmung (§ 103) einzuleiten. Die Kranken müssen bis zu ihrer Wiederherstellung unter steter Aufsicht bleiben, weil sehr oft plötzlich gefahrbringende Atmungsschwäche auftritt. Durch Opium oder Morphium Vergiftete dürfen nicht zum Schlafe kommen; man suche sie durch Herumführen u. dgl. wachzuhalten.

5. Fleischvergiftungen kommen teils nach dem Genusse von solchem Fleische zustande, das von bereits kranken und deshalb meist notgeschlachteten Tieren stammt, teils werden sie durch den Genuß faulender Fleischnahrungsmittel hervorgerufen. Die Fäulnis ist bisweilen an dem Geruch oder der schmierigen (matschigen) Beschaffenheit des Fleisches zu erkennen. Besonders gefährlich ist der Genuß derartigen Fleisches in rohem oder nur mangelhaft gekochtem oder gebratenem Zustande. Hierher gehören auch die Wurst- und die Fischvergiftungen. Letztere werden teils durch Krankheit oder faule Beschaffenheit des Fischfleisches, teils dadurch hervorgerufen, daß die Fische an sich giftig sind (vgl. § 21).

Die Krankheitserscheinungen sind in den meisten Fällen Übelkeit und Erbrechen mit Kopfschmerzen, Schwindel und Mattigkeit; in anderen Fällen, besonders bei schwerem Verlaufe, zeigen sich Rötung der Haut, Schwellung des Gesichts, Störungen im Sehen und Sprechen. Zuweilen, z. B. nach dem Genusse des sehr giftigen Fisches des Kaps der guten Hoffnung, treten allgemeines Unwohlsein, lähmungsartige Schwäche, sehr schneller Kräfteverfall und in schlimmen Fällen schon nach wenigen Minuten der Tod ein. (Über Verletzungen durch giftige Fische und Schlangen siehe § 114.)

Behandlung. Wenn nicht von selbst ausgiebiges Erbrechen erfolgt, ist so rasch wie möglich ein Brechwurzelpulver zu geben und reichlich warmes Wasser zum Trinken zu reichen; erfolgt innerhalb 15 Minuten kein Erbrechen, so wird nochmals ein Pulver gegeben und durch Kitzeln im Halse oder Einführung des Fingers in den Hals zum Brechen gereizt. Sodann gebe man ein Abführmittel. Darauf geht man zur Behandlung der übrigen Krankheitszeichen über. Man macht bei Kopfschmerzen und Schwindelgefühl kalte Umschläge auf den Kopf und legt ein mit Senfspiritus durchtränktes Stück Löschpapier auf den Magen, wenn dort Schmerzen bestehen. Gegen den Kräfteverfall, der das schlimmste Zeichen ist, sind starker Kaffee, Kognak und starker Wein (besonders Schaumwein) die besten Mittel; oft tut auch Reiben und Bürsten der Haut gute Dienste.

Erwähnt möge noch werden, daß auch nach Genuß von Austern, Krebsen, Hummern und Miesmuscheln Vergiftungserscheinungen, mitunter mit tödlichem Verlauf, auftreten können. Es ist hierbei dieselbe Behandlung erforderlich. Beim Genuß ausländischer Austern und Muscheln in rohem Zustand achte man besonders darauf, daß die Austern nicht aus schmutzigem, durch Kanalwasser verunreinigtem Meer- oder Hafenwasser stammen, da nach dem Genusse derartiger Austern und Muscheln nicht selten der Unterleibstyphus (§ 60) auftritt.

6. Vergiftungen durch Gase ereignen sich an Bord nicht selten infolge mangelhafter Beschaffenheit der Öfen oder ihrer Abzugsrohre (vgl. § 10 Abs. 4), bisweilen auch durch das Betreten von lange nicht gelüfteten Lade- oder anderen Schiffsräumen (z. B. leeren Tanks oder Kesseln), in denen sich giftige Gase aus der Ladung oder aus anderer Ursache angesammelt haben (vgl. § 14). Die in dem Raume befindlichen, meist bewußtlosen Leute sind so schnell wie möglich daraus zu entfernen. Hierbei müssen sich die Helfer zunächst vor eigener Vergiftung schützen, indem sie durch erforderlichenfalls gewaltsame Öffnung der Fenster, Türen, Luken, usw., bei tiefliegenden Räumen durch häufiges Auf- und Abziehen eines aufgespannten Regenschirms oder dergleichen oder durch Ein- und Auspumpen, für Zutritt reichlicher frischer Luft in den Raum sorgen und ihn selbst erst dann betreten, nachdem sie einen mit Essig getränkten Schwamm lose vor den Mund gebunden und, wenn sie hinabsteigen müssen, sich mit einem Rettungsseil und einer Signalleine nach vorheriger genauer Verabredung über die zu gebenden Zeichen versehen haben. In dunkle Räume ist eine Sicherheitslampe mitzunehmen; offenes Licht ist nicht zu ver-

wenden, wenn es sich um explosible Gase handeln kann. Ist der Verunglückte an die frische Luft gebracht, so ist, wenn er nicht ordentlich atmet, sofort die künstliche Atmung einzuleiten und auch weiterhin wie bei Scheintod zu verfahren (§ 103).

Eine besondere Vergiftungsgefahr ist mit den in letzter Zeit sehr in Aufnahme gekommenen Schiffsdurchgasungen mit Blausäure oder Zyklon zur Bekämpfung der Ratten- und Ungezieferplage verbunden. Bei der starken Giftigkeit der Blausäure ist auf genaues Einhalten der von der durchgasenden Firma jedesmal bekanntzugebenden Vorsichtsmaßnahmen zu achten, da Zuwiderhandlungen mit unmittelbarer Lebensgefahr verbunden sind. Betten, Decken, Matratzen, Polstermöbel, Anzüge u. dgl. sind vor Wiederingebrauchnahme der Räume im Freien gründlich zu lüften und zu klopfen. Die Schiffsräume sind vor der endgültigen Freigabe zum Schlafen nicht zu benutzen. Bei den ersten Anzeichen einer Vergiftung (Schwindelgefühl, Ohrensausen, Kopfschmerzen, Übelkeit, Erbrechen) ist der betreffende Raum sofort zu verlassen und für Zufuhr frischer Luft zu sorgen. (Siehe Anlage S. 378.)

Bei jedem Falle von Vergiftung tut der Kapitän gut, wegen der späteren gerichtlichen Verhandlungen, sich möglichst genaue Aufzeichnungen über den Fall und seine Nebenumstände zu machen und noch vorhandene Reste der giftigen Substanz für eine etwaige gerichtliche Untersuchung aufzuheben.

§ 103.
Scheintod.

Es gibt nur ein sicheres Zeichen des Todes; dies ist die eintretende Fäulnis, die sich am deutlichsten in der Auftreibung und grünlichen Verfärbung des Unterleibs zeigt, aber auch am Leichengeruch und dem Erguß übelriechender Flüssigkeit aus Nase und Mund kenntlich wird. Weitere Zeichen des Todes sind unregelmäßig geformte, große blaurote Flecke (Totenflecke), die besonders an den am tiefsten liegenden Teilen der Leiche sich finden, ferner eine meist schon nach ein bis zwei Stunden eintretende Steifheit der Gliedmaßen (Leichenstarre), die sich später wieder löst, und schließlich eine auffallende Weichheit der Augäpfel, infolge deren Fingereindrücke sichtbar bleiben. Beim Auftropfen von heißer Flüssigkeit oder von Siegellack auf die Haut entsteht keine Entzündungsröte mehr, wie während des Lebens; ebenso bleibt bei fester Umschnürung eines Fingers oder einer Zehe die sonst eintretende Rot- oder Blaufärbung des Gliedes aus.

Solange der Tod nicht zweifellos feststeht, nehme man, besonders bei plötzlichen Todesfällen an, daß Scheintod vorliegt. Dieser Zustand, bei dem das Empfindungs- und Bewegungsvermögen völlig, Pulsschlag und Atmung aber nur scheinbar erloschen sind, findet sich am häufigsten bei Leuten, die dem Tode durch Ertrinken, Erhängen, Erfrieren, Ersticken ausgesetzt waren. Auch nach Blitzschlag und nach Berührung elektrischer Leitungen kommt er vor.

In jedem Falle von Scheintod ist ohne Verzug zur Hervorrufung des Atmens Brust und Hals, nötigenfalls durch Aufschneiden der Kleider, zu entblößen und die sog. künstliche Atmung in der Weise einzuleiten, wie unten beim Ertrinken näher ausgeführt ist. Sind diese Bemühungen, die lange, oft stundenlang, fortgesetzt werden müssen, von Erfolg, und atmet der Bewußtlose wieder selbständig und regelmäßig, so lege man ihn auf die Seite, sorge für Ruhe und reichliche frische Luft, achte aber darauf, ob die Atmung nicht wieder unregelmäßig wird oder aussetzt, um dann von neuem mit der künstlichen Atmung zu beginnen.

1. **Die Behandlung anscheinend Ertrunkener.** Der Verunglückte wird sofort von den nassen, beengenden Kleidungsstücken — Halstuch, Hosenbund u. dgl. — befreit und mit dem Oberkörper über die Knie eines sitzenden Helfers gelegt oder auf dem Boden so weit auf die Seite gelagert, daß die Flüssigkeit und Erbrochenes aus dem Munde herauslaufen. Ihn zu diesem Zwecke auf den Kopf zu stellen, ihn auf Fässern zu rollen oder in ein warmes Bad zu setzen, ist nicht statthaft. Durch Reiben oder sanftes Schlagen des Rückens in der Gegend zwischen den Schulterblättern kann man das Erbrechen des etwa noch im Magen befindlichen Wassers anregen; dadurch wird zugleich die Heraus-

beförderung des in die Lungen aufgenommenen Wassers wirksam unterstützt. Hierauf reinigt man mit dem mit einem Taschentuch oder dergleichen umwickelten Finger die Mundhöhle und den Schlund von Schleim und etwaigen Fremdkörpern (tief eindringen, Achtung auf künstliche Gebisse!). Alsdann wird die Zunge nach vorn herausgezogen und von einem Gehilfen mit einem Tuche festgehalten oder festgebunden. Stellt sich nunmehr nicht bereits wieder von selbst regelmäßige ausgiebige Atmung ein oder bleibt die sich einstellende Atmung schwach und unregelmäßig, so ist der Verunglückte lang ausgestreckt auf den Rücken zu legen und sofort

die künstliche Atmung

zu beginnen. Diese kann auf verschiedene Weise ausgeführt werden:

a) Es wird aus den zusammengerollten Kleidern des Verunglückten, aus einer Decke oder dergleichen eine Art Rollenpolster gebildet und dieses dem Scheintoten so unter den Rücken geschoben, daß die Magengrube am höchsten steht und der untere Rand des Brustkorbes hervortritt. Nunmehr kniet der Helfer rittlings über dem Scheintoten, mit dem Gesichte diesem zugekehrt, in gleicher Höhe mit den Hüften des Verunglückten, legt beide Hände flach an den vorderen und seitlichen unteren Teil des Brustkorbes und preßt langsam, aber kräftig den Brustkorb zusammen. Der Druck auf den Brustkorb darf nicht stoßweise geschehen. Währenddessen stemmt der Helfer die Ellbogen gegen seinen Leib und beugt sich mit dem Oberkörper so weit vornüber, daß sein Gesicht dem des Scheintoten sich nähert (Ausatmung vgl. Abb. 20). Diesen Druck, der die bei der natürlichen Atmung erfolgende Ausatmung ersetzen soll, übt der Helfer zwei bis drei Sekunden lang aus und richtet sich dann schnell unter Loslassen der Hände wieder in die Höhe, so daß der Brustkorb sich wieder ausdehnt und dabei Luft in die Lungen eintritt (Einatmung, vgl. Abb. 21). Der Helfer beginnt dann nach etwa drei Sekunden das Zusammendrücken der Brust von neuem, um das Verfahren in regelmäßigem Wechsel von Druck und Nachlaß — am besten unter lautem Zählen „1, 2" — „3, 4", damit die Bewegungen nicht zu schnell und dadurch unwirksam werden — etwa fünfzehnmal in der Minute zu wiederholen.

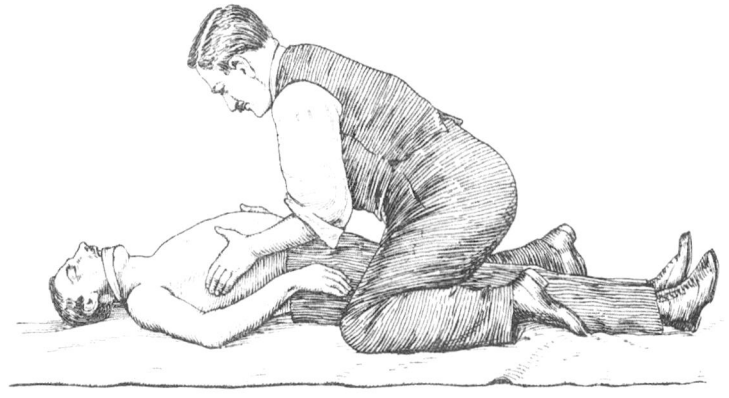

Abb. 20. Künstliche Atmung. Erstes Verfahren: Ausatmung.

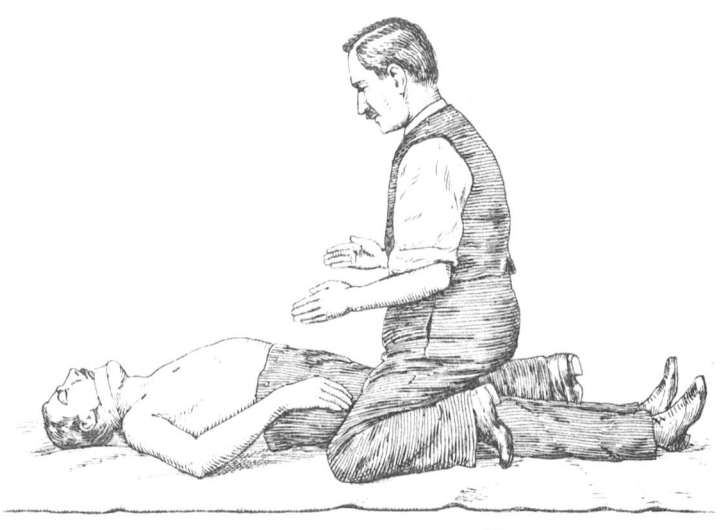

Abb. 21. Künstliche Atmung. Erstes Verfahren: Einatmung.

Bei Rippenbruch ist das Verfahren nicht anzuwenden!

b) Ein anderes Verfahren ist folgendes: Unter die Schultern des auf dem Rücken liegenden Scheintoten legt man eine kleine feste Unterlage aus zusammengelegten Kleidungsstücken oder Tauwerk und läßt die Zunge, wie angegeben, weit herausgezogen halten. Dann kniet oder stellt man sich oberhalb des Kopfes des Scheintoten, ergreift seine Oberarme dicht über den Ellbogen,

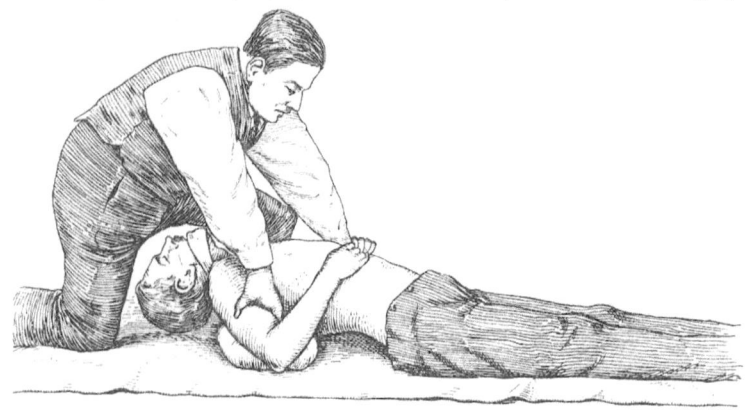

Abb. 22. Künstliche Atmung.

— Daumen nach außen, die übrigen vier Finger nach innen (vgl. Abb. 22) —, führt sie sanft und gleichmäßig in der horizontalen Ebene, also so, daß sie nahezu mit dem Boden oder der Unterlage in Berührung bleiben, nach außen und bis über den Kopf nach hinten zurück und hält sie möglichst weit nach hinten ausgestreckt oberhalb des Kopfes zwei Sekunden lang (vgl. Abb. 23). Durch dieses Verfahren kommt Luft in die Lunge (Einatmung). Dann führt man die Arme zurück und preßt sie nun kräftig gegen den Brustkorb; dadurch wird die Ausatmung nachgeahmt (vgl. Abb. 24). Man wiederholt beide Bewegungen abwechselnd vorsichtig und anhaltend ungefähr fünfzehnmal in der Minute, wobei man wieder „1, 2" — „3, 4" zählt. Das Verfahren ist nicht anzuwenden, wenn der Verunglückte einen Armbruch erlitten hat.

Zwischen den beiden angegebenen Verfahren soll abgewechselt werden, bis Atmung eintritt. Sind zwei Helfer zur Stelle, so

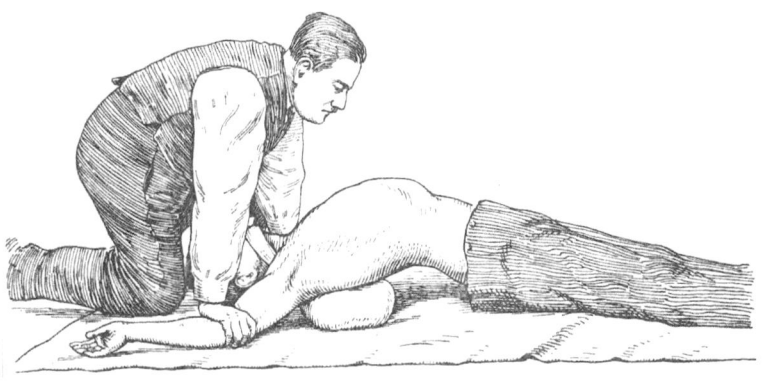

Abb. 23. Künstliche Atmung. Zweites Verfahren: Einatmung.

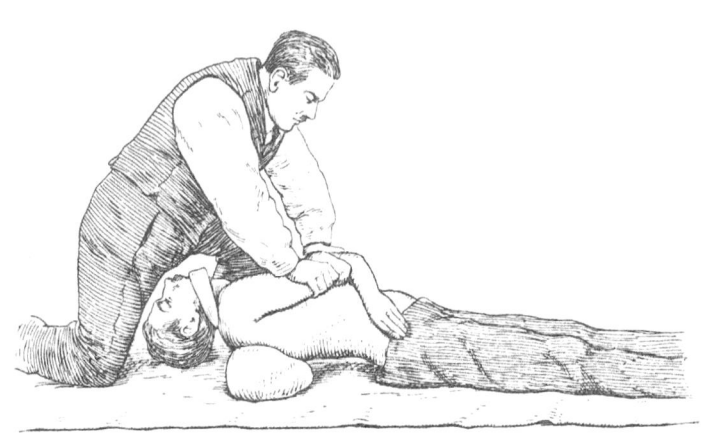

Abb. 24. Künstliche Atmung. Zweites Verfahren: Ausatmung.

ist es vorteilhaft, die zuerst angegebene Art der künstlichen Atmung durch die andere zu unterstützen.

c) Noch kräftiger als die beiden vorgenannten wirkt folgendes Verfahren. Der Scheintote wird mit dem Bauch über ein dickes

Polster gelagert; auch unter seine Stirn wird ein zusammen=
gerolltes Kleidungsstück oder der Vorderarm des Verunglückten
gelegt, so daß die Mundöffnung frei bleibt. Der Helfer drückt,
seitlich oder rittlings über dem Scheintoten kniend, mit den flach
auf den unteren Teil des Brustkorbes aufgelegten Händen diesen
zusammen. Dieser Druck, der ähnlich wie bei a) die Ausatmung
ersetzen soll (vgl. Abb. 25), wird zwei bis drei Sekunden lang
ausgeübt, dann werden die Hände losgelassen, so daß der Brust=
korb sich wieder ausdehnt (Einatmung).

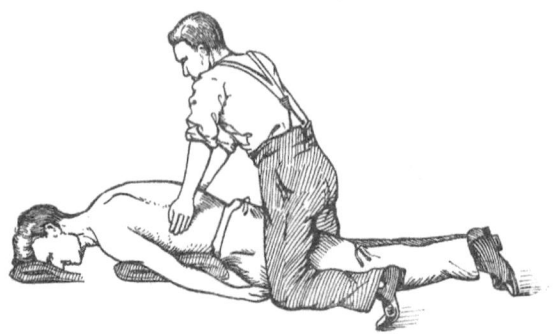

Abb. 25. Künstliche Atmung. Drittes Verfahren: Ausatmung.
(v. Esmarch=Kimmle, Die erste Hilfe bei plötzlichen Unglücksfällen, 1926. 45.—49. Aufl.)

Der Beginn der Atmung kündigt sich durch einen größeren
Widerstand des Brustkorbes gegen den Druck und durch geringes
selbständiges Heben der Brustwand an. Ist das der Fall, so setze
man die künstliche Atmung probeweise aus, beginne aber sofort
wieder, wenn nicht wiederholte tiefere Atemzüge folgen. Ge=
schieht dieses, so kann man noch die Herztätigkeit durch Herz=
massage unterstützen. Hierzu stellt oder kniet man sich an die
linke Seite des auf dem Rücken liegenden Kranken und legt die
linke Hand so auf die Herzgegend, daß der Zeigefinger die Brust=
warze, der kleine Finger den Brustbeinrand berührt, und führt
nun mit der Handwurzel kurze schnelle Stöße unter den Rippen=
bogen aus, 90 bis 120 in der Minute. Häufig wird dann am
Unterarme der Puls bald wieder deutlich fühlbar. Auch mit einem

nassen Tuche auf die Herzgegend ausgeführte kurze Schläge in gleicher Zahl können die Herztätigkeit wieder beleben. Um den Blutumlauf und die Körperwärme zu befördern, befreit man sodann den Mann von seinen nassen Kleidern und bedeckt ihn mit trockenen Decken, reibt unter gleichmäßigem festem Drucke die Glieder von unten nach oben mit Tüchern, und zwar unter der Bedeckung; ferner legt man Kruken mit warmem Wasser an die Hände, Füße, Arme und Beine, oder schlägt den ganzen Körper in gewärmte wollene Decken ein. Ist das Bewußtsein zurückgekehrt, so tut heißer Kaffee, Tee, Glühwein oder dergleichen, zunächst löffelweise gegeben, gute Dienste.

Der erste Schlaf eines Geretteten muß überwacht werden, weil immer noch die Atmung wieder aussetzen kann.

2. Erhängte schneidet man ab, hat dabei jedoch dafür zu sorgen, daß sie nicht durch Hinfallen Verletzungen erleiden. Dann legt man sie flach hin, löst den Strick, zieht die Zunge vor und leitet die künstliche Atmung ein. Ebenso ist bei Erdrosselten und Erwürgten zu verfahren. Wenn dabei die künstliche Atmung versagt, weil der Kehlkopf eingedrückt ist, suche man durch sanftes Streichen und Drücken am Kehlkopf der Luft den Weg in die Lungen freizumachen.

3. Ist jemand in loser Ladung, Kohlen oder dergleichen, durch Verschüttung erstickt, so grabe man ihn so schnell wie möglich, aber vorsichtig aus, sorge jedoch vorher durch geeignete Maßnahmen (Absteifen mit Brettern und dergleichen) dafür, daß nicht nachrutschende Massen von neuem den Verschütteten und den Helfer begraben. Dann reinige man Mund und Nase des Verschütteten von den eingedrungenen Massen und leite vorsichtig die künstliche Atmung ein, wobei auf etwaige Verletzungen (besonders Rippenbrüche) Rücksicht zu nehmen ist.

Durch Gase Erstickte behandelt man nach den im § 102 unter 6. gegebenen Weisungen.

Auch verschluckte große Bissen können, wenn sie im Schlunde stecken bleiben, Erstickung verursachen. Der Erstickende wird plötzlich blaurot im Gesichte, die Augen scheinen vorzutreten, er kann nicht sprechen, faßt mit den Händen an den Hals oder greift um sich und stürzt bewußtlos zusammen. Man öffnet sofort den Mund des Betreffenden, wenn nötig mit Gewalt, und halte ihn durch seitliches Einschieben eines festen Gegenstandes zwischen die Zahnreihen offen, dann fasse man mit zwei Fingern tief in den Schlund hinein und suche den verstopfenden Bissen zu fassen und herauszuziehen. Gelingt das nicht, so lege man den Mann mit dem Bauche fest gegen eine Tischkante, lasse ihn von hintenher dagegen pressen und drücke selbst die Brust plötzlich und kräftig zusammen, damit die ausströmende Luft den Brocken herausschleudere oder doch lockere, worauf dann das Ausziehen mit den Fingern erfolgt. Bis der Mann wieder regelmäßig atmet, ist die künstliche Atmung auszuführen.

4. Vom Blitze getroffene oder durch einen elektrischen Strom betäubte Personen sind in der Regel schwer ohnmächtig oder scheintot und müssen durch Einleitung künstlicher Atmung und Anregung der Herztätigkeit (Herzmassage, S. 210) behandelt werden. Ist der Verunglückte mit dem elektrischen Strome noch in Berührung, so ist er sofort davon zu befreien, am besten durch Abstellung des Stromes; ist dies nicht möglich, so muß der Helfer sich selbst vor dem Strome schützen, indem er den Mann nur mit gut isolierten, d. h. mit trockenen Tüchern, Kleidungsstücken usw. dick umwickelten Händen anfaßt. Der Helfer stehe dabei gut von der Erde isoliert, etwa auf Glas, trockenem Holz, Stroh oder zusammengelegten trockenen Kleidungsstücken.

5. Durch Kälte Erstarrte werden zunächst in einen kalten, aber vor Wind geschützten Raum gebracht, von den Kleidern, die zu durchschneiden sind, befreit und mit Schnee oder kaltem Wasser und nassen Tüchern tüchtig abgerieben. Dazwischen führt man die künstliche Atmung aus. Wenn der Mann wieder selbständig atmet, die Glieder biegsam werden, die bläuliche Farbe und die Blässe schwinden, kommt er in einen nur mäßig erwärmten Raum und in ein kaltes Bett, worin er zuerst mit einer kalten wollenen Decke und erst später mit warmen Decken gerieben und zugedeckt wird. Nun kann man auch versuchen, durch Kitzeln in der Nase

usw. das Bewußtsein wieder zurückzurufen. Erfrorene Körperteile sind nach § 115b zu behandeln. Durch hohe Lage (Schwebe) oder durch Anlegen einer Stauungsbinde kann die Gefahr des Absterbens (Brandes) erfrorener Körperteile bisweilen noch abgewendet werden.

II. Verletzungen und äußere Krankheiten.
A. Allgemeine Vorschriften über die Behandlung von Verletzten.

§ 104.
Untersuchung, Fortschaffung, Lagerung und Pflege des Verletzten.

Wenn der Verletzte, wie gewöhnlich bei schweren Unfällen, nicht imstande ist, sich fortzubewegen, so stelle man, noch ehe man ihn in den Krankenraum oder die Koje schafft, durch Befragung und Untersuchung fest, welche Verletzung vorliegt. Leicht Verletzte untersucht man gleich an einem geeigneten, hellen Platze, wo man auch die Behandlung einleiten kann.

Zunächst lasse man sich von dem Verletzten, wenn er dazu fähig ist, oder von Augenzeugen kurz angeben, wie die Verletzung zustandegekommen ist, und ob und wo er Schmerzen empfindet. Darauf wird der schmerzende Körperteil vorsichtig freigelegt, wenn nötig nach Entkleidung, und besichtigt. Beim Entkleiden müssen zuerst die Kleidungsstücke an der gesunden Seite, darauf die an der kranken Seite ausgezogen werden. Oft ist es nötig, durch Aufschneiden der Kleider und Stiefel in oder neben der Naht die verletzte Körperstelle zugängig zu machen.

Besteht die Vermutung, daß es sich um eine Verstauchung, Verrenkung oder einen Knochenbruch handelt, so wird der Körperteil vorsichtig betastet und leicht bewegt (siehe bei diesen Verletzungen), jedoch darf eine etwa vorhandene offene Wunde dabei nicht berührt werden. Bei Besinnungslosen ist ein Körperteil nach dem anderen, also zuerst der Kopf, dann der Hals, die Brust und der Bauch, sowie Arme und Beine durch Besichtigen und Betasten zu untersuchen. Besteht eine Blutung, so ist diese zunächst zu stillen (§ 108).

Die Fortschaffung des Verletzten hat vor allem so zu erfolgen, daß der verletzte Körperteil besonders in acht genommen und keinen Zerrungen oder Bewegungen ausgesetzt wird. Gehfähige Kranke mit Verletzungen der oberen Gliedmaßen oder leichten Beschädigungen an Kopf, Brust, Bauch oder Rücken sind unter aufmerksamer Schonung des verletzten Körperteils zu unterstützen. Schwerverletzte und Kranke mit Verletzungen der unteren Gliedmaßen müssen meist liegend fortgetragen werden. In Ermanglung einer Tragbare bediene man sich hierbei eines breiten Brettes, einer ausgehobenen Tür oder einer festen Matratze.

Die Trage wird neben dem Verletzten hingestellt. Zum Hinauflegen des Verletzten auf die Trage und zum Hineinlegen in die Koje sind drei bis vier Helfer erforderlich. Drei Helfer stellen sich nebeneinander an die eine (womöglich die gesunde) Seite des Verletzten, so daß je einer neben dem Oberkörper, dem Becken und den Beinen steht. Auf das Kommando des Leiters „faßt an" haben die Helfer in folgender Weise anzufassen: der erste Helfer schiebt seine Arme unter die Schultern des Verletzten und läßt sich von ihm, wenn er dazu imstande ist, fest umarmen, der zweite Helfer, der besonders kräftig und gewandt sein muß, schiebt Hände und Unterarme unter das Gesäß, der dritte umfaßt von unten her die Unterschenkel oberhalb der Knöchel. Kann noch ein vierter Mann mit zufassen, so stütze er den verletzten Körperteil (besonders an den Gliedmaßen) mit der einen Hand oberhalb, mit der anderen unterhalb der Verletzung. Der Leiter überzeugt sich davon, daß alles fertig ist und kommandiert dann „hebt auf", worauf die Helfer gleichzeitig und unter Vermeidung von Zerrungen und Bewegungen des Verletzten diesen nach der Trage langsam hinüberheben, um ihn auf das weitere Kommando „setzt ab" langsam niederzulegen. Der Kranke wird alsdann vorsichtig zu seiner Koje getragen und genau in derselben Weise, wie die

Lagerung auf die Trage geschah, in die Koje gelegt, wobei zu beachten ist, daß der verletzte Teil an die freie Seite der Koje komme.

Schwerverletzte sind womöglich nicht im Logis, sondern im Krankenraum oder in einem anderen geräumigen, hellen Raume, im Notfall auf Deck in einem Verschlag unterzubringen und so zu lagern, daß der verletzte Körperteil leicht zugänglich ist, unter Umständen z. B. in einer freischwingenden, mit Rahmen versehenen Hängematte.

Die Pflege Verletzter hat im allgemeinen in gleicher Weise wie die innerlich Erkrankter zu erfolgen (vgl. § 44). Bei längerem Krankenlager ist besonders auf das Durchliegen (§ 143) zu achten. Die Ernährung Schwerverletzter bestehe in den ersten Tagen in schmaler Kost (§ 46), mit welcher fortzufahren ist, wenn sich hohes Fieber (§ 45) einstellt. Verläuft aber die Verletzung günstig, tritt kein oder nur geringes Fieber auf, so kann bald zur kräftigeren Kost und Schiffskost übergegangen werden.

Es mag an dieser Stelle darauf hingewiesen werden, daß nach der Reichsversicherungsordnung und der dazu erlassenen Ausführungsbestimmung des Reichs=Versicherungsamts jeder Unfall, durch den eine auf dem Schiffe beschäftigte Person auf der Reise getötet wird oder eine Körperverletzung erleidet, die eine Arbeitsunfähigkeit von mehr als drei Tagen oder den Tod zur Folge hat, in das Schiffstagebuch einzutragen und in einem besonderen Anhang dazu kurz zu beschreiben ist. Für diese Beschreibung ist das auf S. 362 abgedruckte Formular vorgeschrieben. Dieses Formular ist auch für die dem Seemannsamt und der Ortspolizeibehörde einzureichenden Anzeigen der Unfälle zu benutzen, die sich im Inland vor Antritt oder nach Beendigung der Reise ereignen, sowie ebenfalls für die besonderen Nachweisungen, welche die zur Führung eines Schiffstagebuchs nicht verpflichteten Kapitäne auf kleineren Schiffen über derartige an Bord sich ereignende Unfälle zu führen haben.

§ 105.

Behandlung des verletzten Körperteils.

Für die einzuschlagende Behandlung ist es von größter Bedeutung, ob es sich um eine Wunde oder eine unblutige Verletzung handelt.

Verstauchungen, Verrenkungen, Knochenbrüche und Quetschungen ohne Durchtrennung oder blutige Verletzung der Haut bedürfen in der Regel außer der etwa erforderlichen Einrichtung nur des Schutzes vor neuen Beschädigungen durch Ruhigstellung des betreffenden Körperteils mittels geeigneter Lagerung und Anlegung eines Verbandes (§ 106). Verletzungen am Rumpfe und an den Beinen erfordern daher meist Bettruhe, während bei Verletzungen an den oberen Gliedmaßen häufig die Anwendung eines Armtuchs genügt. Stets empfiehlt es sich, den verletzten Körperteil etwas hoch zu lagern, damit eine Behinderung des Blutumlaufs vermieden wird.

Bei jeder blutigen Verletzung kann hingegen durch das Hinzutreten von Eiterung oder sonstigen Wundkrankheiten (vgl. §§ 137, 140) nicht nur die Heilung verzögert, sondern sogar das Leben gefährdet werden. Die Wundbehandlung macht deshalb besondere Maßnahmen erforderlich. Vor allem ist zu beachten, daß Wunden nicht ohne weiteres verbunden werden dürfen; auch hüte man sich, sie zu berühren, bevor man Hände und Instrumente durch Reinigung und Desinfektion unschädlich gemacht hat. (Vgl. § 107.)

§ 106.

Verbände.

Zur Ausführung der Verbände dienen die in der Ausrüstung vorgesehenen Verbandmittel. Am meisten benutzt werden die Binden, die aus Mull, Kambrik oder Flanell bestehen; die Flanellbinden sind teurer, aber weicher und werden deshalb gern zum Anlegen von Verbänden auf die bloße Haut bei unblutigen Verletzungen, besonders bei Knochenbrüchen, benutzt. Zur Festlegung der Arme, zu Umschlägen und zu loseren Verbänden bedient man sich der dreieckigen Verbandtücher. Die Befestigung der Binden und Tücher erfolgt mittels Knoten oder durch Sicherheitsnadeln. Schienen, Watte und Verbandmull finden bei den Verbänden nach Bedarf Verwendung; sie werden in der Regel durch darüber angelegte Binden befestigt. Aus dem Verbandmull lassen sich im Notfall Binden anfertigen; zu Schienen können auch Pappstücke, Holz- oder Blechstreifen u. dgl. hergerichtet werden.

Die Verwendung der dreieckigen Tücher zu Verbandzwecken ist aus den ihnen aufgedruckten Abbildungen ersichtlich. Ihre Anlegung wie die der Binden muß beim Unterricht eingeübt werden. Man merke sich, daß die Binden an den Gliedmaßen stets von unten nach oben (dem Rumpfe zu) und ganz gleichmäßig (ohne Lücken und Falten) anzulegen und der Form des Körperteils, erforderlichenfalls durch Umschlagen und Kreuzen, anzupassen sind. Verbände dürfen weder zu lose sitzen, da sie sonst rutschen, noch auch zu fest, da sie dann durch Einschnürung den Blutlauf stören und zu Schmerzen, Anschwellung, Entzündung, ja sogar Brand Veranlassung geben können. Zeigt sich durch Anschwellung und bläuliche Verfärbung der Endgliedmaßen (Füße, Hände), daß ein Verband einschnürt, so ist er sofort abzunehmen und von frischem anzulegen.

A. Bindeverbände.
(Aus: Krankenpflegelehrbuch, 1928. X. Aufl.)

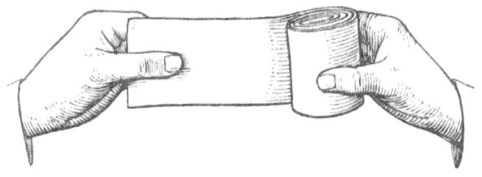

Abb. 26. Halten der Binde zum Anlegen.

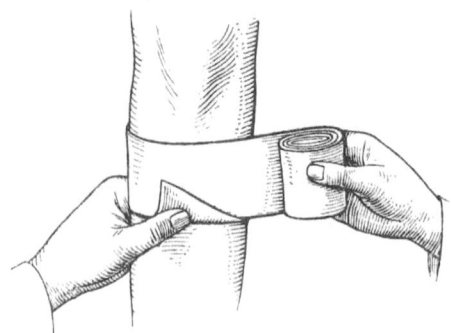

Abb. 27. Der erste und zweite Kreisgang (die Befestigung) der Binde.

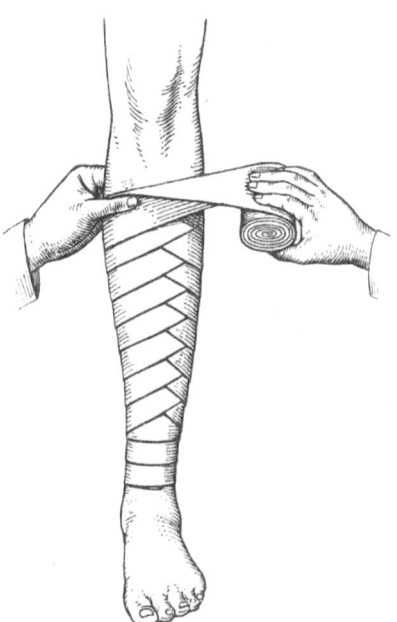

Abb. 28. Unterschenkelverband, Kreisgänge und umgeschlagene Gänge.

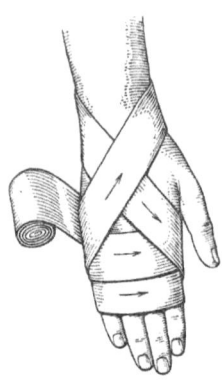

Abb. 29. Handverband.

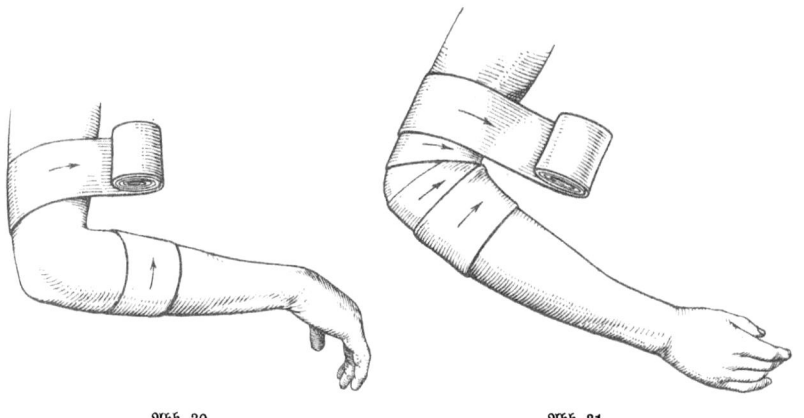

Abb. 30.
Verband des Ellbogengelenks I.

Abb. 31.
Verband des Ellbogengelenks II.

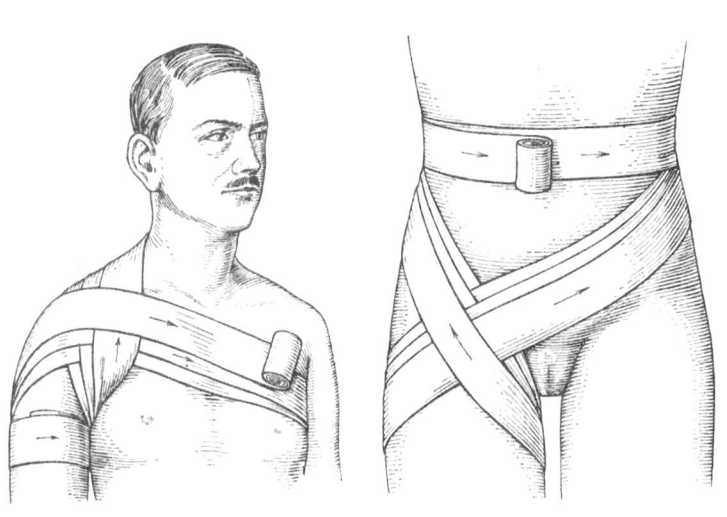

Abb. 32.
Schulterverband.

Abb. 33.
Hüftverband.

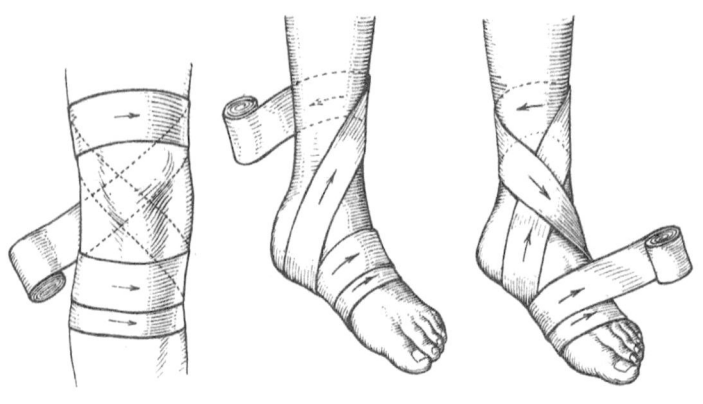

Abb. 34. Abb. 35. Abb. 36.
Verband des Kniegelenks. Fußverband.

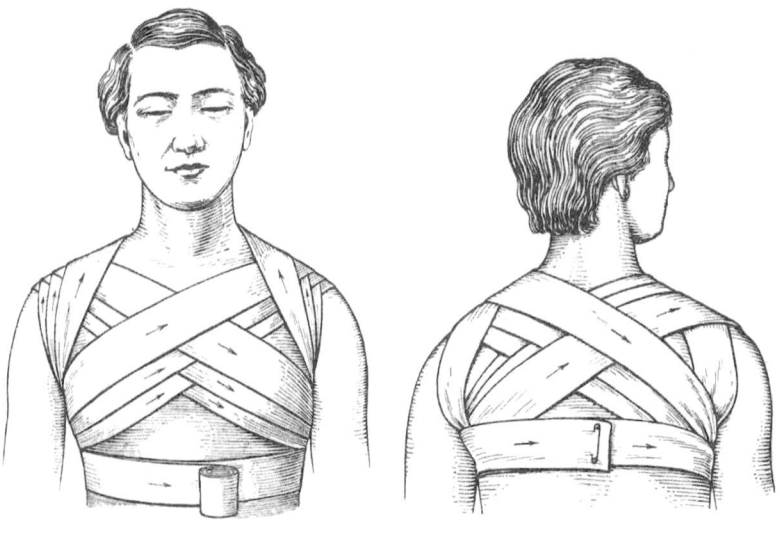

Abb. 37. Abb. 38.
Doppelseitiger Brustverband. Kreuzverband des Rückens.

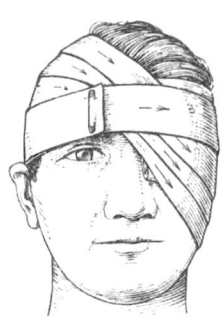
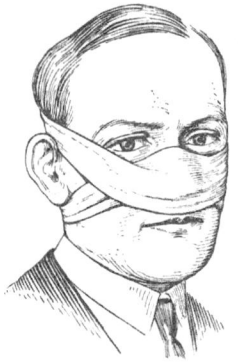

Abb. 39.
Augenverband.

Abb. 40.
Nasenverband mit vierzipfliger Binde (Schleuder).

B. Tuchverbände.
(Aus: Krankenpflegelehrbuch, 1928. X. Aufl.)

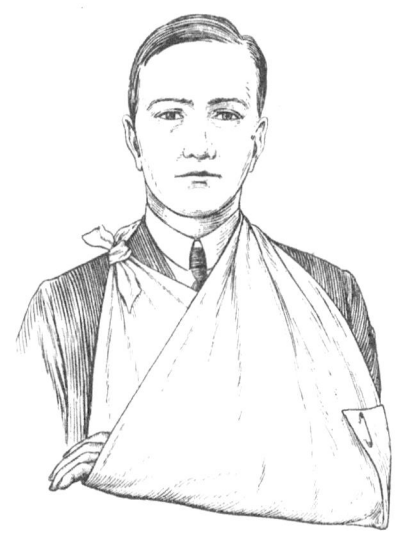

Abb. 41. Armtragetuch.

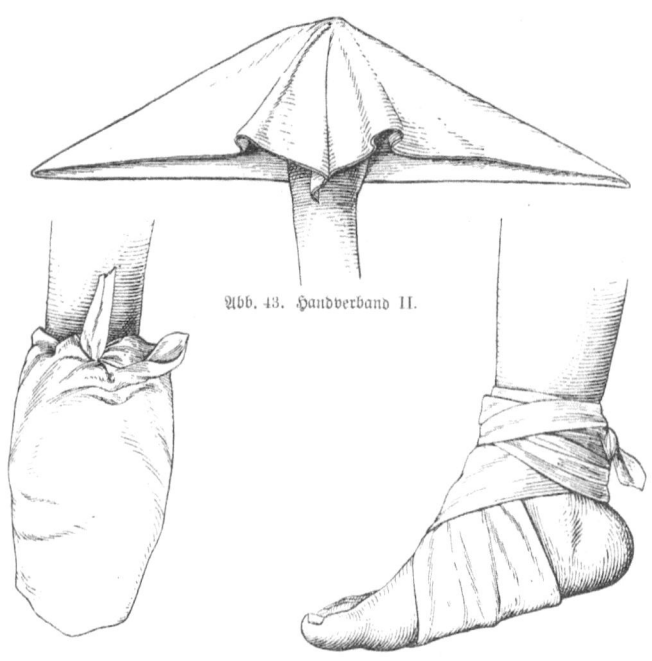

Abb. 42. Handverband I.

Abb. 43. Handverband II.

Abb. 44.
Handverband III.

Abb. 45.
Fußverband mit zusammengelegtem Tuch.

B. Vorschriften für die Behandlung einzelner Arten von Verletzungen.

1. Wunden.

§ 107.

Wundbehandlung.

Die Wundheilung kann ohne Eiterung, ohne Fieber erfolgen. Die Eiterung entsteht nur, wenn bestimmte, dem bloßen Auge nicht sichtbare Krankheitserreger in die Wunde gelangen und sich dort vermehren. Diese Eiterungserreger finden sich überall, auch auf der Haut des Körpers; sie werden in die Wunden entweder schon bei der Verletzung hineingebracht, wenn sie am verletzenden Gegenstand oder an den in die Wunde hineingepreßten Kleidungsstücken haften, oder sie gelangen erst später, z. B. von der umgebenden Haut aus, hinein, wenn die Wunde nicht mit der genügenden Sorgfalt behandelt wird. Sie können auch an den Fingern des Helfers, dem Verbandzeug und den Instrumenten haften und durch diese in die Wunde hineingebracht werden.

Eiterung verzögert die Heilung, indem sie verhindert, daß sich die Wundränder aneinanderlegen und ohne weiteres zusammenwachsen. Außerdem bewirkt sie Kräfteverlust und gefährdet den Kranken insofern, als von der Wunde aus die Eiterungserreger oder andere giftige, bei der Eiterung erzeugte Stoffe in das Blut hineingelangen und die sog. Blut- oder Eitervergiftung erzeugen können. Es muß deshalb dahin gestrebt werden, die Eiterungserreger von der Wunde fernzuhalten. Dies geschieht einerseits durch peinlichste Sauberkeit bei der Behandlung der Wunde, andererseits durch den Wundverband.

Jeder, der Wunden behandeln und verbinden will, hat auf größte Reinlichkeit zu achten. Zunächst wasche er seine eigenen Hände unmittelbar vorher etwa fünf Minuten sorgfältig in reinem heißem Wasser mit Seife und Bürste, wobei das Waschwasser mehrfach zu wechseln und die Reinigung der Fingernägel nicht zu vergessen ist. Darauf stelle er durch Auflösung von 15 g (= ein Eßlöffel voll) Kresolseifenlösung in 1 l Wasser Kresolwundwasser her, und fülle damit mehrere (etwa drei) saubere Schalen. Sodann ist dafür zu sorgen, daß die erforderlichen Instrumente (Messer, Schere, Pinzette, Wundnadeln, Seide) und Verbandzeug in gebrauchsfähigem Zustand zur Stelle sind. Die Instrumente, die ganz aus Metall sind, werden, nachdem sie in ein sauberes Tuch eingeschlagen wurden, fünf Minuten lang in siedendem Wasser ausgekocht und darauf in eine Schale mit Kresolwundwasser gelegt; Instrumente mit Holzgriffen lassen sich nicht auskochen, sie müssen erst gründlich gesäubert und dann in Kresolwundwasser gelegt werden. Das Verbandzeug muß durchweg völlig sauber und staubfrei sein, weil selbst bei kleinsten Verletzungen durch Verwendung nicht ganz reinen Verbandzeugs schwere Blut= vergiftung, Wundrose oder Wundstarrkrampf hervorgerufen wer= den kann. Ist das mitgeführte Verbandzeug nicht mehr einwand= frei, so ist es durch Auskochen wieder gebrauchsfähig zu machen; im Notfall kann durch ungebrauchte oder doch rein gewaschene Wäschestücke, die vor der Benutzung ebenfalls noch auszukochen sind, Ersatz geschaffen werden. Unter das Verbandzeug usw. ist ein reines Tuch (Handtuch oder dergleichen) zu legen; keinenfalls dürfen Instrumente, Binden, Watte usw. unmittelbar auf Tische, Stühle oder dergleichen gelegt werden.

Aus angebrochenen Päckchen von reinem (sterilem) Verband= mull oder reiner Verbandwatte darf nur so viel entnommen werden, als zunächst für den Gebrauch nötig ist. Aus der Packung ent= nommener Mull oder Watte darf nicht wieder in diese zurück= gebracht werden. Der in der Packung etwa verbliebene Rest muß unberührt sofort wieder verschlossen werden, um jede Ver= unreinigung zu vermeiden. Gebrauchter Verbandmull und ge= brauchte Verbandwatte sind zu beseitigen und dürfen in keinem Falle bei der Wundbehandlung wieder verwendet werden; soweit als möglich sind die zum Gebrauch fertigen Verbandpäckchen zu verwenden. Gebrauchte Binden können gewaschen und ausgekocht werden und dürfen alsdann wieder benutzt werden.

Bei der Wundbehandlung unterscheidet man die trockene und die feuchte Wundbehandlung. Erstere besteht darin, daß man die

Umgebung der Wunde ohne weitere Vorbereitung oder Reinigung der Haut zweimal mit Jodtinktur einpinselt und alsdann die Wunde, nachdem man vorher gelbes Wundpulver aufgestreut hat, mit einem einfachen trockenen Verband, aus Verbandmull, Verbandwatte und einer Binde bestehend, verbindet. Durch die Bepinselung der Haut in der Umgebung der Wunde mit Jodtinktur werden die stets auf und in der Haut befindlichen Eiterungserreger und andere zu Wundkrankheiten Anlaß gebende Keime teils abgetötet, teils in der Haut festgehalten, so daß eine nachträgliche Verunreinigung der Wunde nicht eintreten kann. Bei der feuchten Wundbehandlung wird die Umgebung der Wunde sorgfältig mit warmem Wasser, Seife und Mull gereinigt, indem man von der Wunde wegwischt und dabei den verletzten Körperteil so hält, daß die Flüssigkeit nicht in die Wunde fließt. Etwa vorhandene Haare werden abrasiert, und die Wunde selbst wird bei grober Verunreinigung mit Kresolwundwasser (§ 48 Nr. 20) ausgespült. Dann folgt bei der feuchten wie bei der trockenen Wundbehandlung der trockene Verband der Wunde, wobei zunächst noch etwas gelbes Wundpulver auf die Wunde gestreut wird. Wunden sind niemals, auch nicht mit reinem Wasser, abzuspülen, was leider noch häufig geschieht.

Sowohl bei der trockenen wie bei der feuchten Wundbehandlung hat derjenige, der die Wunde verbindet, die oben angegebenen Vorkehrungen (Waschen der Hände, Bereitlegen von Instrumenten, Verbandzeug usw.) zu treffen, bevor er die Wunde behandelt. Es empfiehlt sich hierbei der Gebrauch großer leinener Schürzen oder leinener Kittel zur Bedeckung der Kleider. Der Rock ist abzulegen, die Hemdärmel sind aufzustreifen und auch die Arme mit Wasser und Seife gründlich zu reinigen. Gebrauchte Schürzen oder Kittel sind nach Benutzung wieder auszuwaschen.

Bei Behandlung größerer Wunden und umfangreicher Verletzungen sind oft Gehilfen für Handreichungen usw. nötig. Auch diese haben sich in gleicher Weise vorzubereiten, wie derjenige, der die Behandlung leitet.

Ehe man an die eigentliche Behandlung der Wunde herangeht, desinfiziere man sich nochmals die Hände durch zwei bis drei Minuten langes, gründliches Waschen und Bürsten in Kresolwundwasser. Man darf jedoch, solange man mit der Wunde zu tun hat, keine Gegenstände anfassen, die nicht ganz sauber oder desinfiziert sind, z. B. weder die Kleidung des Kranken, noch die eigene, noch auch unbedeckte Körperteile, wie Gesicht oder Bart; geschieht dies doch, so muß man die Hände von neuem desinfizieren.

Die trockene Wundbehandlung eignet sich für nicht verunreinigte frische Wunden mit glatten Rändern und an unbehaarten Körperstellen.

Kleine und oberflächliche Wunden, bei denen die Blutung bald steht, und die nicht sichtlich verunreinigt sind, behandelt man am besten so, daß man nach Einpinselung der Umgebung der Wunde mit Jodtinktur auf sie etwas gelbes Wundpulver aufstreut und in hinreichender Menge mehrfach zusammengelegtes, ganz reines Verbandzeug (Mull und Watte, dagegen nie Watte allein) darüber deckt. Dieser Schutzverband wird mit einer Binde, erforderlichenfalls nach Auflegung eines der Größe des Verbandes entsprechenden Stückes Watte, befestigt; bisweilen genügt kreuzweise übergeklebtes Heftpflaster zur Festlegung. Verursacht die Wunde innerhalb 24 Stunden oder später Hitze oder Schmerzgefühl, so ist der Verband zu entfernen und die Wunde wie eine verunreinigte offen (s. unten) zu behandeln, wenn die Wundränder rot und entzündet sind oder bereits Eiterung besteht. Auch anscheinend unbedeutende Verletzungen, namentlich an den Fingern, bedürfen eines regelrechten Verbandes zum Schutze gegen Verunreinigung, da sich sonst auch an die kleinsten Wunden schwere Eiterungen und Blutvergiftung anschließen können (vgl. § 137).

Größere Wunden, die frisch und rein sind, an unbehaarten Körperstellen liegen und glatte Wundränder haben, ohne daß die Ränder stark auseinanderklaffen, werden in der bereits geschilderten Weise trocken behandelt, indem man, ohne die Wunde selbst zu berühren, die umgebende Haut in breitem Umfang zweimal mit Jodtinktur bepinselt. Irgendwelche vorherige Reinigung der Haut ist dabei zu unterlassen. Man umwickele ein Holzstäbchen für Tupfer an einem Ende mit etwas reiner Watte und benutze dies zum Bepinseln. Man streue alsdann in die Wunde etwas gelbes Wundpulver und verbinde wie bei den kleinen Wunden (s. oben). Bei Hitze oder Schmerz in der Wunde nach Verlauf von 24 Stunden oder mehr entferne man den Verband und sehe nach der Wunde. Ist Entzündung oder Eiterung eingetreten, so behandle man die Wunde wie eine verunreinigte offen (s. unten).

Für Wunden an behaarten Körperstellen wendet man besser die feuchte Wundbehandlung an, indem man die Umgebung der Wunde nach möglichster Entfernung der Haare zunächst mit warmem Wasser und Seife gründlich reinigt und mit Kresolwundwasser abspült und alsdann erst die Wunde verbindet. Bei der Reinigung der Umgebung der Wunde ist eine Beschmutzung der Wunde selbst zu vermeiden. Man kann zu diesem Zwecke auch ein in Kresolwundwasser getauchtes Mulläppchen oder Wattestreifen über die Wunde decken. Die feuchte Behandlung ist an Bord auch bei der Wundnaht anzuwenden.

Stark klaffende und stark blutende, frische reine Hautwunden, besonders auf der Kopfnaht, müssen, besonders wenn sie eine größere Ausdehnung haben, genäht werden, um die Heilung zu beschleunigen; ausgeschlossen hiervon sind solche Hautwunden, durch die gleichzeitig ein Gelenk eröffnet ist. Zur Vorbereitung der Wundnaht werden ein bis zwei Wundnadeln mit eingefädeltem Seidenfaden und einige Mulläppchen in einen Teller, die Pinzette in einen zweiten Teller mit Kresolwundwasser gelegt, dann die Umgebung der Wunde, wie oben angegeben, abgewaschen, und wenn Haare in der Nähe sein sollten, rasiert oder kurz abgeschnitten. Dann faßt man den einen Wundrand mit der Pinzette möglichst vorsichtig, ohne die Weichteile zu quetschen, und sticht etwa $1/2$ cm vom Wundrand entfernt mit der krummen Nadel so durch die Haut, daß sie in der Wunde zum Vorschein kommt, und sticht sie durch den anderen Wundrand in gleicher

Entfernung von der Wundspalte wieder heraus. Der Faden wird angezogen, so daß die Wundränder sich dicht berühren, und doppelt oder dreifach geknotet; die Enden des Fadens sind bis auf $^1/_2$ cm abzuschneiden. Solche Nähte werden in Abständen von $^1/_2$ bis $1^1/_2$ cm gelegt, bis die ganze Wunde geschlossen ist, ohne daß klaffende Lücken bleiben. Beim Anlegen der Nähte muß der Faden sorgfältig vor Verunreinigung geschützt werden!

Kleinere Wunden können auch mit Heftpflasterstreifen zusammengezogen werden. Dabei ist zu bemerken, daß diese Streifen möglichst schmal sein müssen und die ganze Wunde keinesfalls ganz abschließen dürfen, da sonst Stauung der Wundflüssigkeit eintritt.

Die feuchte Wundbehandlung ist vor allem bei verunreinigten und gequetschten Wunden, die in keinem Falle genäht werden dürfen, anzuwenden. Derartige Wunden spüle man nach Reinigung ihrer Umgebung mit Kresolwundwasser oder Petroleumbenzin in alle Ausbuchtungen und Winkel hinein gründlich aus, was am besten mit Hilfe des Spülgefäßes oder mittels sauberer mit dem Kresolwundwasser getränkter Wattebäuschchen, die man über der Wunde ausdrückt und dann wegwirft, geschieht. Hat man die Wunde in dieser Weise gut gereinigt, so streue man gelbes Wundpulver in dünner Schicht hinein.

Bei gröblich verunreinigten, wie auch bei eiternden Wunden bringe man sodann ein reines, womöglich ausgekochtes Stück Mull mit Hilfe der Pinzette bis in die tiefsten Winkel der Wunde so hinein, daß das Ende aus der Wunde heraussieht (offene Wundbehandlung).

Auf die so behandelte Wunde kommt, wie bereits oben erwähnt ist, als Verband zuerst Verbandmull und darüber, die Wunde nach allen Seiten 3 bis 4 cm überragend, Verbandwatte. Zuletzt wird der Verband durch ein dreieckiges Tuch oder eine Binde befestigt.

Wechsel des Verbandes. War der Verband gut angelegt, so braucht er bei trockener oder feuchter Wundbehandlung nur erneuert zu werden,

1. wenn er zur Stillung einer Blutung oder zur Verhütung einer Nachblutung allzu fest angelegt war,

2. wenn er sich verschoben oder gelockert hat,

3. wenn eine nachträgliche Blutung durch den Verband hindurch eintritt, so daß das Blut fortgesetzt hindurchsickert,

4. wenn sich, worauf besonders achtzugeben ist, trotz aller Schutzmaßregeln Eiterung entwickelt hat. Dies macht sich durch zunehmende Schmerzhaftigkeit in der verletzten Stelle, durch Ansteigen der Körpertemperatur des Verletzten (über 38,5° C) oder durch Durchfeuchtung des Verbandes mit eitriger Absonderung bemerkbar. Bei genähten Wunden sind, sobald sich brennendes oder klopfendes Gefühl, Röte oder Eiterung in der Wunde einstellt, sofort die Nähte zu durchschneiden und zu entfernen (s. unten); die Wunde selbst wird mit Kresolwundwasser ausgespült und wie eine verunreinigte Wunde weiter offen behandelt.

Bei allen größeren Verletzungen, insbesondere bei den Wunden, die eine Körperhöhle oder ein Gelenk eröffnet haben, sowie bei Knochenbrüchen mit Hautverletzungen soll man von vornherein morgens und abends die Körpertemperatur messen; stellt sich Fieber ein und sind in der Wunde anhaltende Schmerzen vorhanden, so ist der Verband zu entfernen, die Wunde gründlich zu spülen und in der vorstehend angegebenen Weise wieder zu verbinden. Ein häufigerer Verbandwechsel als zweimal am Tage ist bei eiternden Wunden nicht ratsam. Gelingt es nicht, in ein bis zwei Tagen der Entzündung und des Fiebers Herr zu werden, so ist die Wunde weiterhin mit feuchten Verbänden zu behandeln. Zu diesem Zwecke spült man täglich die Wunde mit abgekochtem Wasser ab und bedeckt sie mit Kompressen, d. h. vierfach zusammengelegten Stücken Mull, die in Kresolwundwasser gelegen haben. Die feuchten Kompressen bedeckt man mit einem über sie hinausragenden Stücke wasserdichten Stoffes und befestigt das ganze durch eine Binde oder ein Tuch. Entsteht eine fortkriechende Eiterung oder zeigt sich Wundrose, so ist nach §§ 137, 140 zu verfahren.

Geht die Wundheilung gut, d. h. ohne Fieber, ohne Absonderung vonstatten, so ist, wenn es sich um eine genähte Wunde handelt, die Entfernung der Nähte gegen den siebenten Tag in der Weise vorzunehmen, daß der Faden unter leichtem Anziehen desselben mit der Pinzette an einer Stelle, die im Stichkanal saß, durchschnitten und mit der Pinzette langsam herausgezogen wird. Bei nichtgenähten Wunden mit gutem Heilungsverlaufe bleibt der Verband etwa acht Tage liegen; zeigt sich dann bis auf eine verhältnismäßig kleine, rote, mit Fleischwärzchen (wildem Fleische) besetzte Stelle die Wunde geschlossen, so läßt man den Verband fort und legt nur mit Borsalbe bestrichenen Mull auf.

§ 108.

Blutstillung.

Infolge der Verletzung oder Durchtrennung kleinerer oder größerer Blutgefäße kommt es in der Regel bei jeder Wunde zu einer Blutung. Da jeder größere Blutverlust für den Verletzten bedenklich ist und durch Verblutung sogar den Tod herbeiführen kann, ist stets für schnelle und sachgemäße Blutstillung zu sorgen. Jedes blutende Glied ist sofort nach oben zu halten, womöglich bis zu senkrechter Lage.

Tritt das Blut langsam und gleichmäßig rinnend in nicht zu großer Menge aus, so kann man es meist unter Hochlagerung des verletzten Körperteils dadurch zum Stehen bringen, daß man einen festen Ballen von reinem Verbandmull oder reiner Verbandwatte kräftig und anhaltend — 10 bis 15 Minuten lang — auf die Wunde drückt. Ist dies von Erfolg, so läßt man den Druck noch etwas fortwirken, indem man den Ballen mit einer Binde oder dergleichen befestigt.

Ein ähnlicher, nur fester anzulegender Druckverband stillt die Blutung aus einer verletzten Blutader, die man an dem stärkeren Hervorquellen dunklen Blutes erkennt. Der Verband darf aber nicht so fest sein, daß eine Anschwellung oder gar eine bläuliche Verfärbung des Endteils des Gliedes eintritt. Die Hochlagerung des verletzten Körperteils ist für längere Zeit beizubehalten.

Spritzt das Blut in hellrotem Strahle aus der Wunde, oder erfolgt die Blutung, dem Herzschlag entsprechend, stoßweise spritzend, so ist eine Schlagader verletzt, und der einfache Verband genügt meist nicht, um das unter dem Drucke der Herzkraft aus dem eröffneten Gefäß ausströmende Blut zurückzuhalten. In solchem Falle muß man sofort den Blutzufluß zu der Wunde hemmen, indem man den Stamm der nächstgelegenen größeren Schlagader auf seinem Wege zwischen dem Herzen und der Wunde mit den Fingern gegen den benachbarten Knochen drückt und so verschließt. Man drücke also

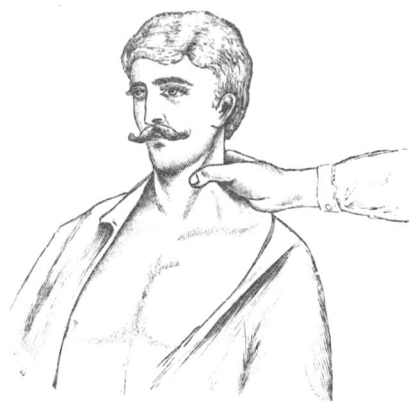

Abb. 46. Zusammendrücken der Halsschlagader.

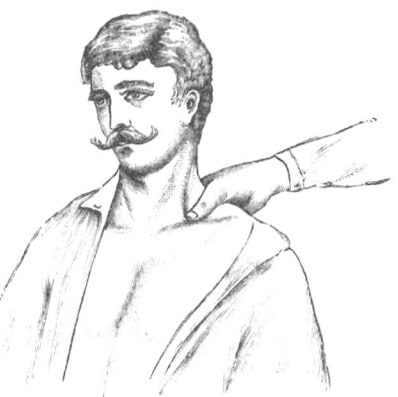

Abb. 47. Zusammendrücken der Schlüsselbeinschlagader.

1. bei Blutungen an der Stirn die Schläfenschlagader dicht vor dem Ohre an das Schläfenbein;

2. Bei stärkeren Blutungen am Halse die Halsschlagader in der neben dem Kehlkopf befindlichen Grube an die Wirbelsäule (Abb. 46);

3. bei Blutungen an der Schulter und Achsel die Schlüsselbein=
schlagader unter gleichzeitigem starken Zug des Armes nach unten
und rückwärts gegen die erste Rippe (Abb. 47);

4. bei Blutungen am Arme und
der Hand die Oberarmschlagader
an der Innenseite neben dem
dicken Beugemuskel gegen den
Oberarmknochen (Abb. 48);

5. bei Blutungen am Ober=
schenkel die Oberschenkelschlagader
in der Mitte der Leistenbeuge
gegen das Becken (Abb. 49).

Schlagaderblutungen am Vor=
derarm und der Hand bringt man
auch zum Stehen, indem man
durch starkes Beugen des Armes

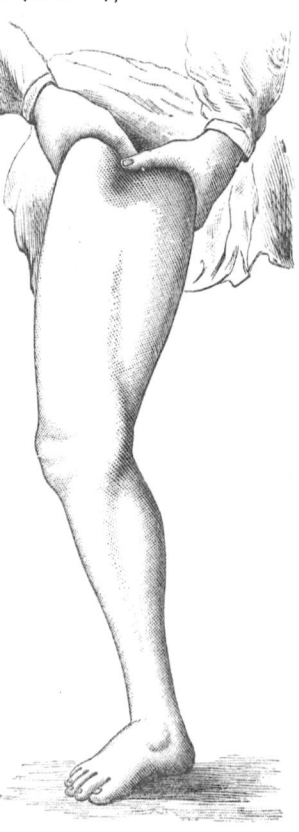
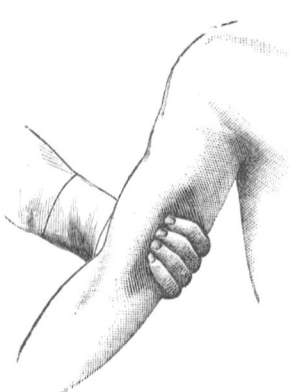

Abb. 48. Zusammendrücken der Oberarmschlagader.

Abb. 49. Zusammendrücken der Oberschenkelschlagader.

im Ellbogengelenke und möglichste Zurückdrängung des Ober=
armes nach dem Rücken die Armschlagader zusammendrückt. Bei
Blutungen im Gebiet des Unterschenkels wird das Bein stark im

Knie gebeugt und der Oberschenkel kräftig gegen den Bauch gezogen.

Wo das Zusammenpressen einer Ader längere Zeit hindurch notwendig wird, muß man den Druck des leicht ermüdenden Fingers durch einen harten Körper, welcher zur Vermeidung einer Quetschung der Haut vorher in ein Tuch eingewickelt wird, oder durch eine zusammengerollte Binde ersetzen. Zur Befestigung dieses drückenden Körpers verwendet man dann ein dehnbares breites Band (Hosenträger) oder ein Tuch, das an der der Ader gegenüberliegenden Seite des Gliedes zusammengeknüpft und durch wiederholte Umdrehung eines unter den Knoten geschobenen Knebels so fest angezogen wird, daß kein Blut mehr ausfließt (Abb. 50). Man nennt eine solche Einrichtung eine Aderpresse*).

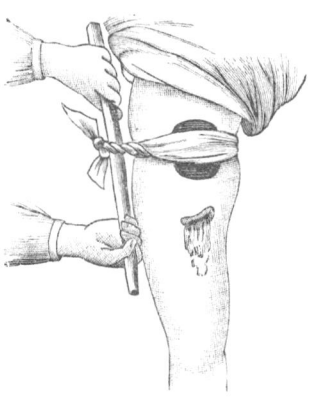

Abb. 50. Aderpresse.

Die Aderpresse darf höchstens zwei Stunden liegen bleiben, da sonst schwere Lähmungen eintreten können oder gar der abgeschnürte Körperteil absterben kann. Inzwischen ist die endgültige Blutstillung vorzunehmen.

Die endgültige Blutstillung bei Schlagaderblutungen gelingt in der Regel nur durch Unterbindung. Diese muß man, wenn nicht, wie z. B. im Hafen, ärztliche Hilfe in kurzer Zeit zu erreichen ist, selbst ausführen. Während das Ausfließen von Blut auf eine der eben bezeichneten Weisen durch einen Gehilfen verhindert wird, legt man Klemmpinzette, gewöhnliche Pinzette, Nadel mit Faden sowie mehrere, ungefähr 30 bis 35 cm lange Seiden-

---

*) Zweckmäßig wählt man die Stelle, an der man die Schlagader pulsieren fühlt.

fäden in Kresolwundwasser und sorgt für Verbandstoff (Binden, Watte). Darauf wird die Wunde mit Kresolwundwasser ausgespült und von den ansitzenden Blutgerinnseln mit der Pinzette befreit. Sodann nimmt man die Klemmpinzette zur Hand, faßt mit ihr, während der Helfer mit dem Drucke etwas nachläßt, die blutende Stelle, klemmt sie mit der Pinzette fest und zieht sie etwas vor. Nun wird einer der Unterbindungsfäden, unter der Pinzette durch, um das gefaßte Fleischbündel, welches die blutende Ader enthält, gelegt, fest angezogen und doppelt oder dreifach geknotet. Die Fadenenden werden etwa $1/2$ cm über dem Knoten abgeschnitten. Darauf kann die Klemmpinzette abgenommen werden. Nun muß der Helfer langsam mit dem Drucke weiter nachlassen, damit man sich überzeugt, daß die Unterbindung gelungen ist, d. h. die Blutung aufgehört hat. Nicht immer glückt es sogleich, die blutende Ader zu fassen, man muß oft etwas tiefer in das Fleisch hineingreifen, um ihrer habhaft zu werden.

Hat nach dem einen oder anderen Verfahren die Blutung aufgehört, so wird der Verband angelegt, indem man nach vorsichtigem Abspülen der Wunde mit Kresolwundwasser eine dünne Schicht von gelbem Wundpulver aufstreut, Verbandmull und Verbandwatte auflegt und das verletzte Glied durch Unterschieben dicker Kissen, ausgestopfter Säcke oder durch Befestigung von oben her (die Hand z. B. in einem dreieckigen Verbandtuch) hochlagert. Ist die Unterbindung in der Wunde selbst ausgeführt, so bleibt der Faden so lange in der Wunde, bis er sich von selbst losgelöst hat. Tritt eine Nachblutung auf, wobei das Blut durch den Verband sickert, so ist der Verband abzunehmen und die Quelle der Blutung zu suchen und zu stillen. Nicht selten kommt es vor, daß eine durchschnittene Schlagader in einer Wunde erst nachträglich zu bluten anfängt, nachdem bereits ein Verband angelegt war. Verletzte mit größeren Wunden sind daher auch nach angelegtem Verbande noch zu beobachten (Krankenwache erforderlich!), da bisweilen Nachblutungen während des Schlafes eintreten.

Verschiedene Arten von Wunden und ihre Behandlung.

§ 109.
Schnittwunden.

Schnittwunden entstehen durch Schnitt oder Hieb mit scharfen Werkzeugen; sie haben scharfe, glatte, auseinanderklaffende Ränder und bluten oft stark, namentlich im Anfange.

Behandlung. Zunächst ist für Blutstillung zu sorgen. Ist die Wunde rein, so suche man unter Beachtung der in § 107 gegebenen Anweisung zur Wundbehandlung die Wundränder gut aneinander zu bringen, bei größeren Wunden durch die Wundnaht, bei kleineren durch quer hinübergelegte Heftpflasterstreifen, nachdem schmale Mullstreifen aufgelegt sind. Wenn die Wundränder gut zusammengebracht sind und keine Eiterung eintritt, erfolgt in der Regel bald glatte Heilung. Verunreinigte Wunden sind offen zu behandeln (vgl. § 107 am Schlusse).

§ 110.
Stichwunden.

Stichwunden sind spaltförmig und nicht selten lebensgefährlich, da tiefliegende, wichtige Körperteile, z. B. große Blutgefäße, verletzt sein können; auch kann durch hineingedrungene fremde Körper, wie die abgesprochene Spitze des stechenden Werkzeugs, Teile der Kleidung u. dgl., im weiteren Verlauf unter starkem Fieber und Schmerzen in der Tiefe Eiterung herbeigeführt werden.

Behandlung. Steckt noch ein Gegenstand in der Wunde, so ziehe man ihn vorsichtig heraus. Dann tupfe man die Wunde mittels Wattebäuschchen, die mit Kresolwundwasser getränkt sind, ab und lege eine mit Kresolwundwasser getränkte Mullkompresse darauf und darüber einen Verband. Man erneuere die Kompresse täglich. Tritt starke Entzündung und Eiterung ein, so lasse man, wenn es sich um eine Wunde an den Gliedmaßen handelt, den betroffenen Körperteil täglich bei dem Verbandwechsel $1/4$ Stunde lang in Kresolwundwasser oder in warmem Seifenwasser baden; im übrigen ist mit den Kresolkompressen fortzufahren.

§ 111.
Quetsch- und Rißwunden.

Quetsch- und Rißwunden haben unregelmäßige, lappige Ränder, schmerzen meist heftig, bluten aber wenig.

Behandlung. Diese Wunden dürfen nicht genäht werden. Wenn sie sichtlich verunreinigt sind, spüle man sorgfältig mit Kresolwundwasser (tiefgehende Wunden der Brust- und Bauchgegend dürfen nicht abgespült, sondern nur mit Kresolkompressen abgetupft werden). Sodann behandele man sie wie Stichwunden mit täglich zu wechselnden Kresolkompressen. Wenn bei fortschreitender Heilung die Wunde sich verkleinert, kann man die Kompressen durch ein mit Vorsalbe bestrichenes Mulläppchen ersetzen oder später gelbes Wundpulver in dünner Schicht aufstreuen und trocken verbinden.

§ 112.
Schußwunden.

Schußwunden sind rund, je nach dem Kaliber des Geschosses von größerem oder kleinerem Durchmesser; bei Nahschüssen findet sich häufig um die Wunde herum ein dunklerer Brandring, verursacht durch die heißen Pulvergase und eingesprengte schwarze Pulverkörnchen. Schußwunden bluten gewöhnlich wenig. Es können durch den Schuß außer Zerreißungen des Fleisches auch Zerschmetterungen von Knochen, Eröffnungen von Gelenken und Körperhöhlen herbeigeführt sein. Ist nur eine Einschußöffnung, aber keine Ausschußöffnung vorhanden, so ist mit ziemlicher Sicherheit anzunehmen, daß das Geschoß noch im Körper steckt.

Behandlung. Man versuche nicht, in der Tiefe befindliche Geschosse mit Fingern oder Instrumenten herauszuholen, da sie oft ohne Schaden einheilen. Einfache Schußwunden behandele man wie Quetschwunden. Ist ein Knochen zerschossen, so verfahre man wie bei einem Knochenbruch mit Verletzung der Haut (vgl. § 136). Bei der Eröffnung von Körperhöhlen usw. durch Schußverletzung handle man nach den in dem nächstfolgenden § 113 angegebenen Regeln.

§ 113.

Besonders schwere Wunden mit Verletzungen wichtiger Organe.

a) **Kopfwunden mit Verletzungen der Schädelknochen und des Gehirns** erfordern eine äußerst vorsichtige Behandlung. Die Haare in der Umgebung der Wunde sind vorsichtig durch Abschneiden oder besser Rasieren zu entfernen; die Wunde selbst ist durch vorsichtiges Abtupfen mit in Kresolwundwasser getränkten Wattebäuschchen zu säubern. Weiterhin sind täglich zu wechselnde Kresolkompressen und der sonstige vorschriftsmäßige Wundverband (§ 107) erforderlich. Der Kranke ist ganz ruhig zu halten, der Kopf ist hochzulagern. Bei Benommenheit oder Fieber lege man, wenn irgend möglich, einen Eisbeutel oder häufig zu wechselnde kalte Umschläge (§§ 45 und 49) auf den Kopf. Geistige Getränke sind dem Kranken nicht zu verabreichen.

Es ist zu beachten, daß bei jeder, auch der geringsten Kopfverletzung mit Vorsicht und unter sorgsamster Beachtung der oben beschriebenen Wundbehandlung verfahren werden muß. Gar nicht selten tritt von einer an sich kleinen, aber vernachlässigten Kopfwunde aus Wundrose (§ 137) und in weiterer Folge Gehirnhautentzündung und Tod ein.

Über die mit Verletzungen des Schädels durch Schlag und Fall häufig verbundene Gehirnerschütterung s. § 130.

b) **Brustwunden** treffen, wenn sie tiefer eindringen, die Lungen oder das Herz; letztere Verletzung ist in den meisten Fällen rasch tödlich. Bei Lungenverletzungen tritt mit jedem Atemzuge Luft oder schaumiges Blut durch die Wundöffnung; die Atmung selbst ist behindert und oft schmerzhaft, der Kranke hustet in vielen Fällen hellrotes, schaumiges Blut aus.

Man säubere die äußere Wunde durch vorsichtiges Abtupfen mit in Kresolwundwasser getränkten Wattebäuschchen. Nicht verunreinigte Wunden mit glatten, gut aneinander passenden Rändern, die nicht eine größere Ausdehnung haben, kann man durch die Naht schließen. Sind die Wundränder aber nicht glatt, so ist

die oben beschriebene Behandlung mit täglich zu wechselnden
Kresolkompressen (§ 111 am Ende) anzuwenden. Der Verband
wird mit Heftpflasterstreifen und darüber gewickelter breiter Binde
oder einem Handtuch befestigt. Die Kost sei kräftig, aber
milde; sie bestehe also in Milch, Fleischkonserven mit Quetsch=
kartoffeln, Reis, Graupen. Alkoholische Getränke sind für den
Kranken verboten. Bei schwereren Brustverletzungen ist möglichst
bald ärztliche Hilfe nachzusuchen.

c) Bauchwunden, die bis in die Bauchhöhle hinein=
reichen, sind wegen der damit verbundenen großen Gefahr der
Unterleibsentzündung (Bauchfellentzündung § 72) stets als außer=
ordentlich schwere Verletzungen anzusehen. Nur bei sofortiger,
sorgfältigster, sachkundiger Behandlung kann damit gerechnet wer=
den, den Verletzten am Leben zu erhalten. Es muß daher ver=
sucht werden, so schnell als möglich, sei es durch An=
laufen eines Hafens oder durch Anrufen eines fremden
Schiffes, ärztliche Hilfe zu beschaffen.

Bis zur Ankunft des Arztes hat sich die Behandlung auf
folgendes zu beschränken. Der Kranke wird vorsichtig zur Koje ge=
bracht, wo er in ruhiger Rückenlage zu verweilen hat. Sind keine
Baucheingeweide aus der Wunde herausgetreten, so wird
mit zuvor peinlichst gesäuberten und desinfizierten Händen auf die
Wunde, die selbst nicht berührt werden darf, ein reines großes
Mullstück gedeckt, hierauf ein großer Bausch Watte gelegt und das
ganze durch Heftpflasterstreifen und eine sorgfältig angelegte Binde
um den Leib befestigt. Sind hingegen Eingeweide (Darm=
schlingen) aus der Bauchwand vorgefallen, so desinfiziere
man sich gleichfalls zunächst sorgfältig die Hände und überzeuge
sich dann durch Besichtigung der Darmschlingen davon, ob diese
unverletzt geblieben oder verletzt (eröffnet) sind, so daß Darm=
inhalt (Kot) auszufließen vermag. Sind die Darmschlingen
unverletzt, so reinige man die Umgebung der Wunde mit
großer Vorsicht, d. h. so, daß von der desinfizierenden Flüssigkeit
nichts in die Bauchhöhle gelangt, mit Kresolwundwasser, ziehe
hierauf die Darmschlingen behutsam ein wenig hervor, überzeuge

sich nochmals, daß auch an diesen vorgezogenen Darmstellen keine Verletzungen vorhanden sind, spüle den Darm mit lauwarmem, vorher abgekochtem Wasser gut ab, wiederum so, daß auch hierbei möglichst keine Flüssigkeit in die Bauchhöhle einfließt, und schiebe die Eingeweide alsdann vorsichtig in die Bauchhöhle zurück. Hiernach lege man Mull und Verbandwatte auf die Wunde und befestige den Verband mit Heftpflasterstreifen und breiten Binden oder dergleichen. Sind die herausgetretenen Darmschlingen verletzt (eröffnet), so dürfen sie keinenfalls in die Bauchhöhle zurückgebracht werden, da sonst durch den ausfließenden Kot tödliche Bauchfellentzündung hervorgerufen wird. Man muß daher die verletzten Därme draußen lassen und sie mit zuvor peinlichst desinfizierten Händen, erforderlichenfalls unter Verwendung von oft zu erneuernden Mullkompressen, so lagern, daß aus ihnen kein Kot in die Bauchhöhle zu gelangen vermag. Die Umgebung der Wunde wird wiederum vorsichtig, so daß nichts in die Bauchhöhle einfließt, mit Kresolwundwasser gereinigt, der Darm mit vorher abgekochtem lauwarmem Wasser abgespült und sodann Wunde und Eingeweide mit Mull und Watte bedeckt, welche mit einem gutsitzenden, jedoch nicht zu festen Deckverbande befestigt werden.

Ist auf ärztliche Hilfe binnen 48 Stunden nicht zu rechnen, so muß, wenn der Darm nicht vorgefallen oder doch unverletzt geblieben ist, nach vorsichtiger (s. oben) Reinigung der Umgebung mit Kresolwundwasser die Bauchwunde möglichst bald durch die Naht geschlossen werden. Um hierbei eine Verletzung des Darmes mit der Nadel zu vermeiden, ist die Naht so anzulegen, daß die Haut und die oberflächlichen, nicht auch die tieferen Muskelschichten, durchstochen werden. Die einzelnen Nähte seien etwa 3 bis 4 cm voneinander entfernt. Nach Beendigung der Naht ist die Wundspalte mit gelbem Wundpulver zu bestreuen und hierauf mit Mull und Watte zu bedecken, die mit einem Deckverbande befestigt werden. Ein Verbandwechsel ist bei günstigem Verlaufe nur alle drei bis vier Tage erforderlich. Bei vorgefallenem, verletztem (eröffnetem) Darme darf die Schließung der Bauch=

wunde durch die Naht nicht erfolgen, hingegen hat mehrmals täglich Verbandwechsel unter genauer Beobachtung der gleichen Vorsichtsmaßregeln wie beim Anlegen des ersten Verbandes stattzufinden.

Die Ernährung des Verletzten werde am ersten Tage ganz ausgesetzt, bestehe in den beiden folgenden Tagen aus flüssiger, von da ab auch aus breiiger, nach dem zehnten Tage auch aus fester Nahrung.

Während des Heilverlaufs muß der Kranke eine möglichst ruhige Rückenlage dauernd innehalten, mit leicht im Knie- und Hüftgelenke gebeugten Beinen (Polster unter die Kniekehlen!). Gegen etwaiges Erbrechen gebe man Eisstückchen oder kleine Schlucke kalter Flüssigkeiten und bis viermal täglich zehn Tropfen Opiumtinktur. Auch beim Auftreten von Schmerzen im Leibe und von Auftreibung des Leibes sind täglich drei- bis viermal zehn Tropfen Opiumtinktur zu verabfolgen. Stuhlgang ist in den ersten acht bis zehn Tagen nicht erforderlich, darnach durch Einläufe, aber nicht durch innerliche Abführmittel herbeizuführen. Auch bei günstigem Heilverlaufe soll der Kranke das Bett nicht vor der dritten bis vierten Woche verlassen. Zur Arbeit darf er erst dann wieder herangezogen werden, wenn ein Arzt, dem er vorgeführt worden ist, dies für unbedenklich erklärt.

d) Gelenkwunden, d. h. Wunden, die ein Gelenk eröffnen, entstehen durch Schnitt, Stich, Hieb, Schuß usw. Man erkennt sie an dem Sitze und der Tiefe der Wunde, wie auch an dem Aussickern einer fadenziehenden, klebrigen, weißlichen Flüssigkeit, der Gelenkschmiere; bei größeren Gelenkwunden sind in der Tiefe die freigelegten glatten, rundlichen, bläulich-weißen Gelenkköpfe sichtbar. Gelenkwunden sind gleichfalls als sehr ernste und gefährliche Verletzungen zu betrachten, die sehr leicht zu eitriger, vielfach tödlich verlaufender Gelenkentzündung (§ 141) führen. Auch kann später Steifheit des verletzten Gelenkes eintreten.

Behandlung. Es kommt alles darauf an, durch eine sorgfältige Wundbehandlung (§ 107) Eiterung zu verhüten. Außerdem ist das Gelenk in der Form festzustellen, die für den Fall eintretender Gelenksteifigkeit am brauchbarsten erscheint. Daher muß das Hüftgelenk durch die Rückenlage des Verletzten, das Knie- und Handgelenk durch Schienen möglichst gestreckt gehalten werden; der Fuß stehe bei Verletzung des Fußgelenkes rechtwinklig zum Unterschenkel, der Unterarm bei verletztem Ellbogengelenke rechtwinklig zum Oberarme, der Oberarm ist bei Verletzungen des Schultergelenkes an die Brust zu legen, die Finger sind leicht gekrümmt zu schienen.

Tritt Vereiterung des Gelenkes ein, so verfahre man nach den in § 141 am Schlusse gegebenen Ratschlägen.

§ 114.
Vergiftete Wunden.

a) Schlangenbiß. Giftschlangen sind in den tropischen Ländern, namentlich in Ostasien und Südamerika, häufig; außer vielen an Land lebenden Schlangen gehören dazu auch die in tropischen Gewässern an den Küsten vielfach vorkommenden Seeschlangen.

Nach einem Bisse zeigt sich die Giftwirkung gewöhnlich in einer rasch eintretenden Anschwellung und bläulichen Verfärbung der Bißstelle und ihrer Umgebung, bisweilen auch entfernter gelegener Körperteile. In der Folge kann es zu Zellgewebsentzündung und Brand kommen. In schweren Fällen (z. B. nach dem Bisse einer Brillenschlange) äußert sich die Vergiftung, ohne daß die Erscheinungen an der Bißstelle eintreten, in plötzlicher Bewußtlosigkeit und schnellem Verfalle, manchmal in Verbindung mit Aufregungszuständen oder Krämpfen. In anderen Fällen stellen sich Herzklopfen, Atmungsbeschwerden, Kopfschmerzen, Erbrechen, Durchfall, Blutbrechen oder Blutharnen ein. Tödlicher Ausgang ist nicht selten.

Behandlung. Sofort nach dem Bisse lege man, nach Erweiterung desselben durch Einschnitte, wenn die Bißstelle sich an den Gliedmaßen befindet, eine Schnur oder mehrere in einigen Zentimeter Abstand voneinander um das gebissene Glied oberhalb der Bißstelle (also nach dem Rumpfe zu), und zwar so fest, als es durch Anziehen nur möglich ist; die der Wunde zunächst liegende Schnur ist durch einen Knebel ganz fest zu legen (wie bei der Aderpresse, s. S. 233). Sodann (und in solchen Fällen, wo die Umschnürung unmöglich ist, von vornherein) ist die Bißstelle möglichst von dem Verletzten selbst auszusaugen oder auszudrücken und auszuwaschen und mit einem glühend gemachten Eisen, einer glühenden Kohle oder brennenden Zigarre auszubrennen. Hat man frisch filtrierte Chlorkalklösung zur Hand, so spritze man die Wunde damit aus. Darauf ist die Umschnürung zu entfernen; das Lösen darf nur allmählich geschehen. Dann gebe man dem Verletzten einige Gläser Glühwein oder Grog und decke ihn im Bette warm zu, damit er womöglich schwitzt. Bei heftigen Allgemeinerscheinungen (Bewußtlosigkeit, Krämpfen usw.) lege man einen Eisbeutel oder häufig zu wechselnde kalte Umschläge auf den Kopf und gebe, wenn der Kranke schlucken kann, starken Kaffee oder starken Wein (Schaumwein). Gut bewährt hat sich bei rechtzeitiger Anwendung Schlangengiftserum, das an verschiedenen Stellen in Deutschland sowie im Ausland zur Verfügung steht.

b) Verletzungen durch giftige Fische. Derartige Fische kommen vorwiegend an den tropischen Meeresküsten, aber auch in den heimischen Gewässern vor (z. B. Knurrhahn, Petermännchen und eine Art Seeteufel). Die Verletzungen entstehen durch Berührungen der Rücken-, After- oder Kiemenflossen dieser Fische beim Anfassen mit der Hand oder beim Darauftreten mit ungeschützten Füßen, z. B. beim Baden. Besonders ein im indischen Ozean und in Polynesien vorkommender Stachelflosser hat auf diese Weise schon viele tödliche Vergiftungen veranlaßt. Es ist deshalb besser, dort, besonders bei La Réunion, Mauritius, den Seychellen, Java, Tahiti, Neukaledonien, das Baden im flachen Meereswasser zu unterlassen. Der im Mittelmeer, im Atlantischen und Indischen Ozean und in den australischen Gewässern vorkommende Meeraal vergiftet durch seinen Biß.

Der Verletzung folgen heftige Schmerzen, dann Zellgewebsentzündung bis Brand; dabei tritt Ohnmacht auf, die in den Tod übergehen kann.

Die Behandlung besteht im Aussaugen (möglichst durch den Verletzten selbst), Ausdrücken, Auswaschen und Ausbrennen der Wunde wie beim Schlangenbisse. Außerdem sind Umschläge mit Branntwein zu empfehlen.

§ 115.
Brandwunden und Frostschäden.

a) Brandwunden. Wenn die Kleider noch brennen oder glimmen, schlage man den Verunglückten schleunigst in eine Decke oder ein schnell ausgezogenes eigenes Kleidungsstück, um durch Abschluß der Luft das Feuer zu ersticken. Dann begieße man ihn mit Wasser und lösche so das Feuer noch vollständiger. Nun entkleide man den Verletzten; meist wird es nötig sein, die Kleider aufzuschneiden.

Die Behandlung der Brandwunden kann auf verschiedene Weise geschehen:

1. Man eröffne die vorhandenen größeren Brandblasen vorsichtig am Rande mit einer unmittelbar vorher desinfizierten oder besser ausgekochten Schere und lasse die Flüssigkeit abfließen, ohne jedoch die Blasenhaut abzureißen. Darauf bedecke man die Brandwunden mit mehrfach zusammengelegten reinen Mullstücken, die messerrückendick mit Borsalbe bestrichen sind.

Nach 24 Stunden entferne man die aufgelegten Mullstücke und eröffne etwa neu entstandene Blasen in der oben beschriebenen Weise. Man lege dann einen frischen Borsalbenverband auf und erneuere ihn täglich.

2. Eine andere, sehr zweckmäßige und zudem sehr einfache Behandlungsweise besteht darin, daß man bei leichten Verbrennungen ohne jede weitere Vorbereitung die verbrannte Stelle mit einer Schicht von gelbem Wundpulver bestreut, hierüber ein Mullstück und Verbandwatte legt und das ganze mit einer Binde befestigt. Ein vorheriges Anschneiden kleinerer Brandblasen findet bei dieser Behandlungsart nicht statt. Bei etwaiger Durchnässung des Verbandes ist nach Ablösung der äußeren Binde nur die Verbandwatte und die Mullschicht zu entfernen, neues gelbes Wund-

pulver nachzustreuen und der Verband wieder mit einer Mull- und Watteschicht zu vervollständigen. Zeigen sich keine Zeichen einer besonderen Störung des Wundverlaufs, so ist der Verband erst nach acht Tagen oder später zu erneuern, falls nicht inzwischen schon Heilung eingetreten oder ein Gefühl des Brennens bzw. Schmerz unter dem Verbande sich bemerkbar gemacht haben sollte. Etwa angetrocknete Mengen des Pulvers werden beim Verbandwechsel durch Aufweichen mit lauwarmem, vorher abgekochtem Wasser vorsichtig entfernt. Bequemer noch ist es, die fertig in den Handel gelangenden sog. Brandbinden zu verwenden. Auch eine solche Brandbinde wird ohne jede weitere Vorbereitung wie eine gewöhnliche Binde auf die verbrannte Stelle gelegt und darüber eine Lage Verbandwatte befestigt; letztere ist bei etwaiger Durchtränkung des Verbandes allein zu erneuern. Eine neue Brandbinde ist, sofern keine Anzeichen einer Eiterung bemerkbar werden, erst nach etwa acht Tagen unter Beobachtung der gleichen Gesichtspunkte anzulegen, die oben für den Verband mit Wundpulver angegeben sind.

Wenn bei größeren Verbrennungen die Schmerzen dauernd sehr heftig sind, so gebe man ein Morphiumpulver und nötigenfalls nach einer halben Stunde ein zweites; ein drittes jedoch erst nach weiteren sechs Stunden. Verbrennungen der Haut in großer Ausdehnung sind sehr gefährliche Verletzungen; betreffen sie mehr als den dritten Teil der ganzen Hautoberfläche, so ist ein tödlicher Ausgang oft nicht zu verhindern.

Verbrühungen und Hautverletzungen durch ätzende Säuren und Laugen sind ebenso wie Brandwunden zu behandeln.

b) **Frostschäden.** Einzelne von Erfrierung befallene Teile, Ohren, Zehen, Nasenspitze, Fingerspitzen usw. sehen anfangs sehr blaß aus und sind starr. Wirklich erfrorene Teile werden blaurot oder kirschrot, trocknen dann ein, werden braun, zuletzt schwarz; an der Grenze des erfrorenen Gewebes bildet sich nach einiger Zeit eine Entzündung mit geringer Eiterung, wodurch die Abstoßung des Abgestorbenen bewirkt wird.

Man reibe die betroffenen Körperteile mit kaltem Wasser oder Schnee, damit der Blutumlauf sich wiederherstellt. Es ist auf ein ganz allmähliches Erwärmen Bedacht zu nehmen (vgl. § 103 Nr. 5). Bilden sich Blasen, so sind sie wie Brandblasen zu behandeln; im übrigen ist die gewöhnliche Wundbehandlung am Platze (§ 107). Größte Reinlichkeit und beste Ernährung des Kranken sind erforderlich.

Frostbeulen werden zweckmäßig täglich einmal mit zwei bis drei Tropfen Terpentinöl eingerieben oder mit Jodtinktur eingepinselt.

Frostgeschwüre werden mit Borsalbenverbänden behandelt.

Erfrorene s. § 103 Nr. 5.

Schutz gegen Erfrierungen: Einreiben des Gesichts und der Ohren mit Fett; Tragen von zwei Paar Strümpfen mit Papierzwischenlagen.

§ 116.
Beispiel für die Wundbehandlung: Kopfverletzung.

Durch Hieb mit einem scharfen Werkzeug ist die Kopfhaut durchtrennt, die Ränder der Wunde sind scharf, eine Ader ist verletzt, das Blut spritzt heraus; die Wunde ist 8 cm lang, $1/2$ cm tief und bis auf einige hineingelangte Haare nicht verunreinigt.

1. Der Verletzte wird aufgehoben und an Deck mit hochgehobenem Kopfe hingesetzt.

2. Durch Fingerdruck auf die Wundränder oder auf die Schläfen- bzw. Halsschlagader der betroffenen Kopfseite wird von einem Gehilfen die Blutung gestillt.

3. Der Verletzte oder die Augenzeugen werden nach den näheren Umständen der Verwundung befragt.

4. Es werden etwa 2 l Kresolwundwasser ($1^1/_2$ proz.) angefertigt und drei gut gereinigte Schalen (zur Not Suppenteller) damit gefüllt; der Inhalt der einen dient zum Desinfizieren der Hände, in die andere legt man die beiden Pinzetten, die Schere, die große und eine kleine mit Faden versehene Nadel sowie einige Seidenfäden (Unterbindungsfäden). Der Inhalt der dritten Schale dient

zum Desinfizieren und Abspülen der Umgebung der Wunde in die Schale werden einige Mullstücke gelegt. Der Rest der Lösung wird in das vorher gründlich gereinigte Spülgefäß, an dessen Schlauch eine Wundspitze gesteckt ist, gegossen.

5. Der Kapitän wäscht sich die Hände zuerst mehrere Minuten lang gründlich mit warmem Wasser, Seife und Bürste, wobei besonders auf die Nagelreinigung zu achten ist, trocknet mit reinem Handtuch ab und wäscht sie darauf nochmals etwa zwei Minuten lang in dem Kresolwundwasser, ohne sie danach wieder abzutrocknen.

6. Die Wunde wird von den darin haftenden Haaren mit der Pinzette behutsam befreit, letztere darauf in die Schale zurückgelegt. (Bei größerer Unsauberkeit ist die Wunde auszuspülen und vorsichtig mit einem mit Kresolwundwasser befeuchteten Mullstück auszutupfen.)

7. Der Gehilfe hebt seinen Finger vom Wundrand ab. Steht die Blutung nicht, und erblickt man die Öffnung eines Blutgefäßes, aus der stoßweise hellrotes Blut hervorspritzt, so ist die durchtrennte Ader mit der Klemmpinzette zu fassen und mit einem Seidenfaden zu unterbinden. Bisweilen läßt sich auch durch fortgesetzten Druck auf den Wundrand die Blutung zum Stehen bringen.

8. Nach Stillung der Blutung ist die Kopfhaut in einem Umkreis von 4 bis 5 cm zu rasieren. Falls dies nicht angängig, sind die Haare mit der Schere möglichst kurz abzuschneiden.

9. Die Wunde und ihre Umgebung werden mit Kresolwundwasser abgespült, etwa noch zum Vorschein kommende Haare werden mit der Pinzette vorsichtig entfernt; darauf werden die Ränder und die Wundfläche mit einem dem Kresolwundwasser entnommenen, mehrfach zusammengelegten Stücke Mull abgetupft, mit der Lösung im Spülgefäße nochmals abgespült und die Wunde mit einem der Mulläppchen bedeckt.

10. Die Wunde wird mit soviel Nähten geschlossen, als nötig sind, um die Wundränder leicht und gut aneinanderzuhalten. Hierbei ist darauf zu achten, daß die Nadel und der Nähfaden, wenn sie aus dem Teller genommen sind, mit nichts anderem als

der Wunde und den von Kresolwundwasser feuchten Händen des Kapitäns in Berührung kommen. Nach jeder Naht werden Nadel und Faden wieder durch die Schüssel mit Kresolwundwasser gezogen; auch ist wohl zu beachten, daß der Kapitän, so oft er irgend etwas außer der Wunde und den desinfizierten Gegenständen berührt hat, sich die Hände mit Kresolwundwasser waschen muß.

11. Die Wunde wird mit einem mit Kresolwundwasser befeuchteten, dann mit einem trocknen reinen Mullstück abgetupft und mit gelbem Wundpulver dünn bestreut; dann deckt man etwas Verbandmull und darüber einen Bausch Verbandwatte, so groß wie die geschorene Stelle, auf die Wunde und befestigt beides mit einem dreieckigen Tuche oder einer Mullbinde.

12. Der Verletzte wird zu Bett gebracht und bleibt mit **erhöhtem** Kopfe liegen.

13. In den ersten Stunden ist der Verband wiederholt nachzusehen. — Sollte der Faden sich von der Ader abgestreift haben und letztere von neuem **stark** zu bluten anfangen, so muß sie nochmals unterbunden werden, auch wenn deshalb die Nähte entfernt und später neu angelegt werden müssen.

14. Sobald Eiterung und Klopfen in der Wunde oder Fieber entsteht, sind die Nähte zu entfernen. Die Wunde ist dann wie eine verunreinigte offen zu behandeln (vgl. § 107). Andernfalls entferne man die Nähte gegen den siebenten Tag und bestreue alsdann die Wunde nochmals mit gelbem Wundpulver.

15. Hat sich die Wunde bis auf einen Streifen roter Fleischwärzchen geschlossen, so verbindet man mit einem die Wunde bedeckenden Borsalbenläppchen und befestigt dies mit Heftpflasterstreifen.

2. Verstauchungen und Verrenkungen.

§ 117.

Allgemeines.

Verstauchungen und Verrenkungen können an den verschiedensten Gelenken des Körpers vorkommen. Ein Gelenk besteht aus den Endteilen mindestens zweier gegeneinander beweglicher Knochen, die von einer derben häutigen Hülle, der Gelenkkapsel, umgeben sind. Werden durch starke Gewalteinwirkung die Gelenkenden auseinander gezerrt, z. B. beim Umknicken des Fußes, so kann eine Überdehnung und teilweise Zerreißung der Gelenkkapsel erfolgen, die gewöhnlich mit Austritt von Blut in das Gelenk und die umgebenden Gewebe verbunden ist. Dies nennt man eine Verstauchung. Tritt jedoch durch den Riß der Gelenkkapsel das eine Knochenende heraus und stemmt sich gegen einen anderen Knochen oder gegen die umgebenden Muskeln, so liegt eine Verrenkung vor.

§ 118.
Verstauchungen.

Eine Verstauchung erkennt man hauptsächlich an der Schmerzhaftigkeit, der Schwellung und der Steifigkeit des Gelenkes; dabei ist aber die natürliche Stellung der knöchernen Teile des Gelenkes zueinander erhalten und eine Bewegung im Gelenke durch die Hand des Untersuchenden leicht, wenn auch mit Schmerzen für den Kranken, möglich. Blaue, später grüne und gelbe Färbung der Haut kommt sowohl bei einfacher Quetschung, als auch bei Verstauchung, Verrenkung und Knochenbruch vor. Verstauchungen bedürfen oft längerer Zeit zur Heilung.

Zur Behandlung dienen zunächst kalte Umschläge und Ruhigstellung des Gelenkes durch einen nicht zu fest anzulegenden (vgl. S. 216) Verband. Nach etwa 14 Tagen entferne man den Verband und beginne mit vorsichtiger Massage des verletzten Gelenkes. Zu diesem Zwecke umfasse man mit beiden Händen das in der Regel noch geschwollene Gelenk und streiche — von unten nach oben, d. h. in der Richtung nach dem Rumpfe hin — die Geschwulst etwa zehn Minuten lang ziemlich kräftig, jedoch ohne dem Verletzten größere Schmerzen zu bereiten, mit den beiden Daumen. Anfänglich mache man dieses jeden zweiten Tag, später täglich einmal. Auch kann man das verstauchte Gelenk mit Opodeldok (§ 48 Nr. 24) einreiben oder von Zeit zu Zeit mit Jodtinktur bepinseln. Allmählich läßt man das Gelenk wieder gebrauchen, während es zunächst noch mit einer Flanellbinde umwickelt ist. Stellt sich indessen nach den ersten Gebrauchs= versuchen stärkere Schwellung ein, so sind sie erst nach mehreren Tagen zu wiederholen.

Wenn man zweifelhaft ist, ob Verstauchung oder Bruch der Gelenkenden vorliege, so geht man immer am sichersten, das letztere anzunehmen und danach bei der Behandlung zu verfahren.

Die Schmerzen in dem verstauchten Gelenke dauern oft lange Zeit an und kehren bei jeder unvorsichtigen Bewegung zurück.

§ 119.
Verrenkungen im allgemeinen.

Verrenkungen entstehen im allgemeinen durch Fall, Stoß, Zug, Drehung u. dgl. Bei der Verrenkung sind die Knochenenden nicht nur gequetscht, sondern, da die Gelenkkapsel an einer Stelle mehr oder weniger gerissen ist, aus ihrer natürlichen Gelenkverbindung verdrängt und gegeneinander verschoben. Eine Verrenkung ist gleich nach der Verletzung zu erkennen:

1. an der veränderten Form der Gelenkgegend. Um dies fest= zustellen, muß man das kranke Gelenk mit dem gesunden der anderen Seite vergleichen. Beim Betasten findet man die Stelle, wo beim gesunden Gelenke der Gelenkkopf sitzt, leer, an einer anderen Stelle aber fühlt man den ausgetretenen Knochen als feste Vorwölbung;
2. das verrenkte Glied ist gewöhnlich länger oder kürzer als das gesunde;
3. es steht in unrichtiger Lage fest und kann nicht ohne be= deutenden Zug oder Druck in die natürliche Stellung zurück= geführt werden;
4. das Glied kann vom Kranken überhaupt nicht oder nur sehr wenig bewegt werden.

Hat man die Verrenkung als solche erkannt, so ist sobald als möglich die Einrenkung vorzunehmen, d. h. das ausgetretene Knochenende durch den Kapselriß wieder in die Gelenkhöhle und an die richtige Stelle zu bringen. Hierbei können drei Helfer er=

forderlich werden: der erste hat an dem Gliede unterhalb des verrenkten Gelenkes den Zug auszuüben, der zweite den dem Rumpfe zunächst liegenden an der Verrenkung beteiligten Knochen festzuhalten und somit den Gegenzug auszuführen, und der dritte die eigentliche Einrenkung zu besorgen. Letzterer hat die beiden anderen anzuweisen; er läßt sie in den angegebenen Richtungen zuerst gelinde, dann kräftiger, aber gleichmäßig ziehen und bringt selbst mittels Druckes und Drehungen den Gelenkkopf durch den Riß der Gelenkkapsel in das Gelenk zurück. Nicht selten ist es zweckmäßig, den zweiten Helfer bei dem Gegenzuge zu unterstützen; man schlingt hierzu ein Handtuch um das verrenkte Glied und läßt hiermit von einem oder mehreren Männern den Gegenzug ausüben. Gelingt die Einrenkung, so geht der Gelenkkopf mit einem schnappenden oder glucksenden Geräusch in die Gelenkhöhle zurück, und es wird, abgesehen von einiger Schwellung, die gewöhnliche Form wieder hergestellt, was man am besten durch Vergleich mit der gesunden Seite erkennt; der heftige Schmerz vermindert sich alsbald, und es kehrt die Beweglichkeit des Gliedes in dem Gelenke zurück. War das Hüft-, Knie- oder Fußgelenk verrenkt, so ist als Nachbehandlung mindestens drei- bis vierwöchige Bettruhe erforderlich, während bei den Verrenkungen am Arme und an der Hand eine etwa dreiwöchige Schonung des Gliedes durch Einlegen desselben in ein Tragetuch ausreicht. Bewegungen der Finger und Zehen lasse man, falls möglich, auch schon während der Ruhigstellung des Armes oder Beines machen, um Steifheit der Hände und Füße infolge Nichtgebrauchs zu verhüten.

Behandlung der einzelnen Verrenkungen.

§ 120.

Verrenkung des Unterkiefers.

Bei dieser Verrenkung steht der Mund andauernd offen, bald sehr weit, bald nur ungefähr daumenbreit. Die Zähne können nicht aufeinander gebracht werden, das Kinn springt vor; bei einseitiger Verrenkung sieht es nach der entgegengesetzten Seite. Kauen ist unmöglich, Sprechen sehr erschwert.

Behandlung. Ein Gehilfe stellt sich hinter den Verletzten und hält dessen Hinterkopf fest gegen seine Brust gedrückt. Der Kapitän legt die beiden durch umwickelte Tücher geschützten Daumen auf die hinteren Backzähne des ausgerenkten Unterkiefers, drückt diese kräftig nach unten und zugleich nach hinten. Ist die Einrenkung gelungen, so wird ein Tuch unter dem Kinne weg um den Kopf gebunden. Die ersten acht Tage darf der Mund nur so wenig als möglich geöffnet, nicht gesprochen und nicht gekaut, daher nur flüssige Nahrung genossen werden. Hierbei kann man das in der Ausrüstung vorhandene Trinkrohr benutzen lassen.

§ 121.

Verrenkung des Schultergelenkes.

Die Verletzung entsteht gewöhnlich durch Fall auf die Hand oder den Ellbogen oder durch Ausdrehen in hängender Körperstellung und kommt häufiger vor als alle anderen Verrenkungen zusammen. Gar nicht selten beobachtet man sie bei den das Ruder bedienenden Personen infolge plötzlicher heftiger Stellungsänderung des Ruders.

Die Schulter ist dabei abgeflacht, sieht eckig aus, die Gelenkpfanne erscheint leer. Der Gelenkkopf sitzt meistens im vorderen Teile der Achselhöhle, dicht unter dem Schlüsselbein, als feste rundliche Geschwulst; der Oberarm steht fest und vom Rumpfe ab, oft wird er von dem Kranken, um die Schmerzen zu mildern, mit der gesunden Hand am Ellbogen unterstützt. Der Kranke selbst kann mit dem Arme keine Bewegung ausführen, aber auch der Untersuchende kann ihn nicht oder nur wenig dem Körper nähern.

Behandlung. Um diese Verrenkung zurückzubringen, kann man sich verschiedener Verfahren bedienen:

a) (Zug- und Drehmethode.) Der Verletzte wird auf eine Bank, ein Bett oder besser auf einen hohen Tisch gelegt. Der Kapitän sitzt neben dem Kranken. Von einem Gehilfen wird zunächst ein

Gegenzug dadurch ausgeübt, daß er ein durch die kranke Achselhöhle über die gesunde Schulter hin geführtes, zusammengefaltetes Handtuch oder ein mit Packungsgarn dick umwickeltes Stück Tau anzieht. Ein zweiter Gehilfe hält die kranke Schulter von oben her fest und drückt sie kräftig herab. Der Kapitän umfaßt alsdann, wenn der rechte Arm ausgerenkt ist, mit der linken Hand das untere Ende des Oberarms, mit der rechten Hand den rechtwinklig gegen den Oberarm gebeugten Unterarm dicht über dem Handgelenk, und zieht kräftig, wenn nötig, durch einen weiteren Ge=

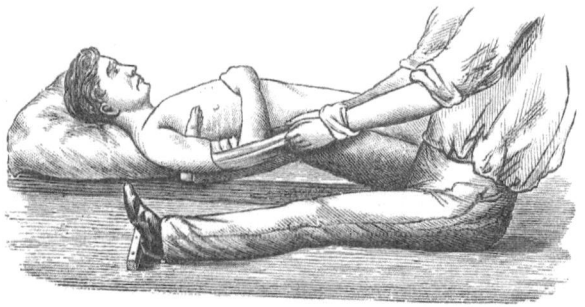

Abb. 51. Einrenkung des Oberarms.

hilfen unterstützt, zuerst in der Richtung des verrenkten Oberarms, also so, wie der Arm steht, d. h. nach unten, wobei der Unterarm nach außen gedreht wird. Allmählich aber zieht er den Arm vom Körper ab, bis dieser nach der Seite hin und rechtwinklig vom Leibe absteht; die Finger des Verunglückten zeigen dann nach oben und etwas nach hinten. Nun läßt der Gehilfe allmählich das Tuch los, während der Kapitän dem Arme durch Vermittelung des Unterarms eine drehende Bewegung nach innen (also zur Brust hin) gibt und ihn immer noch ziehend rasch gegen die Brust drängt, ihn gleichsam dagegen wirft.

b) (Fußmethode.) Der Kranke wird platt zur Erde auf eine Matratze gelegt, der Kapitän setzt sich daneben und drückt die nackte Ferse seines Fußes fest in die Achselhöhle des Verletzten, während er an dem Arme zuerst in der Richtung des verrenkten Armes,

d. h. nach unten und außen, dann in der Längsrichtung des Körpers und zuletzt etwas nach der anderen Seite des Leibes hin zieht (Abb. 51). Gelingt es in dieser Weise nicht bald, den Gelenkkopf einzurenken, so wird das Verfahren mit der Abänderung wiederholt, daß ein Gehilfe, sobald der Zug in die Längsrichtung des Körpers fällt, mit dem im Ellbogen gebeugten Arme Drehungen nach innen, d. h. zur Brust hin, und dann nach außen macht, um so die Einrenkung zu erleichtern. Der Zug geschieht hierbei vermittels einer um den Arm gelegten Tuchschlinge.

c) (Faustmethode.) Statt der nackten Ferse kann auch eine Faust fest in die Achselgrube gelegt und der Arm unter Zug nach abwärts über die Faust gehebelt werden.

Kommt man mit dem einen Verfahren nicht zum Ziele, so versuche man es mit dem anderen.

Ist die Einrenkung gelungen, so wird der Arm in ein dreieckiges Tuch gelegt und darin etwa zwei Wochen belassen (Abb. 41). Nach dieser Zeit beginne man mit Massage und vorsichtigen, täglich ausgiebiger werdenden Bewegungen, bis schließlich der volle Gebrauch des Armes wieder eintreten kann. Doch hat sich der Verletzte vor schnellen oder gewaltsamen Bewegungen dauernd zu hüten, da ein einmal verrenkter Oberarm leicht eine neue Verrenkung erleidet.

Gelingt die Einrenkung an Bord nicht, so bleibt nichts übrig, als durch Ansprechen eines Schiffes mit einem Arzte an Bord oder durch Anlaufen eines Hafens ärztliche Hilfe nachzusuchen. Je länger ein verrenktes Glied in seiner unnatürlichen Stellung bleibt, desto mehr wächst die Gefahr, daß die Einrenkung nicht mehr gelingt und dauernde Steifheit in dieser Stellung eintritt. Dies gilt für alle Verrenkungen.

§ 122.
Verrenkung des Ellbogengelenkes.

Diese kommt meistens durch Fall auf den vorgestreckten Arm zustande. Gewöhnlich sind die Knochen des Unterarms nach hinten getreten, daher erscheint der kranke Unterarm kürzer als der gesunde.

Die Gelenkgegend ist nach hinten spitz vorgetrieben. Der Arm steht entweder gestreckt oder leicht gebeugt und kann im Gelenke nur sehr wenig, nie bis zum spitzen Winkel gebeugt werden.

Behandlung. Der Oberarm des sitzenden Kranken wird von einem oder zwei Gehilfen kräftig umfaßt und festgehalten; der Kapitän umfasse den Vorderarm und suche ihn unter kräftigem Zuge nach unten möglichst weit zu strecken. Hat sich dadurch die Verkürzung des Armes nahezu ausgeglichen, so beuge er plötzlich den Unterarm gegen den Oberarm bis zum spitzen Winkel. Unter schnappendem Geräusch erfolgt die Einrenkung. Der Arm muß zwei bis drei Wochen im Armtuch getragen werden. Alsdann ist mit Massage und Bewegungen zu beginnen. Fingerbewegungen sind schon vorher zu machen.

§ 123.
Verrenkung des Handgelenkes.

Die Hand kann nach der Hohlhandseite und der Handrückenseite abweichen. In beiden Fällen liegt eine deutliche Furche an der Handrücken= und eine schwächere an der Hohlhandseite. Verrenkungen der Hand sind selten; viel häufiger sind ähnlich aussehende Brüche des an der Daumenseite des Unterarms gelegenen Speichenknochens dicht über dem Handgelenke (§ 133).

Behandlung. Die Einrenkung erfolgt durch kräftigen Zug an der Hand und Gegenzug am Unterarme, bei gleichzeitigem Drucke auf die vorspringenden Knochenenden in der Richtung gegen das Gelenk. Die Hand ist dann 8 bis 14 Tage, auf eine Schiene gebunden, in einem dreieckigen Tuche zu tragen. Die ersten Tage mache man kalte Umschläge über das Gelenk.

§ 124.
Verrenkungen der Fingergelenke.

Fingerverrenkungen kommen meistens nach der Streckseite hin vor; ein Zug genügt zur Einrenkung, nur der Daumen setzt hin und wieder der Einrenkung große, ja unüberwindliche Schwierigkeiten entgegen. Man versuche dann durch kräftigen, mit Hilfe eines umgelegten Bandes bewirkten Zug und entsprechenden Gegendruck gegen das untere Ende des ausgerenkten Knochens den Daumen wieder in seine richtige Stellung zu bringen. Nach der Einrenkung stellt man den Finger in leichter Beugung mittels einer kleinen Pappschiene für etwa 14 Tage ruhig; darauf Massage (§ 118).

§ 125.
Verrenkung des Hüftgelenkes.

Der in der Höhe der Hüfte gelegene Schenkelkopf tritt aus seiner Pfanne in der Regel nach einer der folgenden Richtungen hin aus:

a) nach hinten und oben. Diese Form der Verrenkung ist am häufigsten. Das Bein erscheint kürzer als das gesunde, ist in der Hüfte und meistens auch im Knie leicht gebeugt sowie immer nach einwärts (d. h. dem andern Beine zu) gedreht. Bei frischen Verrenkungen läßt sich in dem Fleische der Hinterbacke der Gelenkkopf als harte Kugel durchfühlen.

b) nach vorn. Der Gelenkkopf wird dann in der Leistengegend, an der Haargrenze, als dicke Kugel gefühlt, während die Hinterbacke abgeflacht ist. Das verrenkte Bein ist dabei nach auswärts (d. h. von dem anderen Beine ab) gedreht (Abb. 52), so daß bei Rückenlage des Kranken das verletzte Glied nicht mit der Hinterseite, sondern mit der Außenseite aufliegt; meistens ist das verrenkte Bein etwas verlängert, man kann es weder nach innen drehen, noch in die gewöhnliche Stellung neben das gesunde legen (Unterschiede von Bruch des oberen Teiles des Oberschenkels vgl. § 134).

Die Einrenkung ist schwierig, dabei für den Verletzten sehr schmerzhaft und deshalb mit großer Achtsamkeit auszuführen. Die erforderlichen Bewegungen müssen genau in der unten angegebenen Reihenfolge vorgenommen werden. Der Zug an dem ausgerenkten Beine ist mit gleichmäßiger Kraft, aber ohne rohe Gewalt zu bewirken. Man tut gut, die Einrenkungsbewegungen vorher an dem Beine eines Unverletzten einzuüben.

— 256 —

a) Bei der Verrenkung nach hinten und oben wird der Verletzte, wenn möglich, auf einen hohen Tisch oder auf eine Matratze auf den Fußboden gelegt. Der Kapitän tritt an die Außenseite des ausgerenkten Beines. Ein Gehilfe kniet ihm gegenüber auf der anderen Seite des Kranken und hält mit seinen Händen von oben her das Becken zu beiden Seiten fest, indem er es gegen die Tischplatte oder Matratze andrückt. Der Kapitän erfaßt hierauf den Unterschenkel des ausgerenkten Beines mit beiden Händen so, daß die eine Hand dicht am Knie an der Unterseite, die andere Hand in der Nähe des Fußrückens an der Oberseite des Unterschenkels liegt, und führt nunmehr unter Beibehaltung dieser Handstellung folgende Bewegungen mit dem verletzten Beine aus:

Zunächst wird das ausgerenkte Bein noch mehr nach einwärts (dem anderen Beine zu) gedreht und alsdann im Hüft- und Kniegelenke möglichst bis zum rechten Winkel gebeugt. In dieser rechtwinkligen Stellung wird ein kräftiger Zug nach oben, in der Richtung des aufwärtssehenden Oberschenkels ausgeübt. Sodann wird unter andauerndem gleichmäßigem Ziehen der Oberschenkel ohne Veränderung seiner Aufwärtsrichtung dadurch um seine Achse nach außen gedreht, daß das Knie nach außen und die Ferse des rechtwinklig gebeugten Unterschenkels in der Richtung nach dem gesunden Beine zu bewegt wird. Diese ausgiebig auszuführende Drehung unterstützt ein weiterer Gehilfe durch kräftigen Druck auf den Schenkel-

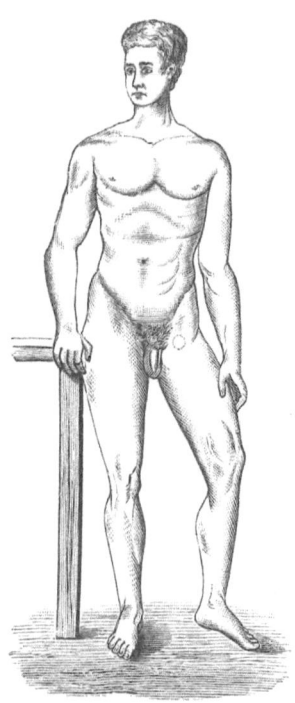

Abb. 52. Verrenkung des Oberschenkelkopfs nach vorn.

kopf von hinten her. Endlich wird unter immer noch anhaltendem Zuge das verletzte Bein gerade gestreckt. Daß die Einrenkung gelungen ist, merkt man entweder an dem schnappenden Geräusch oder daran, daß das Bein sich im Hüftgelenke so leicht wie ein gesundes bewegen läßt.

b) Bei der Verrenkung nach vorn wird in der gleichen Weise verfahren, nur muß der Kapitän die Drehung des rechtwinklig gebeugten Oberschenkels um seine Achse mittels des Unterschenkels dabei so ausführen, daß das Knie nach innen und die Ferse von dem gesunden Beine weg bewegt wird.

Nach der Einrenkung ist dreiwöchige Bettruhe nötig, wobei während der ersten sieben Tage die Beine oberhalb der Knöchel und der Knie zusammengebunden werden. Der Kranke darf nicht aufstehen, zur Verrichtung seiner Notdurft muß er daher immer das Steckbecken und die Urinflasche gebrauchen. Die weitere Behandlung überlasse man dem Arzte.

Gelingt diese schwierige Einrenkung nach mehreren, auch in den nächsten Tagen wiederholten Versuchen nicht, so lasse man den Kranken mit möglichst gerade gestrecktem Beine ruhig liegen und übergebe ihn, sobald als möglich, einem Arzte.

§ 126.
Verrenkung des Fußgelenkes.

Im Fußgelenke können durch Fall auf die Füße Verrenkungen entstehen, wobei außer der Verrenkung gewöhnlich auch ein Bruch eines oder beider Knöchel (Enkel) stattfindet. Die Zeichen sind starkes Hervorragen des äußeren oder des inneren Knöchels, dabei sieht der Fuß mit der Sohle mehr oder weniger nach innen oder außen. Ist gleichzeitig — und dies ist, wie gesagt, die Regel — ein Knöchelbruch vorhanden, so treten auch die Zeichen des Knochenbruchs zutage.

Die Einrenkung macht meistens nicht große Schwierigkeiten, aber der begleitende Bruch erleichtert eine erneute Ausrenkung. Es ist daher immer ein gut liegender Schienenverband wie beim Knöchelbruch (S. 277) notwendig, in dem der Fuß im rechten

Winkel zum Unterschenkel stehen muß, damit, wenn auch Steifheit eintreten sollte, doch eine möglichst gute Stellung des Fußes gesichert ist.

3. Knochenbrüche.

§ 127.
Erkennung und Behandlung im allgemeinen.

Knochenbrüche werden meist durch Einwirkung äußerer Gewalt (Schlag, Fall, Stoß usw.) hervorgerufen und können in Einknickungen oder völligem Durchbruch des Knochens mit mehr oder minder großer Verschiebung der Bruchenden bestehen. Ist bei einem Knochenbruche die Haut unverletzt (einfacher Knochenbruch) und das darunter liegende Fleisch nicht stark gequetscht, so tritt meist ohne Fieber Heilung ein. Hat aber Hautzerreißung stattgefunden, so handelt es sich um einen offenen (oder komplizierten) Knochenbruch, der viel gefährlicher ist als ein einfacher, weil durch die Hautverletzung sehr leicht Eiterungserreger von außen nach innen gelangen und Entzündung, Eiterung oder sogar Blutvergiftung mit tödlichem Ausgang erzeugen können. Hier ist außer der Einrichtung und Schienung des Knochenbruchs die sorgfältigste Behandlung der entstandenen Wunde erforderlich; vgl. das in § 136 gegebene Beispiel. Der Kapitän tut gut, in solchem Falle sich Satz für Satz vorlesen zu lassen und genau in der dort angegebenen Reihenfolge vorzugehen.

Es können auch Verrenkung und Knochenbruch an demselben Knochenende gleichzeitig vorkommen; dann versuche man zuerst die Verrenkung zu heben. Derartige Verletzungen heilen meistens mit Gelenksteifheit. Es muß daher dem Gelenke gleich von vornherein die passendste Stellung in der Weise gegeben werden, wie in § 113 unter d) angeführt worden ist (S. 240).

Zeichen des Knochenbruchs.

1. Der Verletzte fühlt an der Bruchstelle einen heftigen Schmerz, häufig hat er auch im Augenblicke des Bruches ein Krachen oder Knacken vernommen.

— 259 —

2. Die Form und Stellung des Gliedes sind verändert. Beim Vergleiche des gesunden und kranken Gliedes ergibt sich, daß nicht in einem Gelenke, sondern mehr oder minder von diesem entfernt eine Knickung oder Einbiegung sich findet (Abb. 53).

3. Das gebrochene Glied ist meist kürzer als das gesunde.

4. Faßt man vorsichtig mit einer Hand unterhalb, mit der andern oberhalb der verdächtigen Stelle, so bemerkt man schon bei gelindem Biegen eine an dieser Stelle ungewöhnliche Beweg-

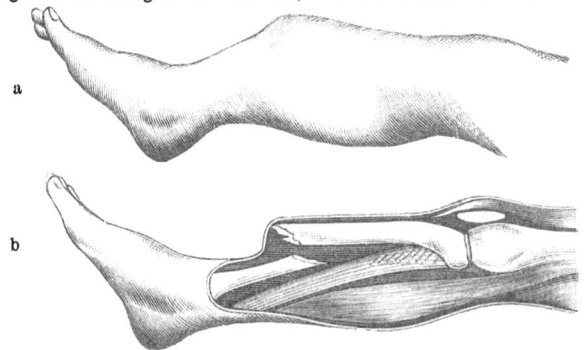

Abb. 53. Bruch des Unterschenkels, a von außen gesehen, b innerlich.

lichkeit, die dem Kranken in der Regel sehr schmerzhaft ist. Bei diesen Versuchen, die übrigens nur mit der größten Vorsicht anzustellen sind, um keinen komplizierten Knochenbruch hervorzurufen, sowie beim gelinden Drehen, fühlt man ein eigentümliches Reiben oder Knirschen, das dadurch entsteht, daß zwei rauhe Knochenflächen übereinander hingleiten.

5. Die Gebrauchsfähigkeit des Gliedes ist völlig oder fast völlig aufgehoben (bei Beinbrüchen können die Verletzten nicht aufstehen).

6. Ein Knochenbruch in der Nähe eines Gelenkes unterscheidet sich von einer Verrenkung dadurch, daß die Einrenkung der letzteren schwer, die Einrichtung des ersteren leicht ist, sowie dadurch, daß die Bruchenden nach der Einrichtung sehr leicht wieder in die falsche Lage zurückgehen, während dies bei den Gelenken nach der Einrenkung gewöhnlich nicht der Fall ist.

7. Sehr bald nach der Verletzung tritt auch eine Schwellung an der Bruchstelle ein, die entweder schon nach kurzer Zeit oder erst in einigen Tagen mit blauroter, später gelbgrün werdender Verfärbung der Haut einhergeht.

Die Erkennung eines Knochenbruchs ist gleich nach der Verletzung am leichtesten, weil dann die Schwellung noch fehlt: je länger mit der genauen Untersuchung gewartet wird, um so schwerer wird sie. In zweifelhaften Fällen tut man gut, einen Knochenbruch anzunehmen und danach zu handeln.

Die Behandlung muß bestehen:

1. in der Einrichtung des gebrochenen Knochens,
2. in der Erhaltung der richtigen Stellung der Bruchenden bis zu ihrer Verwachsung. Hierzu ist bei Brüchen von Gliedmaßen unbedingt erforderlich, daß während des ganzen Verlaufs der Heilung auch die beiden dem Bruche zunächst liegenden Gelenke durch den Verband unbeweglich gehalten werden.

Zur Einrichtung eines Bruches an den Gliedmaßen umfaßt ein Gehilfe das Glied unterhalb der Bruchstelle und zieht in der Längsrichtung des Armes oder Beines, ein zweiter umfaßt das Glied oberhalb der Bruchstelle und übt den Gegenzug aus, während der Kapitän die Bruchenden mit beiden Händen umspannt. Die beiden Helfer ziehen nicht ruckweise, sondern gleichmäßig kräftig an, und der Kapitän bringt mit leisem Drucke die Knochenenden passend aufeinander. Sobald dieses geschehen ist, wird der Zug nicht mehr verstärkt, muß aber mit derselben Kraft andauern, bis der Verband vollständig angelegt ist. Es ist jedoch wohl zu beachten, daß bei einem offenen Knochenbruche der Verband nicht ohne weiteres über die Wunde hin reichen darf, vielmehr ist diese besonders zu versorgen (vgl. § 128 unter 1. Schienen und das Beispiel in § 136).

§ 128.
Vorbereitung des Verbandes.

Der Verband bewirkt die Erhaltung der Bruchenden an ihrem richtigen Platze. Zum Verbande sind nötig:

1. Schienen. Im allgemeinen ist es vorteilhaft, zwei bis drei starke Pappschienen herzustellen, die der Form des gebrochenen Gliedes entsprechen und dieses so umschließen, daß jederseits ein Zwischenraum von 2 cm bleibt. Diese Pappschienen werden an der Außenseite durch längsverlaufende 1 bis 2 cm voneinander entfernte Schnitte so eingeschnitten, daß sie sich der Form des gebrochenen Gliedes leicht anpassen lassen. Eine oder beide Schienen müssen über die beiden dem Bruche zunächst liegenden Gelenke hinweggehen, um jede Bewegung derselben zu verhindern. An den Stellen, wo die Schienen über die Ferse (Hacke), die Knöchel (Enkel) oder den Ellbogen hinweggehen, sind entsprechend große Löcher auszuschneiden und reichliche Polsterungen mit Watte anzubringen, um Druck auf die Knochen und die Entstehung von Geschwüren zu verhindern.

Ist an der Bruchstelle gleichzeitig die Haut verletzt, so muß, nötigenfalls durch Schienenausschnitte, dafür gesorgt werden, daß die Hautwunde von den Schienen nicht überdeckt wird.

Pappschienen, insbesondere diejenige, die dem am meisten gegen die Haut drängenden Bruchende aufliegt, kann man zweckmäßig durch Auflegen von Stücken dünnen Bandeisens oder geschnittener Blechstreifen, z. B. aus Blechdosen, verstärken. Im Arzneischrank finden sich außer Spaltschienen noch Verbandschienen (Schusterspäne), die in ähnlicher Weise angepaßt und zurechtgeschnitten werden können. Im Notfall lassen sich dünne Brettchen von verschiedener Länge und Breite als Schienen benutzen.

2. Polsterungsmaterial (Watte, Werg u. dgl.). Damit wird die Innenseite der Schienen gepolstert, besonders dort, wo sie vorspringenden knöchernen Teilen aufliegen, z. B. an den Knöcheln, den Ellbogen, den Handgelenken, damit diese nicht durch Druck wundgescheuert werden. Besonders ist zu beachten, daß die Ferse (Hacke) gar keinen Druck verträgt; es ist daher oberhalb der Ferse die Umgebung so zu polstern, daß die Ferse beim Aufliegen des Beines die Unterlage nicht berührt. Für die Ferse selbst ist ein Wattekranz anzufertigen.

3. Flanellbinden. Mit diesen wird das Glied, von der Hand oder von dem Fuße angefangen, bis über die Stelle hinauf, wo der Verband aufhört, lose eingewickelt, um eine Blutstauung zu vermeiden. An der Bruchstelle kommen ein paar Bindengänge übereinander. Ist keine Flanellbinde vorhanden, so ist eine Mullbinde zu verwenden.

4. Mehrere leinene, etwa 2,5 cm breite Bändchen, mit denen die Schienen an ungefähr vier bis sechs Stellen festgebunden werden.

5. Mullbinden, mit denen die Schienen nebst den Haltebändern endgültig befestigt werden.

Zur Feststellung des verbundenen Gliedes in der ihm gegebenen Lage dienen für den Arm ein großes dreieckiges Verbandtuch (Abb. 41 auf S. 221), für das Bein zwei Sandsäcke, d. h. Segeltuchbeutel von etwa 5 bis 10 cm Durchmesser und von der Länge des Unterschenkels oder des ganzen Beines, die, mit trockenem Sande gefüllt, zu beiden Seiten des verletzten Beines hingelegt werden.

§ 129.

Verfahren bei Einrichtung eines Knochenbruchs und Anlegung des Verbandes.

Ist ein Knochenbruch festgestellt oder auch nur wahrscheinlich, so verfährt man in folgender Weise:

1. Man läßt den Verletzten sehr vorsichtig auf einen mit einer Matratze bedeckten Tisch legen, am besten in der Nähe des für die Unterbringung des Kranken bestimmten Platzes, damit ein längerer Transport nach dem Anlegen des Verbandes vermieden wird.

2. Der Mann wird, wenn notwendig, nach Aufschneiden der betreffenden Kleidungsstücke entkleidet (bei Verletzungen der oberen Gliedmaßen wird erst die gesunde Seite, bei Verletzungen der unteren Gliedmaßen werden die Hosen von beiden Beinen zugleich ausgezogen).

3. Durch Besichtigung des verletzten Körperteils (§ 127 Nr. 2 und 3) und durch vorsichtiges Betasten der Bruchstelle (ebendort

Nr. 4) wird eine Untersuchung vorgenommen; liegt ein Bruch mit Verletzung der Haut vor, so ist vor jeder weiteren Maßnahme die Wunde nach den in § 107 gegebenen Weisungen zu versorgen.

4. Sodann ist alles zurechtzulegen, was zur Einrichtung und Schienung nötig ist (s. den vorhergehenden § 128).

5. Man tut gut, mit seinen Gehilfen nun zuerst an einem gesunden Menschen an dem entsprechenden Beine genau so, wie es für den Kranken vorgeschrieben ist, die Einrichtung einzuüben und den Verband anzulegen. Man kann sich von dem zum Versuche dienenden Manne sagen lassen, ob und wo der Verband drücke, ob er zu fest oder zu lose liege usw.

6. Nun wird das gebrochene Glied mit einer Binde, womöglich einer Flanellbinde, von unten angefangen, zunächst bis in die Nähe der Bruchstelle lose eingewickelt.

7. Darauf weise man die Gehilfen zur Hilfeleistung (Zug und Gegenzug) an und nehme mit ihrer Hilfe die Einrichtung des Bruches vor (§ 127, letzter Absatz).

8. Während die Gehilfen fortfahren, Zug und Gegenzug gleichmäßig auszuüben, wird das Glied weiter und zwar so weit locker eingewickelt, wie die Schienen reichen sollen, wobei auf die Bruchstelle ein Bausch Watte zu legen ist, der mit einigen sich deckenden Bindengängen festgehalten wird.

9. Die gepolsterten Schienen werden unter sorgfältiger Berücksichtigung der vorspringenden Knochenteile, die durch Ausschnitte in den Schienen und besonders reichliche Polsterung sorgfältig vor Druck zu schützen sind (§ 128), genau angelegt.

10. Die Schienen werden mit Leinwandbändchen festgebunden; ein Bändchen muß dicht unterhalb, ein anderes dicht oberhalb der Bruchstelle liegen; sie dürfen nur so fest angezogen werden, daß sie die Schienen gut aneinander halten, nicht aber die Adern des verletzten Gliedes zusammenschnüren (§ 106 am Ende).

11. Der ganze Schienenverband ist mit Binden bis über die beiden dem Bruche zunächst liegenden Gelenke hinauf einzuwickeln. Die Finger oder Zehen sollen aus dem Verbande hervorragen, damit man an ihnen den Zustand des verletzten Gliedes,

Veränderungen in seinem Blutumlaufe (Blau= oder Kaltwerden) und seiner Nerventätigkeit (Kribbeln, Taubsein) und ihre eigene Beweglichkeit beobachten kann (vgl. Nr. 15).

12. Nachdem die Helfer ganz allmählich mit Zug und Gegenzug nachgelassen haben, wird das Glied niedergelegt.

13. Der Verletzte wird in seine Koje überführt. Es ist am vor= teilhaftesten, den Mann auf der Matratze zu transportieren und ihn auch auf ihr zu lagern, weil dadurch Bewegungen des ver= letzten Teiles am leichtesten vermieden werden. Bei Brüchen am Beine sowie bei allen Brüchen mit Hautverletzung ist statt der festen Koje eine Schwingekoje vorzuziehen. Jedenfalls ist der Kranke so zu legen, daß sich das gebrochene Glied an der freien Längs= seite der Koje befindet. An der Decke bringe man ein Tau so an, daß der Mann mit seiner Hilfe geringe Lageveränderungen ausführen kann.

14. Bei der Lagerung in der Koje muß das verletzte Bein oder der Arm etwas erhöht und ganz ruhig liegen; zu diesem Zwecke ist das Glied durch untergeschobene Kissen, Sandsäcke, Decken usw. fest zu stützen.

15. Im Verlaufe der nächsten Stunden ist wiederholt nach= zusehen, ob die Finger oder die Zehen nicht geschwollen, blau, steif oder kalt geworden sind und das Gefühl verloren haben oder sehr schmerzen, und ob nicht der Verband an einer Stelle zu sehr drückt.

In diesen Fällen muß der Verband sogleich etwas gelockert oder besser neu angelegt werden, weil sonst Brand eintreten und das Glied absterben kann.

16. Am folgenden Tage ist nachzusehen, ob der Verband noch gut liegt; hat er sich, wie meistens, etwas gelockert, so ist die ober= flächliche Binde zu entfernen, die Haltebänder sind anzuziehen und die Binde ist dann von neuem anzulegen; es ist alsdann aber wieder, wie bei jeder Änderung am Verbande, wiederholt nach= zusehen, ob der Verband nicht zu fest liegt oder an einer Stelle drückt.

Ergibt sich, daß der Verband gut sitzt, so wird er in den nächsten Tagen wieder nachgesehen.

17. Sobald wieder Lockerung eintritt, jedenfalls aber spätestens acht bis zehn Tage nach der Verletzung, müssen unter sehr vorsichtigem, gleichmäßigem und nicht zu starkem Zuge und Gegenzuge, der am besten von denselben Leuten wie beim ersten Anlegen auszuüben ist, der Verband nachgesehen, d. h. die Deckbinde abgenommen, die Haltebänder fester geknotet und die Binde von neuem umgewickelt werden. Haben dagegen auch die Schienen sich verschoben, so muß der ganze Verband erneuert werden. Dabei muß man nötigenfalls auch die Bruchenden wieder zurechtrichten, falls ihre Stellung unrichtig war.

Von 14 zu 14 Tagen ist weiterhin nachzusehen, wenn nicht vorher schon Lockerwerden des Verbandes ein Nachziehen der Haltebänder erfordert.

Das gebrochene Glied soll so lange im Verbande bleiben, bis der Knochen wieder gehörig zusammengewachsen ist. Die durchschnittliche Heilungsdauer, also der Zeitpunkt, wo der Verband fortgelassen werden darf, ist im folgenden bei den einzelnen Brüchen angegeben.

Vor der endgültigen Entfernung des Verbandes überzeuge man sich aber durch vorsichtige, mit den Händen auszuführende Bewegungsversuche davon, daß die Bruchenden fest verwachsen sind und der Knochen wieder ein festes Ganzes bildet.

Der Gebrauch des Gliedes muß erst allmählich wieder erlernt werden.

Behandlung der einzelnen Knochenbrüche.

§ 130.

Schädel. Unterkiefer.

a) Schädelbruch. Durch Schlag oder Fall auf den Kopf, ebenso durch heftigen Fall auf die Füße oder das Gesäß kann, auch ohne äußere Zeichen einer Verletzung, ein Schädelbruch herbeigeführt werden. Bald nach dem Falle eintretende Benommenheit, Bewußtlosigkeit, Erbrechen, Pulsverlangsamung oder Zuckungen in den Gliedern sowie namentlich Ausfließen von

Blut aus einem oder beiden Ohren oder aus Mund und Nase sind die gewöhnlichen Zeichen des Schädelbruchs.

Man lagere den Verunglückten auf den Rücken, Kopf und Schultern mäßig erhöht, und lege Eis oder kalte Wasserumschläge auf den Kopf. Fließt Blut aus einem Ohr, so darf der Gehörgang nicht verstopft und das Ohr nicht so gelagert werden, daß das Blut nicht ausfließen könnte; etwas sterile Watte oder Mull ist lose in die Ohrmuschel zu legen. Die Kost sei zunächst flüssig, doch überzeuge man sich zuvor davon, daß der Kranke schlucken kann. Wenn das Harnlassen oder der Stuhlgang länger als höchstens 24 Stunden aussetzt, ist durch Anwendung des Katheters (§ 49) und von Klistieren die Entleerung zu bewirken.

Nicht selten ist mit einem Schädelbruche wie mit anderen weniger schweren Schädelverletzungen eine Gehirnerschütterung verbunden; ihre Zeichen sind: Verlust oder Trübung des Bewußtseins, blasse Gesichtsfarbe, kleiner, meist verlangsamter Puls, oberflächliche Atmung, Erbrechen, unwillkürliche Entleerung von Stuhl und Urin.

Bei längerer Bewußtlosigkeit sind Rumpf und Glieder in warme Decken einzuhüllen; auch gebe man dem Kranken, wenn er schlucken kann, warme Getränke oder Wein, Schaumwein u. dgl. in kleinen Mengen. Sonst ist die vorher angegebene Behandlung einzuschlagen.

b) **Bruch des Unterkiefers.** Die Erkennungszeichen sind abweichende Stellung der Zähne, Veränderung der Form des Unterkiefers und Knirschen bei Bewegungen.

Die Bruchenden werden gut aneinander gepaßt und in dieser Stellung mittels eines über dem Kopfe zusammengeknüpften Kinntuchs gehalten. Man kann auch versuchen, durch Seidenfäden, die man an geeignete Zähne in den Bruchhälften anlegt und festknüpft, die Bruchenden zusammenzuhalten. Man benutzt dazu am besten die für die Wundnaht bestimmte Nähseide der Ausrüstung. Drei Wochen lang dürfen die Zähne nicht voneinander gebracht werden; es ist deshalb in dieser Zeit nur flüssige Nahrung gestattet, die zweckmäßig mittels eines Glasröhrchens

(Trinkrohr der Ausrüstung) durch eine Zahnlücke oder den Raum hinter dem letzten Backzahn eingesogen wird. Auch nach der dritten Woche ist noch große Vorsicht beim Öffnen des Mundes nötig und zumeist neben flüssiger nur breiige Nahrung zu geben. Mit dem Kauen von festen Speisen darf nicht vor der sechsten Woche begonnen werden. Reinigung der Mundhöhle nach jeder Nahrungsaufnahme durch Ausspülen mit Wasser oder Mundwasserlösungen (§ 48, Nr. 11), soweit es durch die Zahnlücken hindurch möglich ist, darf nicht versäumt werden.

§ 131.
Rippen. Schlüsselbein. Wirbelsäule.

a) **Bruch der Rippen** entsteht durch Stoß oder Fall. Sehr oft fehlt sowohl die ungewöhnliche Beweglichkeit wie das Reiben der Bruchenden gegeneinander; doch ist stets ein heftiger Schmerz an der Bruchstelle beim Betasten und Bewegen des Brustkorbes, beim tiefen Atemholen, beim Niesen und Husten vorhanden. Eine gleichzeitige Verletzung der Lunge läßt sich an dem Aushusten hellroten, schaumigen Blutes erkennen.

Zunächst ist Bettruhe und festes Einwickeln des Brustkorbes erforderlich. Hierzu benutzt man ein fest umgelegtes Handtuch, das mit Sicherheitsnadeln festzustecken ist, oder mehrere dachziegelartig übereinander zu legende, etwa 5 cm breite Heftpflasterstreifen um die verletzte Seite (vom Brustbein über die verletzten Rippen bis zur Wirbelsäule). Bestehen heftige Schmerzen, starker Hustenreiz oder Atemnot, so kann ein Morphiumpulver gegeben werden. Der Verletzte liegt am besten auf dem Rücken, halb nach der kranken Seite gebeugt. Sind keine Schmerzen mehr vorhanden, so kann der Verletzte nach Anlegung eines Heftpflasterverbandes aufstehen. Die regelmäßige Arbeit darf jedoch erst nach längerer Zeit (frühestens vier bis fünf Wochen nach dem Unfall) wieder aufgenommen werden. Bei gleichzeitiger Lungenverletzung ist baldige ärztliche Hilfe nachzusuchen.

b) **Bruch des Schlüsselbeins** kommt oft vor und ist ziemlich leicht aus der veränderten Gestalt des Knochens — Winkelbildung an der Bruchstelle — zu erkennen. Die betreffende Schulter steht außerdem tiefer, der Verletzte kann den Arm nicht heben.

Die Einrichtung ist leicht (kräftiges Zurückziehen beider Schultern mit Einstemmen des Knies zwischen die Schulterblätter), doch weichen die Knochenenden sehr bald wieder voneinander. Man schiebe einen faustgroßen Wattebausch in die Achselhöhle der kranken Seite und lege den Arm in ein großes Verbandtuch (Abb. 41 auf S. 221), das so kurz im Nacken zu knüpfen ist, daß die kranke Schulter gehoben wird; mit einigen um die Brust zu führenden Bindengängen oder einem breiten Tuche wird darauf der Arm noch mehr an die Brustseite herangezogen. Durch eine vorherige in Form einer liegenden 8 ausgeführte Bindeneinwicklung beider Schulter- und Schlüsselbeingegenden (Achterverband) kann man die Verschiebung der Knochenenden zu verhindern suchen. Die Bruchstelle wird dabei durch einen Wattebausch gepolstert und die Bindengänge werden darüber geleitet. Die Dauer der Heilung beträgt etwa vier Wochen. Eine entstandene Verunstaltung behindert die Gebrauchsfähigkeit in der Regel nicht.

c) Bruch der Wirbelsäule entsteht meist durch Fall aus der Höhe und Aufschlagen des Rückens auf kantige Gegenstände. Brüche im oberen Halsteil sind bei Mitverletzung des Rückenmarkes meist sofort tödlich, auch an den übrigen Teilen der Wirbelsäule sind solche Brüche sehr gefährlich. Starker Schmerz in der Bauchgegend und weiterhin Lähmungserscheinungen aller Teile, deren Nerven unterhalb der Verletzung vom Rückenmark abgehen, besonders der Blase und des Mastdarms, sind die gewöhnlichen Erscheinungen. Ein derartig Verletzter muß ganz behutsam mit größter Sorgfalt transportiert werden (§ 104). Die Kleider sind vom Leibe zu schneiden.

Die Behandlung besteht in völliger Bettruhe in flacher Rückenlage. Ist eine Stelle der Wirbelsäule schmerzhaft, so bringt das Hohllagern derselben zuweilen Linderung. Ein Verband ist nicht erforderlich, wenn nicht eine äußere Verletzung vorliegt. Zeigt sich in den nächsten Stunden, daß der Verletzte Harn und Stuhlgang nicht von sich geben kann, so müssen Katheter und Einlauf nachhelfen. Ist der Kranke gelähmt, so droht die Gefahr des Durchliegens. Entsprechende Vorsorge (vgl. § 143) und peinliche Sauberhaltung sind daher zu beobachten. Das Aufheben des Kranken bei der Verrichtung der Notdurft usw. ist mit möglichster Schonung und vorsichtiger Unterstützung der Bruchstelle oberhalb und unterhalb derselben von mindestens zwei Personen auszuführen. Die Heilung des Bruches erfordert gewöhnlich mehrere Monate und ist daher an Bord in der Regel nicht zu erwarten. Bei Verletzung kleiner Teile der Wirbelknochen ohne Beschädigung des Rückenmarkes tritt indes früher Genesung ein. Schwerere Verletzungen der Wirbelsäule verlaufen dagegen oft tödlich.

§ 132.
Oberarm.

Die Zeichen sind die bei den Brüchen gewöhnlichen (§ 127). Der Zug ist an der oberen Hälfte des rechtwinklig gebeugten Unterarms, der Gegenzug an der Schulter und der oberen Hälfte der Brust durch Einlegen der einen Hand in die Achselhöhle auszuüben.

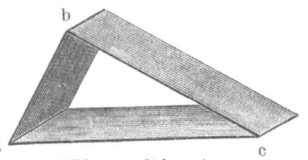

Abb. 54. Triangel.

1. Sitzt der Bruch im oberen Drittel des Oberarms oder nahe am Ellbogengelenk, so wird aus drei dünnen Brettchen, die etwas breiter sein müssen als der Arm dick ist, ein Dreieck (Abb. 54) gezimmert, dessen Seite a b etwas kürzer als der Oberarm, dessen Seite b c so lang wie der Unterarm und die halbe Hand und dessen Winkel bei b einem rechten gleich sein muß. Dies Dreieck (Triangel) wird rund herum mit Watte bedeckt, die durch eine Flanell- oder Cambricbinde festgehalten wird. Dann wird das Ganze an dem gesunden Arme anprobiert und genau passend gemacht. Darauf kommt es an die kranke Seite. An der Außenseite des Ober- und Unterarms wird je eine mit Watte gepolsterte Spalt- oder Pappschiene aufgelegt und das Ganze nunmehr durch Binden und Bändern befestigt (Abb. 55). Die Aus-

polſterung der Achſelhöhle iſt bei Anlage des Triangels nicht zu vergeſſen.

2. Bei Brüchen des mittleren oder des unteren Drittels des Oberarmknochens kommt man gewöhnlich mit zwei oder drei durch übergelegte Blechſtreifen zu verſtärkende Papp- oder Spaltſchienen (§ 128) aus, von denen die Hinterſchiene über das gebeugte Ellbogengelenk hinaus, mindeſtens bis zur Mitte des Unterarms reichen muß. Die Seitenſchienen, bzw. die eine Vorderſchiene brauchen nur dann über den für dieſen Fall ſtark ausgepolſterten und rechtwinklig gebeugten Ellbogen hinwegzugehen, wenn der Bruch ſehr tief ſitzt. Das Schultergelenk bleibt frei. Nach dem Verbande kommt der Arm in ein dreieckiges Tuch. — Handelt es ſich um einen Bruch mit gleichzeitiger Hautverletzung, oder kann die richtige Lagerung der Bruchenden mit den Schienen nicht erreicht werden, oder ſitzt der Bruch ſehr nahe am Ellbogengelenke, ſo tut man beſſer, das unter 1. erwähnte Dreieck (Triangel) anzuwenden.

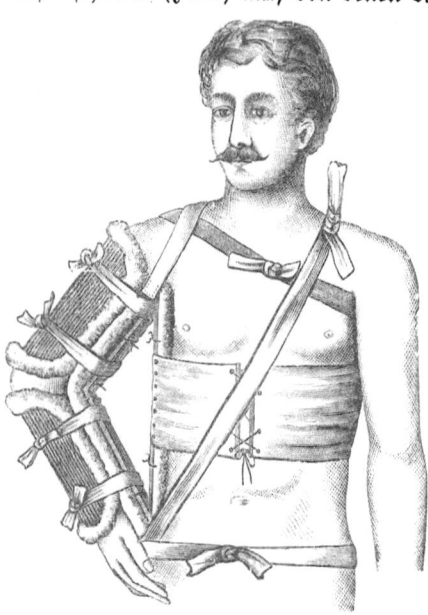

Abb. 55. Verband beim Bruch des Oberarms.

Die Heilungsdauer beträgt durchſchnittlich ſechs Wochen.

Um Verſteifungen der Hand und der Finger während des langen Lagerns im Verbande möglichſt zu verhüten, laſſe man die Finger und nach Möglichkeit auch die Hand häufig bewegen. Anſchwellungen der Hand behandle man mit leichter Maſſage.

§ 133.
Unterarm. Speiche. Finger.

1. Findet sich der Bruch im mittleren Drittel des Unterarms, so sind meistens beide Unterarmknochen gebrochen. Die Erkennung geschieht wiederum in der gewöhnlichen Weise.

Man läßt den Verletzten sich hinsetzen. Dann wird der Gegenzug durch einen Gehilfen bei rechtwinklig gebeugtem Ellbogengelenk an dem von der Brust abgehobenen Oberarm ausgeübt, während der Kapitän selbst mit einer Hand kräftig an der Hand des Kranken zieht; dabei muß der Daumen des Kranken nach auswärts gerichtet sein. Damit die Enden der beiden Unterarmknochen in ihre richtige Lage kommen, umfaßt der Kapitän alsdann mit seiner freien Hand den Unterarm an der Bruchstelle so, daß die Fingerspitzen zwischen die beiden oberen und die beiden unteren Bruchstücke fassen.

Die eine Schiene geht über die Außenseite des Oberarms und des gebeugten Ellbogens fort bis auf die Hand, die andere von der Ellbogenbeuge bis zum Ansatz der Finger. Die Schienen müssen breiter als der Unterarm und stark gepolstert sein, sie dürfen nicht zu fest liegen. Der Arm wird zuletzt so in ein dreieckiges Tuch gelegt, daß der Daumen nach auswärts gerichtet ist und der Kranke in die Hohlhand hineinsehen kann, damit die beiden Unterarmknochen parallel liegen. Heilungsdauer etwa fünf Wochen.

2. Durch Fall auf die ausgestreckte Hand entsteht recht häufig ein Bruch des unteren Teils der Speiche, d. h. des an der Daumenseite liegenden Unterarmknochens. Dadurch wird die abgeflachte Form des Unterarms in eine rundliche umgeändert, die Hand steht nicht mehr in der geraden Verlängerung des Armes und an der Kleinfingerseite ist ein Knochenvorsprung (das Köpfchen der Elle, d. h. des an der Kleinfingerseite liegenden Unterarmknochens) viel deutlicher abzutasten, als an dem gesunden Arme (Abb. 56); gewöhnlich kann man an der Rückseite des Unterarms etwas über dem Handgelenk eine Hervorragung fühlen, während an der Hohlhandseite des Unterarms eine breite Querfurche ist.

Druck auf diese Stellen ist schmerzhaft. Man hüte sich vor den häufig vorkommenden Verwechslungen dieses Bruches mit Verstauchungen und handle im Zweifelsfalle wie bei einem Bruche.

Während der Einrichtung des Bruches muß der Kranke sitzen, der Oberarm von der Brust abstehen und der Daumen nach oben zeigen. Die Einrichtung hat durch Zug an der Hand (wobei die Hand zugleich etwas nach der Kleinfingerseite gebogen und gebeugt wird) und durch Gegenzug an dem im Ellbogen gekrümmten Oberarme sowie durch Druck auf die Bruchenden zu erfolgen. Eine mit Blechstreifen verstärkte, über den Ellbogen hinausreichende Pappschiene kommt auf die Rück-, eine andere auf die Hohlhandseite des Unterarms bei tüchtiger Polsterung des vorspringenden Bruchrandes. Der Arm wird in ein dreieckiges Tuch so hineingelegt, daß der Daumen schräg nach oben zeigt und der Kranke auf den Handrücken der an der Brust anliegenden Hand hinuntersehen kann. Bei jedem Wechsel des Verbandes, jedoch spätestens nach zwei Wochen, sind von demjenigen, der den Verband abnimmt, aber nicht von dem Kranken selbst, einige Male das Handgelenk und die Finger vorsichtig zu bewegen, damit sie späterhin nicht steif werden. Dauer der Heilung etwa fünf Wochen.

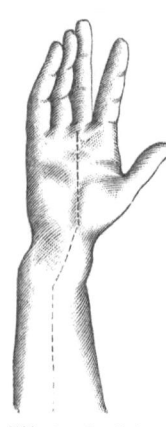

Abb. 56. Bruch der Speiche.

3. Gebrochene Finger werden nach der Einrichtung auf einer kleinen Holzschiene mit Heftpflasterstreifen befestigt.

§ 134.

Oberschenkel.

Der Oberschenkelbruch kann, wenn er hoch sitzt, mit einer Verrenkung nach vorn verwechselt werden (§ 125).

Man erkennt ihn außer an den gewöhnlichen Zeichen eines Knochenbruchs daran, daß bei Rückenlage des Kranken der Fuß, weil der gebrochene Knochen keinen Halt gibt, durch seine eigene

— 273 —

Schwere und durch den Muskelzug wie bei einer Verrenkung des Oberschenkels nach vorn, mit der Spitze nach außen auf die Seite sinkt. Dagegen fehlt häufig, wenn der Bruch hoch oben an der Hüfte sitzt (Schenkelhals), das eigentümliche Knirschen der gegeneinander reibenden Knochenstücke.

Nach der Abb. 57 ist eine doppelt geneigte Ebene anzufertigen, die Seite b c muß so lang sein wie der gesunde Oberschenkel (ungefähr 30 cm), a c länger als der Unterschenkel (ungefähr 50 cm) und b d etwa 60 cm. Die Breite von a c und b c sei 22 cm,

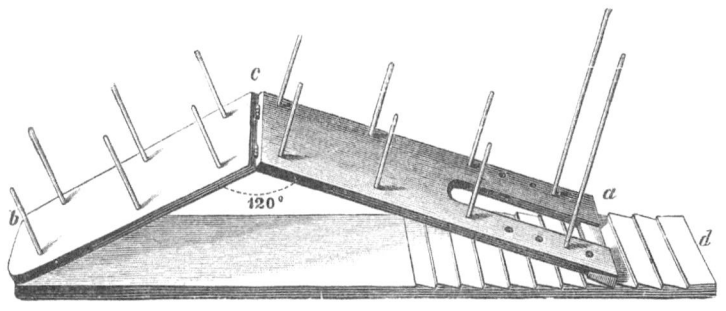

Abb. 57. Doppelt geneigte Ebene zur Lagerung des Beines.

b d indessen der festeren Stellung wegen breiter. Während diese schiefe Ebene angefertigt wird, läßt man einen länglichen Sack als Kissenbezug nähen und mit Roßhaaren oder, wenn diese nicht vorhanden sind, mit Watte, Werg, Seegras oder dergleichen stopfen. Das Kissen muß so lang wie das gesunde Bein und breiter als die Bretter a c und b c sein, damit es auf ihnen eine weiche rinnenförmige Unterlage für das Bein bildet. Die Kante bei c, auf welcher die Kniekehle zu liegen kommt, ist besonders gut zu polstern. Dann wird das Kissen auf die schiefe Ebene gelegt. Die beiden großen Endstäbe der schiefen Ebene werden durch eine Cambric- oder Flanellbinde in ihrer ganzen Länge verbunden und die zum Befestigen der Schienen (weiter unten) notwendigen Tücher oder Bindenstücke auf das Kissen gelegt. Man schneidet nunmehr nach dem Maße des gesunden Beines drei Spaltschienen oder Pappschienen, die die Bruchstelle von vorn und von den Seiten umfassen sollen, und polstert sie.

Nach diesen Vorbereitungen wird die Einrichtung in folgender Weise ausgeführt:

Ein Gehilfe übt den Zug an der Hacke und dem Fußrücken aus und hebt unter andauerndem kräftigen Ziehen das Bein hoch, gleichzeitig wird der Gegenzug von einem am Kopfende des Verletzten stehenden zweiten Gehilfen an einem zwischen den Beinen durchgenommenen Bettuch bewirkt. Während der Kapitän

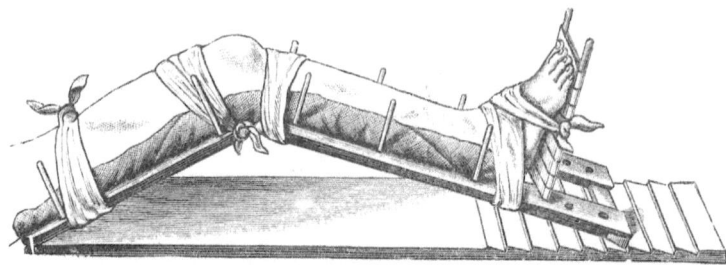

Abb. 58. Lagerung des Beines auf der doppelt geneigten schiefen Ebene.
(Die Schienen und die diese befestigenden Tücher oder Leinenstücke sind nicht mitgezeichnet.)

die Bruchstelle sanft mit den Händen umfaßt, wird die schiefe Ebene untergeschoben, der Oberschenkel unter stetem vorsichtigen Zuge darauf gelagert, dann das Knie gebeugt und der Unterschenkel niedergelegt. Hierauf legt man die Spaltschienen an und befestigt sie mittels der schon vorher (s. oben) auf das Kissen gelegten dreieckigen Tücher. Dann wird das ganze Bein und der Fuß mit Binden oder Tüchern (Abb. 58) auf der schiefen Ebene festgebunden; der Fuß muß so befestigt werden, daß er zu seiner Unterlage — d. h. der Wand des Dreiecks, worauf der Unterschenkel liegt — senkrecht steht; vor allem ist darauf zu achten, daß der Fuß nicht nach außen gedreht ist (Visierlinie! § 135), sondern so steht, daß die große Zehe gerade nach oben zeigt (Abb. 58). Daß die Hacke besonders sorgfältig vor Druck zu schützen ist, wurde schon oben (§ 128 unter 2.) erwähnt.

Im allgemeinen soll der Winkel bei c (Abb. 57) ungefähr 120° betragen. Sitzt aber der Bruch dicht über dem Kniegelenk oder geht er bis in das Kniegelenk hinein, so ist es notwendig, durch allmähliches weiteres Öffnen des Winkels, womit man aber erst 14 Tage nach der Verletzung beginnen darf, das Bein zu strecken, um, falls Steifheit im Knie eintreten sollte, die günstigste Stellung des letzteren, nämlich die gestreckte, zu erhalten. Nach weiteren 14 Tagen sind mit dem Apparat vorsichtig Bewegungen im Kniegelenk zu machen.

Dem Kranken ist zur Verrichtung seiner Notdurft das Steckbecken unterzuschieben; er ist dann jedesmal vom Gesäße her anzuheben, dabei ist durch gleichzeitiges vorsichtiges Anheben der schiefen Ebene zu verhindern, daß das Bein seine Lage verändert. Die Heilungsdauer eines Oberschenkelbruchs beträgt in der Regel nicht weniger als acht, meistens aber zwölf Wochen und darüber. Eine leichte Verkürzung des Beines bleibt als Folge des Bruches häufig zurück.

§ 135.
Kniescheibe. Unterschenkel. Knöchel.

1. Die Kniescheibe bricht gewöhnlich quer. Knirschen ist bei diesem Bruche nicht wahrzunehmen, weil die Bruchstücke zu weit voneinander abstehen. Dagegen gibt die durch den großen Abstand der Bruchenden auf dem Knie sich bildende Querfurche ein sicheres Zeichen für den Bruch ab. Es ist dem Verletzten nicht möglich, das Bein zu strecken, ohne Unterstützung zu gehen oder gar mit dem kranken Fuße eine Treppenstufe hinaufzusteigen.

Die Heilung des Kniescheibenbruchs hängt vor allem davon ab, die beiden Bruchstücke möglichst nahe aneinanderzubringen und dauernd in dieser Lage festzuhalten.

Der Verletzte muß in halb sitzender Stellung gebettet werden, oder es muß bei gewöhnlicher Stellung des Oberkörpers das ausgestreckte Bein so gelagert werden, daß Fuß und Oberschenkel erheblich höher liegen als das Becken. Hierdurch erreicht man eine Entspannung der Oberschenkelmuskeln, die sonst das obere Bruch=

ſtück vom unteren zu weit abziehen. Eine breite, beſonders in der Gegend der Kniekehle ſorgfältig gepolſterte Schiene wird auf die Hinterſeite des Beines von der Mitte des Oberſchenkels bis zur Ferſe gelegt und mit Tüchern befeſtigt. Die Bruchſtücke werden aneinander gebracht und durch leichtes, ſeitliches Reiben von dem dazwiſchen gelagerten Gewebe möglichſt befreit, dann durch Heft= pflaſterſtreifen, die ſchlingenförmig angelegt werden und ſich an der Hinterſeite über der Schiene kreuzen, in guter Lage erhalten. Die gewöhnlich in der erſten Zeit mit dem Bruche der Knieſcheibe verbundene Entzündung des Kniegelenkes erfordert die An= wendung von kalten Umſchlägen. Der Kranke hat etwa fünf Wochen das Bett zu hüten und muß auch nachher das Bein ſtets vorſichtig gebrauchen und eine Zeitlang beim Gehen eine Binde, womöglich eine Flanellbinde, um das Knie gewickelt tragen. Auf= entern darf ein derartig Verletzter für lange Zeit nicht mehr. Häufig bleibt die Heilung unvollkommen, weil es oft nicht gelingt, die Bruchſtücke dauernd aneinander zu bringen.

Bei gleichzeitiger Verletzung der Haut iſt die Verwundung wegen der drohenden Gefahr der eitrigen Kniegelenkentzündung als beſonders ſchwer anzuſehen und die oben beſchriebene offene Wundbehandlung ſtreng innezuhalten (vgl. das Beiſpiel in § 136). Kalte Umſchläge auf das Gelenk ſind in ſolchen Fällen zu unterlaſſen.

2. Bruch des Unterſchenkels. Die Zeichen ſind die gewöhn= lichen. Die ſpitzen Enden der Bruchſtücke haben die Neigung, die Haut zu durchbohren. Im Hinblick auf dieſe große Gefahr muß man bei der Fortſchaffung, Entkleidung, Unterſuchung und Lage= rung des Verwundeten ſowie der Einrichtung des Bruches ganz beſonders vorſichtig ſein. Damit die Knochenſtücke möglichſt nahe zuſammengebracht werden, iſt eine ſorgſame Einrichtung und ein gut paſſender, möglichſt mit Blechſtreifen zu verſtärkender Pappſchienenverband erforderlich. Bei der Einrichtung iſt der Zug am Fuße, der Gegenzug am Oberſchenkel auszuüben.

Nach Fertigſtellung des Pappſchienenverbandes muß der Fuß ſo befeſtigt werden, daß er nicht durch ſeine eigene Schwere zur Seite umſinkt. Dies wird am beſten durch eine Holzſchiene (Latte) verhindert, die von der Mitte des Oberschenkels bis über die Fußsohle reicht, und an der am unteren (Fuß=) Ende ein Querholz von der Länge des Fußes nach Art eines Winkelmaßes aufgenagelt ist. Latte und Querholz werden, besonders in der Knöchel= und Fersengegend, gut gepolstert und mittels dreieckiger Tücher an die Innenseite des Ober= und Unterschenkels so angebunden, daß das Querholz neben dem inneren Fußrand gerade nach oben sieht. Dann wird der Fuß an letzterem so mit einem Tuche befestigt, daß er rechtwinklig zum Unterschenkel steht und die Zehen gerade nach oben gerichtet sind. Durch nebengelegte Kissen, Sandsäcke usw. ist diese Lage zu erhalten; es ist darauf zu achten, daß der Fuß seine richtige Stellung dauernd behält.

Um bei allen Ober= und Unterschenkelbrüchen die richtige Stellung des Fußes im Verbande zu erkennen, achte man darauf, daß die große Zehe stets in einer Linie mit der Mitte der Kniescheibe und dem oberen vorderen Knochenvorsprunge des Beckens liegt (Visierlinie).

Damit die Bettdecken den Fuß nicht zur Seite drücken, werden Faßreifen in der Mitte zerschnitten und mit dünnen Holzlatten seitlich untereinander verbunden, so daß sie eine Art Bogengang bilden. Diese Wölbung wird über den Unterschenkel gestülpt und darüber erst das Deckbett gebreitet. Auch mit entsprechend gebogenen Drahtstücken oder Blechstreifen kann man derartige Vorrichtungen herstellen (vgl. auch § 72).

3. Bruch der Knöchel. Knöchelbrüche sind nicht selten und werden namentlich durch Umknicken des Fußes beim Ausgleiten und Fallen verursacht. Entweder sind beide Knöchel gebrochen, oder nur der innere oder der äußere. Manchmal ist es zweifelhaft, ob ein Bruch oder nur eine der an dieser Stelle besonders häufigen Verstauchungen des Fußes vorliegt. Auch in derartigen Fällen behandle man die Verletzung stets wie einen Bruch, wenn man einen solchen nicht mit Bestimmtheit ausschließen kann.

Die Gegend des Fußgelenkes schwillt meist rasch erheblich an. Der innere oder äußere oder beide Knöchel sind auf Druck stark schmerzhaft. Die Fußsohle ist mehr oder weniger nach außen ge=

dreht, vielfach auch der ganze Fuß gegen den Unterschenkel seitwärts nach außen verschoben.

Es ist sehr wichtig, daß die Heilung des Knöchelbruchs bei guter Stellung des Fußes erfolgt, da eine nach Heilung des Bruches zurückbleibende fehlerhafte Fußstellung (Abweichen des Fußes nach außen, Plattfußstellung) dauernde schwere Störungen des Gehens und Stehens verursacht. Es muß eine besondere Verbandschiene angefertigt werden, welche aus zwei von der Mitte des Oberschenkels bis zum Fußende reichenden Seitenschienen (etwa 10 cm breiten Holzlatten) und einem am unteren Ende zwischen diesen aufrecht einzunagelnden Brett bestehen muß, das etwas länger als der Fuß ist. Gegen dieses Brett soll der Fuß angestützt werden; es muß so breit sein (etwa 13 cm), daß beim Anlegen der Schiene zwischen Knöchel und Seitenschienen genügend Raum zu reichlicher Polsterung bleibt.

Nachdem die ganze Schiene einschließlich Fußbrett an der Innenseite gut ausgepolstert ist, geschieht die Einrichtung des Bruches in der Weise, daß der Gegenzug von einem Gehilfen unterhalb des Knies am Unterschenkel ausgeübt wird, während der Kapitän unter kräftigem Zuge den Fuß in seine richtige Stellung zurückbringt; hierbei ist besonders darauf zu achten, daß auch die Fußsohle durch vorsichtige Drehung des Fußes wieder in ihre natürliche Lage (so daß das Fußgewölbe zum Ausdruck kommt und keine Plattfußstellung entsteht) zurückgelangt und daß die Zehen gerade nach oben gerichtet sind. Der nun folgende Schienenverband hat die Aufgabe, den Fuß in seiner wiedererlangten richtigen Stellung festzuhalten (vgl. dazu das oben unter 2) Gesagte, betr. Visierlinie). Es werden zu diesem Zwecke zunächst die Seitenschienen am Ober- und Unterschenkel angebunden, hierauf wird der inzwischen von einem Gehilfen zu haltende Fuß an dem gerade aufwärts gerichteten Fußbrett mit einer Binde befestigt; weiterhin aber müssen die Lücken zwischen dem Fußgelenk und den Seitenschienen sowie das am inneren Fußrand natürlicherweise vorhandene Fußgewölbe mit Watte gut ausgestopft werden, damit der Fuß aus der ihm gegebenen richtigen Stellung nicht wieder in eine fehlerhafte Stellung (Plattfußstellung) zurückweichen kann. Durch daneben zu legende Sandsäcke ist das geschiente Bein in seiner Lage zu erhalten und im besonderen die Hacke durch Unterlegen eines Wattebausches oder auch eines kleinen Wattekranzes vor dem Durchliegen zu schützen.

Der Kranke darf erst nach erfolgter fester Verheilung des Bruches, die mindestens vier bis sechs Wochen erfordert, das Bett verlassen und muß in der ersten Zeit beim Gehen und Stehen festes Schuhzeug (Stiefel oder Schnürschuhe) tragen, das der Fußsohle einen genügenden Halt gibt; das Gelenk ist mit einer Flanell- oder Cambricbinde zu umwickeln.

Ist mit dem Knöchelbruche gleichzeitig eine Hautzerreißung verbunden (offener Knochenbruch), so ist zunächst die in § 107 beschriebene Wundbehandlung nebst Wundverband (vgl. auch das Beispiel der Behandlung eines offenen Knochenbruchs in § 136) auszuführen. Ferner ist nach Befestigung der Verbandschiene das Ausstopfen mit Watte in der Umgebung des Fußgelenkes so vorzunehmen, daß hierdurch ein Druck auf die Wundfläche nicht ausgeübt werden kann.

§ 136.
Beispiel für einen offenen Knochenbruch
(Bruch des Unterschenkels mit Hautzerreißung).

Durch Fall ist der Unterschenkel gebrochen, das obere Knochenende hat in großer Ausdehnung die Haut durchbohrt.

1. Der Verletzte wird befragt und untersucht (vgl. § 104).

2. Stiefel und Hose des verletzten Beines werden durch Aufschneiden in der Naht entfernt.

3. Sobald eine offene Wunde in der Gegend des Knochenbruchs festgestellt ist, wird diese sofort mit einem mehrfach zusammengelegten Stücke trockenen, frisch aus einem Päckchen mit reingewaschenen Händen entnommenen Verbandmulls bedeckt. Zugleich werden sofort 2 l Kresolwundwasser (§ 48 Nr. 20) bereitet.

4. Der Verletzte wird nunmehr genauer untersucht. Doch darf die mit dem Mulle bedeckte Wunde selbst nicht berührt werden,

sondern muß nach etwa notwendig gewordener erneuter Besichtigung sofort wieder mit Mull bedeckt werden.

5. Der Verletzte wird auf eine mit einer Matratze bedeckte Tischplatte, Tür oder dergleichen (§ 104) gelegt und dorthin getragen, wo er verbunden werden soll. Bei gutem Wetter geschieht dieses am besten frei an Oberdeck. Überflüssige Personen sind zu entfernen und haben sich in Lee aufzuhalten.

6. Man füllt mit dem vorher bereiteten Kresolwundwasser drei Schüsseln und legt in eine die Scheere, die Pinzette, Klemmpinzette, ein Inzisionsmesser, drei Unterbindungsfäden; in die zweite mehrere Nähseidenfäden mit Nadeln.

7. Der Kapitän reinigt sich die Hände zuerst mehrere Minuten lang durch gründliches Waschen mit warmem Wasser, Seife und Bürste, dann mit dem Kresolwundwasser, das in der dritten Schüssel sich befindet. Darauf wird die Umgebung der Wunde bis an die Wundränder ohne jede vorherige Reinigung der Haut zwei bis drei Finger breit zweimal mit Jodtinktur eingepinselt, bis die Haut eine tiefmahagonibraune Färbung erhält. Die Wunde selbst bleibt frei.

8. Alle sichtbaren gröberen Verunreinigungen und losen Knochensplitter sowie Blutgerinnsel sind vorsichtig aus der Wunde selbst mit der Pinzette zu entfernen. Die Pinzette wird dann in den Teller zurückgelegt, die Wunde mit einem reinen Mulläppchen bedeckt (trockene Wundbehandlung).

9. Die Blutung läßt sich in der Regel durch Hochlagerung des Unterschenkels und Fingerdruck stillen; sind hingegen stärker blutende, stoßweise spritzende Blutgefäße in der Wunde zu sehen, so müssen diese mit der Klemmpinzette gefaßt und mit Seidenfäden unterbunden werden (vgl. § 108).

10. Darauf ist für den Schienenverband, bei dem die Wunde selbst freibleiben muß, alles Notwendige bereitzustellen (bezüglich der erforderlichen Schienen § 128).

11. Der Kapitän zeigt den beiden Helfern, welche Zug und Gegenzug ausüben müssen (§ 127 letzter Absatz), wie sie anfassen sollen.

12. Der Kapitän wäscht und desinfiziert sich abermals die Hände in der unter 7. angegebenen Weise.

13. Das Mulläppchen wird abgenommen, die Wunde und das vorstehende Knochenstück werden ganz dünn mit gelbem Wundpulver bestreut.

14. Die beiden Helfer fassen das Glied, heben es hoch und ziehen langsam und vorsichtig, aber kräftig und anhaltend an.

15. Der Kapitän sucht, während die Helfer kräftiger ziehen, durch Druck mit den in Kresolwundwasser abgespülten Fingern das vorstehende Knochenstück an seinen Platz zurückzubringen.

16. Sollte das nicht gelingen, so kann die im Wege stehende Haut gespalten werden, jedoch stets nur in der Längsrichtung des Beines.

17. Die Wunde wird mit trockenem Mulle abgetupft und eine neu entstandene Blutung durch sanftes Aufdrücken eines Mullstücks gestillt, was meistens schnell gelingt.

18. Haben die Knochenstücke ihre richtige Stellung wieder eingenommen, so werden die Hautränder glatt gelegt und mit den Fingern möglichst aneinander gebracht, evtl. durch einige Nähte vereinigt. Alsdann ist ein wenig gelbes Wundpulver aufzustreuen und ein nicht zu dicker Verband mit Mull, Verbandwatte und Mullbinde anzulegen.

19. Darauf werden die Schienen angelegt und in der üblichen Weise (§ 129) befestigt, vgl. 10.

20. Der Verletzte wird vorsichtig ins Bett gebracht, der Fuß wird hoch und fest gelagert.

21. Täglich wird morgens und abends die Körpertemperatur gemessen. Zeigt das Thermometer mehr als 38,5° C oder treten von neuem heftige Schmerzen an der Bruchstelle auf, so nimmt man den Verband fort, entfernt die etwa angelegten Nähte, spült die Wunde mit Kresolwundwasser ab und übt mit reinen, d. h. gründlich mit Seife und Bürste und mit Kresolwundwasser gewaschenen Fingern einen leisen Druck in der Umgebung aus, um so zu ergründen, ob Eiter da ist und woher er kommt. Gegen die Ursprungstelle des Eiters wird der Strahl des mit Kresolwundwasser gefüllten Spülgefäßes gerichtet, sodann etwas gelbes

Wundpulver dorthin gebracht und ein ganz reines, möglichst vorher auszukochendes schmales Stückchen Verbandmull mit der Pinzette so in die Wunde eingeführt, daß das eine Ende die Eiterquelle berührt, das andere Ende etwas zur Wunde herausragt. Dann ist mit Mull und Verbandwatte zu verbinden.

22. Hält das Fieber an und dauert die Eiterung fort, so ist die Wunde täglich mit lauwarmem, vorher abgekochtem Wasser auszuspülen und mit von Kresolwundwasser durchtränkten Mullkompressen zu bedecken; es ist dann genau darauf zu achten, ob die Eiterung im Körpergewebe weiterkriecht und sich etwa Eiterhöhlen bilden, die nötigenfalls mit dem Messer oder der Schere zu eröffnen sind.

23. Hat sich der Schienenverband verschoben, ist er zu locker oder zu fest, so wird er von neuem passend angelegt. —

Im vorliegenden Falle war angenommen, daß eine große Hautverletzung besteht. Ist die Haut aber weniger beschädigt, sieht der Knochen z. B. nicht mehr als 1 bis 2 cm zur Haut heraus und umschließt letztere ihn dicht, so vereinfacht sich das Verfahren. Das Zurückbringen des vorstehenden Knochenstückchens durch die Haut geschieht dann leicht, meistens schon durch den Zug der Helfer (Nr. 14 u. 15). Die Weisungen unter 15, 16, 17 und 18 würden dann einfacher lauten: „Ist das Knochenstück zurückgetreten, so erfolgt Aufstreuen einer dünnen Wundpulverschicht und der Verband mit Mull, Verbandwatte und Mullbinde."

C. Einige wichtige äußere Erkrankungen und ihre Behandlung.

1. Wundkrankheiten, Entzündungen, Geschwüre.

§ 137.

Wundrose (Erysipel, Rotlauf) und Wundstarrkrampf (Tetanus).

1. **Wundrose.** Die Krankheitserreger der Rose sind bestimmte kleinste Lebewesen (Bakterien), die dann zur Wirkung kommen, wenn sie in eine, wenn auch noch so kleine, Wunde gelangen. Zu jeder Verletzung kann daher Wundrose hinzutreten; besonders

häufig werden von der Rose das Gesicht und der Kopf befallen; es bildet dann gewöhnlich eine unbedeutende Kratzwunde an oder in der Nase oder am Ohre den Ausgangspunkt.

Die Erkrankung beginnt plötzlich mit hohem Fieber bis 40° C, der Kranke fühlt sich schlecht, ist oft benommen oder zum Erbrechen geneigt. Um die Wunde, die den Ausgangspunkt der Wundrose bildet, zeigt sich die Haut rosenrot gefärbt und etwas geschwollen, mit scharfem Rande gegen die gesunde Umgebung, hier und da bilden sich auch kleine oder größere Blasen in dem erkrankten Hautbezirk, oft kommt es zu Hautabszessen und Zellgewebsentzündungen. Schon nach zwölf Stunden beobachtet man ein Weiterschreiten der Rötung und Schwellung; bisweilen zieht die Rose über große Teile des Körpers hin. Die Krankheit ist gefährlich durch das hohe, lang anhaltende Fieber sowie durch die bisweilen eintretende Fortleitung der Entzündung nach innen, z. B. von der Kopfhaut auf die Gehirnhaut; in diesem Falle machen sich Schlafsucht, Krämpfe und Lähmungen bemerkbar.

Behandlung. Gegen das Fieber gebe man anfangs kühlendes Getränk, Zitronensaft mit Wasser oder dergleichen. Spricht der Kranke wirr, oder ist er benommen, so lege man einen Eisbeutel oder kalte Umschläge auf den Kopf; dauert hohes Fieber mehrere Tage an, so sind abgekühlte Bäder (vgl. § 49) von Nutzen. Die geröteten Stellen bestreiche man mit Borsalbe und bedecke sie mit Mulläppchen. Die Nahrung sei leicht, aber nahrhaft: Milch, Fleischbrühe, Sago, Corned Beef, dünn durchgeschlagene Erbssuppe, Reis usw.; auch gebe man öfter Wein. Solange Fieber besteht, darf der Kranke nicht ohne Wache sein, da er sich und anderen in den Fieberträumen Schaden zufügen kann.

Die Wundrose ist außerordentlich ansteckend. Leute, die mit irgendwelchen, wenn auch nur kleinen, Wunden behaftet sind, dürfen daher weder zur Pflege, noch auch zum Besuche des Kranken zugelassen werden. Alle bei Wundrosekranken gebrauchten Instrumente sind sorgfältig zu desinfizieren, am besten durch Auskochen; gebrauchte Verbandmittel sind zu vernichten. Der Krankenraum und das Krankenbett sowie alle mit dem Kranken und besonders mit den erkrankten Teilen in Berührung gekommenen Gegenstände sind nach der Heilung oder dem Tode des Kranken zu desinfizieren. Auch der Pfleger des Kranken hat sich stets zu desinfizieren.

2. **Wundstarrkrampf.** Der Starrkrampf ist seines meist tödlichen Ausganges und seines qualvollen Verlaufs wegen eine der schrecklichsten Wundkrankheiten. Auch er entsteht durch Eindringen bestimmter, kleinster Krankheitserreger in die Wunde, die besonders mit Erde, Staub u. dgl. hineingeraten, z. B. mit Holzsplittern, die in der Haut stecken bleiben und oft nur eine unbedeutende, wenig eiternde Wunde erzeugen.

Einige Zeit danach bewirkt das von den Krankheitserregern abgesonderte Gift, das auf den Nervenbahnen zum Rückenmark und Gehirn gelangt, unter allgemeinem Unwohlsein eine sehr schmerzhafte, krampfartige Zusammenziehung der Kiefer-, Nacken und Schlundmuskeln, durch die das Öffnen des Mundes, das Kauen, Schlucken und Atmen erschwert werden. Später löst sich zwar die Starre, doch genügen Berührungen, Bewegungen, ja sogar Schall- oder Lichtempfindungen, um neue Anfälle hervorzurufen, die den ganzen Körper durchzucken und die Kräfte erschöpfen. In den schweren Fällen erfolgt zuweilen bei einem Krampfanfall durch Stimmritzenkrampf der Tod infolge von Erstickung.

Behandlung. Bei ausgesprochenen Starrkrampferscheinungen verabreiche man dem Kranken dreimal täglich ein Morphiumpulver. Im übrigen trachte man durch sorgsamste Ernährung (Gefahr des Verschluckens!) danach, ihn bei Kräften zu erhalten.

Um derartigen Erkrankungen nach Möglichkeit vorzubeugen, hüte man jede, auch die kleinste, Wunde vor Verunreinigung und sei stets auf sorgfältige Ausführung der Wundbehandlung (§ 107) bedacht.

§ 138.
Furunkel (Blutschwär, Blutfinne, Schweinsbeule) und Karbunkel (Brandbeule).

1. **Furunkel** kommen meistens im Nacken oder sonst an der Rückenseite des Körpers, ferner an Stellen, wo Reibung stattfindet, z. B. in der Achselhöhle, nicht selten auch an Armen und Beinen

vor. Oft sind sie ein Zeichen von ungenügender Sauberkeit, doch können sie auch ohne ersichtliche Ursache entstehen (Zuckerkrankheit!).

Es bildet sich dabei auf der Haut eine mehr oder minder zugespitzte rote Beule, die ein spannendes Gefühl und meistens auch klopfenden, heftigen Schmerz erzeugt. Nach zwei bis drei Tagen entsteht an ihrer Spitze ein gelber Punkt, der größer wird, durchbricht, Eiter und zuletzt einen grünlichen dicken Pfropf (abgestorbenes Hautgewebe) ausstößt. Das alsdann noch bestehende rundliche Geschwür pflegt bald zu heilen.

Behandlung. Hat man frühzeitig, am ersten oder zweiten Tage, erkannt, daß es sich um einen Furunkel handelt, so kann man versuchen, ihn zurückzubringen, indem man die schmerzhafte, gerötete Stelle mit einem Stück Carbol-Quecksilberpflaster überklebt oder täglich mehrmals tüchtig mit Alkohol (Branntwein) oder grüner Schmierseife einreibt. Gelingt die Zurückbringung nicht, so mache man warme Umschläge oder Vorsalbenverbände bis zur völligen Reifung des Furunkels. Nach dem Durchbruch des Furunkels kann die Eiterentleerung durch gelindes seitliches Zusammendrücken der Beule unterstützt werden, doch ist stärkeres Drücken hierbei zu vermeiden.

Handelt es sich um einen besonders großen Furunkel oder kriecht die Entzündung von dem Furunkel aus weiter, was sich beispielsweise am Arme durch Auftreten roter schmerzhafter Streifen oder durch schmerzhafte Schwellung der Achseldrüsen anzeigt, so muß durch Eröffnung mit dem Messer für Abfluß des Eiters gesorgt werden. Ist ärztliche Hilfe zu erlangen, so führe man den Kranken einem Arzte zu. Andernfalls wasche man die Beule mit Kresolwundwasser ab und spalte sie mit dem Inzisionsmesser in ihrer ganzen Länge — man schneidet immer in der Längsrichtung des Körpers oder des Gliedes —, lasse etwas ausbluten, wasche die Wunde mit Kresolwundwasser aus, streue nach Einführung eines kleinen Mullstreifens in die Wundhöhle ein wenig gelbes Wundpulver auf und bedecke sie mit einem Verbande, der alle ein bis zwei Tage zu erneuern ist. Stärkeres Ausdrücken des Eiters beim Wechseln des Verbandes ist wiederum zu vermeiden.

Als besonders gefährlich gelten Furunkel der Oberlippe und der Wange, da sie zu Hirnhautentzündung führen können. Diese sind daher stets möglichst frühzeitig mit dem Messer zu eröffnen. Ausdrücken des Eiters ist bei diesen Furunkeln außerordentlich gefährlich und daher zu unterlassen; die Umgebung des Furunkels ist mit Jodtinktur einzupinseln.

2. Sitzen mehrere Furunkel dicht zusammen, so bilden sie einen Karbunkel. Ihr Lieblingssitz ist gleichfalls Nacken und Rücken. Durch die starke Schwellung der einzelnen Beulen wird dem Gewebe die Blutzufuhr abgeschnitten, es wird brandig (daher der Name Brandbeule), meist besteht hohes Fieber. Im Verlaufe des Karbunkels kann eine allgemeine Blutvergiftung entstehen, die unter Umständen den Tod zur Folge hat. Es ist deshalb, wenn irgend möglich, ärztliche Hilfe heranzuziehen.

Behandlung. Fehlt es an ärztlicher Hilfe, so öffne man den Karbunkel mit dem Inzisionsmesser durch einen tiefen Kreuzschnitt, der die ganze Geschwulst in vier Teile spaltet. Der Schnitt soll durch die ganze Länge und die ganze Tiefe der Geschwulst — oft wohl $1\frac{1}{2}$ cm tief — hindurchgeführt werden. Meistens ist die Blutung im Anfang ziemlich heftig; zu ihrer Stillung bespüle man die Wunde mit gekochtem und wieder abgekühltem Frischwasser. Sodann lege man mit Kresolwundwasser getränkte Kompressen auf, die durch einen täglich zweimal zu wechselnden Verband befestigt werden. Nach mehreren Tagen pulvere man bei beginnender Rückbildung der Beule eine dünne Schicht Wundpulver auf und lege einen Mull- und Watteverband darüber. Zu warnen ist vor dem Gebrauche von sog. Zugpflastern (Hamburger Pflaster) oder dergleichen, da sie nichts nützen, aber die Haut verunreinigen und verschmieren.

§ 139.

Fingerentzündung (Fingergeschwür, Fingerwurm, Adel).

Entsteht eine entzündliche Schwellung am Finger, so tritt, weil die Haut dort nicht so verschiebbar ist wie sonst am Körper, sehr schnell eine starke Spannung mit nachfolgender Eiteransammlung ein, die heftigen, klopfenden Schmerz verursacht und das Absterben der Haut, des Unterhautgewebes, der Sehnen, der Knochenhaut, ja selbst des Knochens an dem befallenen Finger bewirken kann. Vergrößert wird die Gefahr noch dadurch, daß die Entzündung leicht auf der Hand und dem Unterarme weiterkriecht und unter heftigen Schmerzen zu ausgedehnter Eiterung mit hohem Fieber führt. Steifheit, Verkrüppelung oder Verlust eines oder mehrerer Finger, ja sogar Verlust der Hand oder des Armes nach langwieriger, schmerzhafter und gefahrvoller Krankheit sind die Folgen, wenn nicht rechtzeitig die richtige Behandlung eingeleitet wird. Nicht selten tritt allgemeine Blutvergiftung und der Tod im Gefolge einer vernachläſſigten Fingerentzündung ein.

Behandlung. Sobald das Leiden erkannt ist, reinige man den Finger gründlich mit warmem Wasser und Seife, darauf werde er eine halbe Stunde lang in warmem Seifenwasser gebadet und zuletzt mit Kresolwundwasser gut abgespült. Dann wird mit dem sorgfältig gereinigten (§ 107) Inzisionsmesser an der am meisten schmerzhaften Stelle ein mindestens 3 cm langer Einschnitt gemacht, der, in der Längsrichtung des Fingers liegend, so tief eindringt, daß der angesammelte Eiter nach außen treten kann. Man läßt dann eine Weile ausbluten, spült die Wunde mit Kresolwundwasser ordentlich aus und verbindet sie mit Mull und Verbandwatte, nachdem man in die Wundhöhle einen kleinen Streifen Mull tief eingelegt hat. Der Arm wird mit einem dreieckigen Tuch möglichst hoch gelagert. In den ersten Tagen ist täglicher, bei günstigem Verlaufe später zwei- bis dreitägiger Verbandwechsel vorzunehmen.

Es ist zu beherzigen, daß bei einer Fingerentzündung nie zu früh, aber sehr leicht zu spät geschnitten wird.

Hat man ein altes, vernachläſſigtes, bereits nach außen durchgebrochenes Fingergeschwür in Behandlung zu nehmen, so ist Baden in lauwarmem Seifenwasser und Ausspülen mit Kresolwundwasser noch das Beste. Geht die Entzündung auf die Hand oder den Arm über, so ist so zu verfahren, wie es in § 140 angegeben ist.

Vorbeugung. Da Fingerentzündungen oft von den schon erwähnten schweren Folgen für den Kranken begleitet sind, so sorge man dafür, daß auch anscheinend unbedeutende Verletzungen an den Fingern rechtzeitig behandelt werden. Fingerentzündungen entwickeln sich besonders bei Personen, die viel in schmutzigem Wasser zu arbeiten haben (Wäscher, Aufwäscher) oder die durch Hantieren mit Draht, stachligen Fischen oder dergleichen häufigen Verletzungen der Hände ausgesetzt sind. Diese Personen haben ihre Hände stets besonders sorfältig nach jeder Arbeit zu säubern und auf etwaige Verletzungen zu achten, da auch die kleinste Verletzung zur Entzündung führen kann.

§ 140.
Zellgewebsentzündung (Blutvergiftung).

Von jeder Wunde, auch von jeder kleinsten, nicht einmal mit bloßem Auge sichtbaren Verletzung aus können Entzündung und Eiterung entstehen und unter der Haut weiter fortkriechen. Es tritt dann Fieber ein, der Kranke fühlt sich sehr angegriffen und in der Umgebung der Verletzung zeigt sich Rötung, die bei Druck schmerzhaft ist und oft, besonders an Armen und Beinen, in Form von Streifen auftritt. Zugleich schwellen häufig die zunächst gelegenen Lymphdrüsen, namentlich die der Leistenbeuge, Achselhöhle und des Halses an. An einzelnen Stellen steigert sich der Schmerz, zur Rötung kommt dort Schwellung hinzu, die ursprüngliche Härte verwandelt sich in eine mehr weiche Geschwulst, und es bildet sich unter der Haut Eiter. Die Schiffsköche sind besonders gefährdet.

Behandlung. Eine solche Erkrankung ist stets als ernst zu betrachten und der Kranke sobald als möglich ärztlicher Behandlung zuzuführen. Ist diese nicht zu erreichen, so wird das entzündete Glied hochgelegt und mit kalten Umschlägen bedeckt; sobald sich eine weiche Stelle zeigt, wo man den Eiter unter der Haut fühlt, wird dort in der Längsrichtung des Gliedes eingeschnitten und mit Kresolwundwasser ausgewaschen, worauf ein feuchter Verband mit von Kresolwundwasser durchtränktem Mulle folgt. Die

Ernährung des Kranken sei leicht, aber kräftig. Für regelmäßigen Stuhlgang ist zu sorgen.

Vereiterte Drüsen am Halse, die hauptsächlich bei der Skrofelkrankheit jugendlicher Personen auftreten, sind schwer zu beseitigen. Im allgemeinen tut man gut, etwas gelbes Wundpulver auf die offenen Geschwüre zu streuen und Mull und Watte darüber zu binden; sind die Drüsen noch nicht offen, sondern nur geschwollen und schmerzhaft, so werden sie einmal täglich mit Jodtinktur gepinselt oder mit feuchtwarmen Umschlägen (§ 49) zum Erweichen gebracht. Die weitere Behandlung überlasse man dem Arzte an Land.

§ 141.
Gelenkentzündung.

Dieses Leiden tritt entweder als Begleit- oder Teilerscheinung einer anderen Krankheit auf, z. B. des Rheumatismus, des Trippers, der Eitervergiftung, der Schwindsucht, des Typhus, oder es entsteht selbständig durch Verletzung eines Gelenkes, wobei dann gleichzeitig auch Verstauchung, Verrenkung oder Bruch der Knochenenden, die das Gelenk zusammensetzen, vorhanden sein kann. Immer ist die Erkrankung als schwer aufzufassen; am häufigsten befällt sie das Knie.

Der Verlauf des Leidens ist gewöhnlich folgender: Unter allgemeinem Fieber und unter Hitzegefühl in dem betreffenden Gelenke schwillt dieses prall an, dazu gesellen sich heftige Schmerzen, die bei Bewegungen sehr gesteigert werden. Rötung der umgebenden Haut fehlt oft oder kommt erst später hinzu. Die entzündeten Gelenke haben häufig das Bestreben, eine ungewöhnliche Lage anzunehmen. Die Gelenkentzündung geht entweder in Heilung oder in Eiterung über. Im ersteren Falle schwinden allmählich die Krankheitszeichen, im letzteren nehmen sie mehr und mehr zu, bis der Eiter nach außen durchbricht.

Behandlung. Das Haupterfordernis ist die Ruhigstellung des entzündeten Gelenkes evtl. durch Schiene in der Lage, die für den späteren Gebrauch die beste ist (vgl. diesbezüglich § 113 unter d).

Diese Stellung muß schon frühzeitig durch einfache Lagerung oder durch Schienung bewirkt werden. Gegen die Entzündung lege man Eis oder häufig zu wechselnde Kaltwasserumschläge auf (§ 49). Sind die Schmerzen äußerst heftig, so reiche man abends ein Morphiumpulver. Nach Eintritt von Bereiterung ist das Gelenk täglich mit Kresolwundwasser abzuspülen und mit einem sauberen Verband (aus Mull, Watte, Binde) zu bedecken. Bei Eiterungen des Hand- oder Ellbogengelenkes oder der Fingergelenke sind außerdem täglich etwa eine halbe Stunde während Arm- oder Handbäder in lauwarmem, vorher abgekochtem Wasser anzuwenden. Derartige Kranke sind so schnell als möglich auszuschiffen.

§ 142.
Unterschenkelgeschwüre.

Unterschenkelgeschwüre entstehen gewöhnlich durch Abstoßen der Haut an den Vorderflächen der Schienbeine beim Aufentern und dergleichen, besonders leicht beim Vorhandensein von Krampfadern.

Behandlung. Eine jede derartige Abschürfung ist sogleich mit etwas Mull und Watte zu verbinden, die mit Heftpflasterstreifen befestigt werden.

Ist das Geschwür nicht frisch entstanden, so reinige man zuerst sorgfältig den Unterschenkel im Bade, dann spüle man das Geschwür mit Kresolwundwasser ab, trockne es durch Abtupfen mit Verbandmull und bestreue es mit gelbem Wundpulver, darüber werden etwas Verbandmull und ein dicker Bausch Verbandwatte mit einer Binde befestigt. Meistens kann ein solcher Verband vier bis sieben Tage liegen bleiben; es wird damit so lange fortgefahren, bis die Fleischwärzchen frisch rot aussehen und in gleicher Höhe mit der umliegenden Haut sich befinden. Dann verbindet man mit einem mit Vorsalbe bestrichenen Läppchen. Am besten ist es, wenn der Kranke während der Behandlung das kranke Bein nicht benutzt und möglichst wagerecht lagert. Verheilte Unterschenkelgeschwüre brechen nicht selten wieder auf, wenn der Kranke das Bein zu früh wieder gebraucht.

§ 143.
Durchliegen (Druckbrand).

Kranke, namentlich Schwerkranke (Fieberkranke, Gelähmte und dergleichen), die lange zu Bett liegen müssen, werden nicht selten, oft schon nach wenigen Tagen, an den Stellen, wo die Knochen dicht unter der Haut liegen, wund und bekommen dort schlecht heilende, an Größe zunehmende, sehr schmerzhafte Geschwüre, die durch Fortkriechen der Entzündung zum Tode führen können.

Am leichtesten wird die Haut am Rücken in der Gegend des Kreuzbeins, der Schulterblätter und die der Hacken befallen.

Um dem Durchliegen vorzubeugen, ist vor allem für größte Sauberhaltung des Bettes und des Kranken zu sorgen. Empfehlenswert ist häufiger Lagewechsel des Kranken sowie dessen Lagerung auf einer Seegrasmatratze. Urinflasche und Bettschüssel sind stets bereitzuhalten, auch dürfen keine Krümel im Bette liegen, und das Bettuch muß immer glattgestrichen sein (§ 44). Die obengenannten Stellen des Körpers sind häufig, mindestens täglich einmal, zu besichtigen und mit Salizylstreupulver einzupudern. Schon bevor sich Rötung zeigt, sind druckempfindliche Stellen mit Essig und Wasser oder Branntwein zu waschen, gut abzutrocknen und mit Borsalbe einzufetten. Außerdem lasse man einen Kranz aus Werg oder Watte anfertigen, auf den der Kranke dauernd so zu legen ist, daß die gefährdete Stelle die Mitte des Kranzes einnimmt und nicht gedrückt wird. Sind bereits Geschwüre entstanden, so ist ein derartiger Ring um so mehr erforderlich. Außerdem streue man gelbes Wundpulver auf und verbinde mit Mull und Verbandwatte; dieser Verband ist jedesmal bei der täglich mehrmals auszuführenden Säuberung des Kranken zu erneuern.

2. Augen-, Ohren- und Zahnkrankheiten.

§ 144.
Augenentzündung.

Die Innenseite der Augenlider, oft auch das Weiße im Auge, ist lebhaft gerötet, letzteres von dünnen roten Adern überzogen, dazu treten bei stärkerer Entzündung Tränenlaufen und Lichtscheu; nach dem Schlafen sind die Augenlider verklebt, in der Lidspalte, meist am Innenrande, sieht man mehr oder weniger schleimigen Eiter. In manchen Fällen schwellen auch die Lider an, es können in der Tiefe des Auges sich klopfende, bohrende Schmerzen bemerkbar machen, das Sehvermögen kann bedeutend verschlechtert oder ganz aufgehoben sein.

Derartige Augenleiden entstehen häufig durch Fremdkörper, die ins Auge geflogen sind (meistens Staub, kleine Kohlenstückchen, Fischschuppen und dergleichen), ferner durch Erkältung, durch Ansteckung von anderen Augenkranken oder — und das ist die schlimmste Form der Entzündung — wenn Trippereiter in das Auge gekommen ist.

Behandlung. Ist ein Fremdkörper ins Auge geraten, so nimmt man ihn am besten mit einem angefeuchteten reinen Tuchzipfel fort. Um den Fremdkörper wahrnehmen zu können, zieht man das untere Augenlid etwas herab und läßt den Kranken nach den verschiedenen Richtungen (oben, unten, rechts, links) sehen. Sitzt der Fremdkörper unter dem oberen Augenlide, so fasse man mit der linken Hand seine Wimpern, setze mit der rechten das Ende eines Streichholzes auf das obere Augenlid und klappe, während man den Verletzten anweist, nach unten zu sehen, mit der linken Hand das Lid herauf, indem man mit dem Streichholz den Knorpel des Augenlides sanft herunterdrückt. Meist vermag man dann auf der inneren Lidfläche den Fremdkörper, oft nur ein kleines Stäubchen, zu erkennen und mit einem mit angefeuchteter Watte umwickelten Holzstäbchen fortzunehmen. Gelingt das Umklappen nicht oder ist der Fremdkörper nicht zu sehen, so nützt oft ein vorsichtiges Abspülen mit reinem, lauwarmem Wasser aus dem Spülgefäß und starkes Schnauben der Nase.

Gegen die eigentliche Augenentzündung ist Ruhe das Beste. Der Kranke soll in einem verdunkelten Raume bleiben, das Auge geschlossen halten und täglich mehrmals eine halbe Stunde lang kühle, alle zwei bis drei Minuten zu wechselnde Umschläge mit essigsaurer Tonerdelösung (ein Teelöffel auf ein Glas Wasser) machen. Etwa, namentlich nach dem Schlafen, vorhandene Verklebungen der Augenlider sind durch Warmwasserumschläge oder Abreibungen mit warmem Öl zu lösen. — Tritt eine Besserung des Augenleidens nicht in einigen Tagen ein oder verschlimmert sich sogar die Augenerkrankung, so ist die Hilfe eines Arztes, womöglich eines Augenarztes, in Anspruch zu nehmen.

Über Tripper=Augenentzündung s. § 62 unter 5 a.

Jeder Augenkranke muß sein eigenes Waschgeschirr und sein eigenes Handtuch haben, die übrigen Leute dürfen diese Gegenstände unter keinen Umständen benutzen.

§ 145.
Nachtblindheit.

Von Nachtblindheit Befallene können nur bei hellem Tageslichte deutlich sehen, während sie in der Dämmerung und selbst in klaren Nächten gar nichts oder schlecht sehen. Die Ursache kann Blendung der Augen durch stark beleuchtete Wasser=, Eis= oder Schneeflächen oder Schwächung durch Skorbut (§ 74) sein.

Die Behandlung besteht in mindestens 48 Stunden währendem Aufenthalt in verdunkeltem Raume oder Verbinden der Augen, Tragen einer blauen oder grauen Brille bei Sonnenschein, bei Skorbut außerdem in entsprechender kräftiger Ernährung usw.

§ 146.
Ohrenschmerzen, Zahnschmerzen, Zahngeschwür.

Ohrenschmerzen können durch langsame und vorsichtige Ausspülungen des Gehörganges mit lauwarmem Kamillentee oder Einträufeln lauwarmen Öles gelindert werden. Auch warme Umschläge auf das Ohr helfen oft. In den Gehörgang eingedrungene Fremdkörper sind nur durch Ausspülen, nicht durch Fassen mit Zangen oder dergleichen zu entfernen, da sonst bei ungeübter Hand sehr leicht Verletzungen herbeigeführt werden oder der Fremdkörper nur noch tiefer nach innen getrieben wird.

Zahnschmerzen. Bildet ein hohler Zahn die Ursache, so reinige man ihn möglichst gründlich durch wiederholte Ausspülungen des Mundes mit lauwarmem Wasser. Dann mache man einen Ballen aus Watte, der gerade in den Zahn paßt, feuchte ihn mit einem Tröpfchen — nicht größer als ein Stecknadelkopf — der Kreosot enthaltenden Zahntropfen (§ 48 Nr. 31) an und schiebe ihn, ohne die Mundschleimhaut zu berühren, in die Zahnöffnung. Nach einer halben Stunde kann dies Verfahren wiederholt werden; nützt es nicht, so bringe man statt der Zahntropfen einen Tropfen Opiumtinktur auf ein frisches Wattekügelchen und tue dieses in den schmerzenden Zahn.

Zur Vermeidung der Zahnfäule empfiehlt sich eine sorgfältige Zahnpflege. In erster Linie hat man auf die Beseitigung des Speichelsteins zu achten, der sich an den Zähnen zwischen dem Zahnhals und dem Zahnfleisch ansetzt, den ersteren entblößt, und an seinen Unebenheiten Speisereste zurückhält. Man soll regelmäßig und oft mit nicht zu kaltem Wasser den Mund ausspülen und gurgeln. Die Zähne sind morgens und abends mit einem den Schmelz nicht angreifenden Zahnpulver zu bürsten. Zur Schonung des Schmelzes hüte man sich, die Zähne einem scharfen Wechsel von Kälte und Hitze auszusetzen oder sehr harte Gegenstände zu zerbeißen; auch soll man die Zähne vor der Einwirkung scharfer Säuren schützen. Möglichst einmal im Jahr sollten vor allem Tropenfahrer das Gebiß von einem Zahnarzte nachsehen lassen.

Hat sich ein Zahngeschwür gebildet, ist das Zahnfleisch also an einer Stelle schmerzhaft angeschwollen und auf Druck sehr empfindlich oder läßt es sogar Eiter durchschimmern, so steche man mit dem gut desinfizierten Inzisionsmesser vorsichtig ein und lasse öfter mit lauwarmem Wasser ausspülen.

3. Einige andere äußere Leiden.

§ 147.

Unterleibsbrüche.

Ein Unterleibsbruch äußert sich in der Regel in einer Anschwellung in der Leistengegend (an der Grenze zwischen Bauch und

Oberschenkel), meist neben den Geschlechtsteilen. Der Unterleibsbruch kommt dadurch zustande, daß durch eine nachgiebige Stelle des fleischigen oder sehnigen Teiles der Bauchwand — vor allem die sogenannten Bruchpforten — hindurch ein Darmstück unter die Haut tritt, so daß es nur noch von dieser bedeckt ist. Am häufigsten tritt der Bruch in der Leistengegend heraus und kann von dort allmählich unter der Haut des Oberschenkels weiterkriechen, oder in den Hodensack hinabsteigen. Man muß unterscheiden zwischen einfachen (nicht eingeklemmten) und eingeklemmten Brüchen. Erweiterungen der Bruchpforten entstehen im allgemeinen durch Heben schwerer Lasten.

Bei den einfachen (nicht eingeklemmten) Brüchen findet sich in der Leistenbeuge eine haselnuß- bis kindskopfgroße Geschwulst, die sich weich anfühlt, schmerzlos ist, beim Husten größer und praller wird und, wenn man von außen mit der Hand darauf drückt, oft unter einem eigentümlichen gurrenden Geräusche verschwindet, dahingegen beim Husten wieder hervortritt.

Die Behandlung besteht zunächst darin, daß man den Bruch in die Bauchhöhle zurückbringt. Dieses geschieht durch Umfassen der Geschwulst an ihrer Austrittsstelle mit den Fingern der einen Hand und langsames Zusammendrücken und Nachschieben mit der anderen Hand. Die Zurückbringung wird erleichtert durch Rückenlage des Kranken, in der die Beine an den Leib gezogen werden und der Oberkörper höher liegt als das Gesäß. Sodann wird zur Zurückhaltung des Bruches ein Bruchband angelegt, und zwar legt man das gepolsterte Ende des Bruchbandes auf die Stelle, wo der Bruch ausgetreten war, führt das Mittelstück um die Hüften herum und befestigt die Enden derart aneinander, daß das Bruchband fest, dabei aber möglichst bequem sitzt. Anfänglich hindert das Band bei den Bewegungen, doch gewöhnen sich die Leute bald daran. Während der Nachtruhe kann es abgenommen, muß aber sonst immer getragen werden.

Der eingeklemmte Bruch unterscheidet sich von dem einfachen, nicht eingeklemmten Bruche dadurch, daß er sich infolge Einzwängung an seiner Austrittstelle nur schwer oder gar nicht in die Bauchhöhle zurückbringen läßt. Jeder frisch entstandene Bruch kann von vornherein ein eingeklemmter Bruch sein. Aber auch ein bereits vorhandener, bis dahin nicht eingeklemmter Bruch kann bei Nichttragen oder unregelmäßigem Tragen oder bei schlechtem Sitze des Bruchbandes jederzeit zu einem eingeklemmten Bruche werden.

Der eingeklemmte Bruch fühlt sich mehr prall an und setzt dem stets vorsichtig auszuführenden Versuch, ihn in die Bauchhöhle zurückzuschieben, einen starken Widerstand entgegen. Ein eingeklemmter Bruch ist eine sehr gefährliche Erkrankung, die, wenn nicht sehr bald Abhilfe geschaffen wird, tödliche Bauchfellentzündung zur Folge hat. Jeder eingeklemmte Bruch erfordert daher möglichst frühzeitige ärztliche Behandlung. Der Kapitän halte es für seine Pflicht, schleunigst einen Arzt zu beschaffen, sei es, daß er zu diesem Zwecke einen Hafen anläuft oder andere Schiffe, auf denen sich etwa ein Arzt befindet, um Hilfe ersucht.

Ist seit der Einklemmung des Bruches bereits einige Zeit vergangen, so tritt Erbrechen und im weiteren Verlaufe sogar Kotbrechen auf, der Stuhlgang hat dabei ausgesetzt, der Unterleib ist auf Druck empfindlich, die oft gerötete Geschwulst schmerzhaft. Es ist deshalb in jedem Falle, wenn jemand über Verstopfung und Erbrechen oder über Schmerzen in der Leistengegend*) klagt, nachzusehen, ob es sich etwa um einen eingeklemmten Bruch handeln könne.

Ist ärztliche Hilfe nicht vorhanden, so ist die Bruchgegend mit etwas Öl einzureiben, dem Kranken ein reichliches Klistier mit lauwarmem Süßwasser zu geben und die Zurückbringung des Bruches in der vorhin beschriebenen Weise zu versuchen. Gelingt sie bei langsamen, gleichmäßigen und ruhig angestellten Versuchen in der Zeit von 15 Minuten nicht, so gebe man dem Kranken ein Vollbad oder, wenn das nicht angängig ist, ein Sitzbad von 38° C

---

*) Bei Schmerzen in der Leiste ist auch an einen Bubo zu denken (vgl. § 62 b).

— nicht heißer und nicht kühler — in einer möglichst großen Balje; 20 Minuten, bevor er in das Bad kommt, verabfolge man ihm 25 (aber nicht mehr) Opiumtropfen und versuche dann im Bade durch gleichmäßigen, sanften, aber längere Zeit anhaltenden Druck, den Bruch zurückzubringen. Länger als eine halbe Stunde dürfen die Versuche nicht fortgesetzt werden. Manchmal gelingt es, den Bruch dadurch zurückzubringen, daß man den Kranken von einem anderen Manne derartig über eine Schulter legen läßt, daß Oberschenkel und Leib (mit dem Kopfe nach unten) über den Rücken des Mannes, Unterschenkel und Füße über die Brust herabhängen.

Gelingt die Zurückbringung nicht, so wende man, wenn Eis vorhanden ist, Eisumschläge an oder, wenn Eis nicht vorhanden ist, Wasserumschläge, die durch Verwendung des Handnebelhorns als Blasebalg tunlichst kühl gehalten werden. Dies Verfahren wiederhole man am zweiten und dritten Tage.

Innerlich gebe man dem Kranken gegen den starken Durst Wasser in kleinen Gaben, reiche alle vier Stunden zehn Opium= tropfen und mache einmal täglich eine tüchtige Ausspülung des Darmes mit Kaltwasserklistieren. Als Nahrung dienen Milch, kräftige Fleischbrühe mit Sago und starker Wein eßlöffelweise; sind Eier an Bord, so bekommt der Mann auch davon.

Gelingt es mit den angegebenen Maßnahmen nicht, den Bruch zurückzubringen, so lege man auf die Bruchstelle einen warmen Breiumschlag und unterlasse weitere Versuche zur Zurückbringung. Findet ein Durchbruch des Bruches nach außen durch die Haut statt, so bedecke man die Bruchstelle mit einem Verband aus Mull und Watte und wende im übrigen bei der Wartung die größte Sauberkeit an.

§ 148.

Wasserbruch. Krampfaderbruch.

Unter Wasserbruch versteht man eine durch Ansammlung von Flüssigkeit gebildete Anschwellung des Hodensacks; seine Ursache kann eine Quetschung der äußeren Geschlechtsteile sein, doch haben auch andere Krankheiten den Wasserbruch zur Folge. Vom Eingeweidebruche (§ 147) unterscheidet er sich durch die gleichmäßige eiförmige, seltener rundliche Art der Schwellung, sowie dadurch, daß er nicht wie jener durch Drücken (S. 297) zurückgebracht werden kann.

Der Krampfaderbruch kommt durch die allgemeine Erweiterung der Blutadern des Hodensacks und Samenstranges zustande, die gewöhnlich ganz allmählich durch Störungen des Blutkreislaufs in den Unterleibs- und Geschlechtsorganen sich ausbildet. Die sichtbaren Erweiterungen der oberflächlich liegenden Blutadern lassen den Krampfaderbruch leicht von anderen Anschwellungen in dieser Gegend unterscheiden.

Die Behandlung kann sich bei beiden Erkrankungen gewöhnlich bis zur Erlangung ärztlicher Hilfe auf das Tragen eines gut passenden Tragebeutels beschränken; nur bei entzündlichen Erscheinungen wird Bettruhe und Hochlagerung des Hodensackes nötig.

§ 149.
Hitzeausschlag (roter Hund).

Infolge lange anhaltender Hitze und reichlichen Schweißes entstehen auf der Haut rote, heftig brennende Stippchen. Gute Mittel dagegen sind: Schützen der betroffenen Körperstellen mit leichter Kleidung, kalte Abwaschungen mit Süßwasser oder Einreiben der Haut mit etwas ungesalzenem Fette oder Einstreuen von Salizylstreupulver (§ 48, Nr. 27).

§ 150.
Krätze; Filz-, Kopf- und Kleiderläuse.

Die Krätze entsteht durch kleine, in der Haut sich einnistende Tierchen, die Krätzemilben; sie ist durch Hautjucken, das besonders in der (Bett-) Wärme auftritt, und durch auf der Haut sich bildende kleine Stippchen, später Pusteln mit Borken gekennzeichnet. Die Krätzepusteln können auf dem ganzen Körper mit Ausnahme des Gesichts, vorkommen; mit Vorliebe aber sitzen sie zwischen den

Fingern, an den Unterarmen, dem Gliede, dem Bauche und den Hinterbacken.

Die Behandlung findet in der Weise statt, daß ohne vorheriges Baden der ganze Körper unter besonderer Berücksichtigung der meistbefallenen Stellen mit etwa 20 bis 30 g Krätzesalbe eingerieben wird. Drei Tage lang bleibt die Einreibung auf dem Körper, dann wird ein Bad gegeben oder eine Abwaschung gemacht, reine Wäsche angelegt und sodann das ganze Verfahren wiederholt; hierbei sind die Stellen, welche noch gejuckt haben, besonders zu bedenken. Mit dem abermals nach drei Tagen folgenden Abwaschen des Körpers pflegt das Leiden behoben zu sein. Bettwäsche, Leibwäsche und Kleidung sind vor Wiedergebrauch, am einfachsten durch kochendes Wasser, zu desinfizieren.

Filzläuse finden sich mit Vorliebe an den Schamhaaren, jedoch auch an den übrigen behaarten Körperstellen, selten indes im Barte und in den Augenbrauen.

Die Stellen, wo die Tiere sitzen, sind in großem Umkreis mit einem Päckchen grauer Salbe gründlich einzureiben, nachdem die Haare zuvor gekürzt wurden; nach drei Tagen sind die Stellen abzuwaschen und von neuem mit grauer Salbe einzureiben. Eine Woche nach der zweiten Abwaschung wird das Verfahren nochmals wiederholt.

Personen, die Kleiderläuse haben, sind in einem geeigneten Raum zunächst einer gründlichen körperlichen Reinigung zu unterziehen; sie sind zu dem Zweck unter Entfernung von Brustbeuteln, Bruchbändern, Verbänden usw. zu entkleiden, wobei sie auf einem mit verdünntem (etwa 5 proz.) Kresolwasser getränkten Laken stehen, damit das Verstreuen von Läusen verhindert wird. Alsdann erfolgt unter Verwendung von warmem Wasser und Schmierseife eine gründliche Waschung. Die von den Kleiderläusen vorzugsweise aufgesuchten Körperstellen (Nacken, die Gegenden zwischen den Schulterblättern und über dem Kreuzbein, ferner die Schamgegend bis in die Gesäßspalte sowie die Achselhöhlen) sind mit grauer Salbe einzureiben. Die ganze Behandlung ist nach acht Tagen zu wiederholen. Bei starker Verlausung werden zweckmäßig Haare, soweit sie sich an den vorgenannten Körperstellen finden, vor Beginn der Behandlung so kurz als möglich abgeschnitten. Nach einem Reinigungsbad werden die von den Läusen befreiten Personen in einem anderen Raum von Kopf bis zu Fuß mit frischer Wäsche und reinen Kleidern versehen oder in ein reines Bett gebracht. Ihre Kleider, Wäsche, Gebrauchsgegenstände, ihre Lagerstelle usw. sind nach den in § 58 bei Fleckfieber gegebenen Vorschriften zu behandeln.

Bei Kopfläusen werden die Haare am besten mit einer Haarschneidemaschine möglichst kurz abgeschnitten und die geschorenen Stellen mit warmem Seifenwasser kräftig gereinigt. Hierauf ist der Kopf ein- oder zweimal mit Petroleum (Vorsicht wegen Feuersgefahr!) gründlich einzureiben und jedesmal für 24 Stunden mit einem festsitzenden Tuch- oder Bindenverband zu bedecken.

Anhang.

1. Bekanntmachung, betreffend die Untersuchung von Schiffsleuten auf Tauglichkeit zum Schiffsdienste.*)

(Unter Berücksichtigung der Abänderungen in der zweiten Verordnung des Reichsverkehrsministers über den gleichen Gegenstand vom 8. Mai 1929, Reichsgesetzblatt II S. 387 sowie der Verordnung des Reichsverkehrsministers über die Untersuchung der Seeleute auf Hör-, Seh- und Farbenunterscheidungsvermögen vom 9. April 1929, Reichsministerialblatt S. 293).

Auf Grund der Bestimmung im § 7 Abs. 4 der Seemannsordnung vom 2. Juni 1902 (RGBl. S. 175) hat der Bundesrat die nachstehenden Vorschriften über die Untersuchung von Schiffsleuten auf Tauglichkeit zum Schiffsdienst erlassen:

§ 1. Auf den Kauffahrteischiffen ist für Reisen, welche die Grenzen der kleinen Fahrt überschreiten, die Schiffsmannschaft (§ 2 Abs. 3 der Seemannsordnung) vor der Anmusterung einer körperlichen Untersuchung auf ihre Tauglichkeit zum Schiffsdienste zu unterziehen.

Hochseefischereifahrzeuge sind für Reisen in nordeuropäischen Gewässern von den Vorschriften der §§ 1 bis 6 ausgenommen.

§ 2. Wenn die Anmusterung in einem deutschen Hafen (§ 6 Abs. 2 der Seemannsordnung) stattfindet, ist die Untersuchung durch einen Arzt vorzunehmen. Der Kapitän und der Reeder sind — abgesehen vom Falle des Abs. 2 — befugt, der Untersuchung persönlich oder durch Stellvertreter beizuwohnen. In außerdeutschen Häfen kann der Kapitän, falls die Zuziehung eines Arztes Schwierigkeiten bereitet, ausnahmsweise die Untersuchung selbst, tunlichst im Beisein eines Beamten des Seemannsamts (§ 5 Abs. 1 a. a. O.), ausführen.

---

*) Reichs-Gesetzblatt 1905, S. 561.

Die Untersuchung weiblicher Angestellter darf nur durch einen Arzt erfolgen. Auf Wunsch des Arztes oder der zu Untersuchenden ist eine andere weibliche Person zuzuziehen.

§ 3. Das Ergebnis der Untersuchung jeder angemusterten Person ist schriftlich festzustellen; die Aufzeichnung ist zwei Jahre lang, vom Tage der Anmusterung an gerechnet, von dem Reeder aufzubewahren.

Der Reeder hat dem Schiffsmanne bei Beendigung des Dienstes auf Verlangen das Untersuchungsergebnis abschriftlich mitzuteilen.

§ 4. Personen, die bei der Untersuchung als untauglich für den zu übernehmenden Dienst (§§ 5, 6) befunden sind, dürfen nicht angemustert werden.

§ 5. Als Gründe der Untauglichkeit kommen insbesondere in Betracht: allgemeine Körperschwäche, Geisteskrankheiten, Epilepsie und andere schwere Nervenkrankheiten, schwere Herzleiden, unter den übertragbaren Krankheiten namentlich Tuberkulose in ansteckender Form, Syphilis beim Vorhandensein von Geschwüren auf der Haut oder im Munde, Tripper (Gonorrhöe) beim Vorhandensein von Ausfluß, Schanker.

Untauglich für einzelne Zweige des Schiffsdienstes können insbesondere machen: ausgebildete Unterleibsbrüche, umfangreiche Hautgeschwüre, ausgedehnte Narben, insbesondere solche, deren Wiederaufbruch wahrscheinlich ist, Fisteln, große Geschwülste, erhebliche Schwerhörigkeit, Taubheit.

Bei der Untersuchung für den Dienst als Heizer oder Kohlenzieher sind die besonderen Anforderungen dieses Dienstes an die Leistungsfähigkeit und Widerstandskraft zu berücksichtigen; namentlich sind Fettsüchtige und Herzleidende von diesem Dienste fernzuhalten.

§ 6. Von dem Vorhandensein solcher Leiden, welche nach dem Gutachten des untersuchenden Arztes den Untersuchten für den Schiffsdienst im allgemeinen oder für den zu übernehmenden besonderen Dienst als untauglich oder nur als bedingt oder minder tauglich erscheinen lassen, hat der Arzt dem Kapitän oder dem Reeder oder ihren Stellvertretern unverzüglich Mitteilung zu machen.

§ 6a. Für Reisen in allen Fahrten gelten die folgenden Vorschriften:

„Jugendliche, die das achtzehnte Lebensjahr noch nicht vollendet haben, dürfen nur angemustert werden, wenn ihre Gesundheit und körperliche Entwicklung durch den zu übernehmenden Dienst nach dem schriftlichen Zeugnis eines vom Seemannsamt anerkannten Arztes nicht gefährdet wird. Das Zeugnis gilt für ein Jahr und, falls das Jahr während einer Reise des Schiffes, auf dem der Jugendliche angemustert ist, abläuft, weiter bis zum Ende der Reise. Wenn die zur Herbeiführung des ärztlichen Zeugnisses erforderliche Untersuchung ohne Verzögerug der Reise des Schiffes unausführbar ist, darf das Seemannsamt Jugendliche unter achtzehn Jahren ohne voraufgegangene ärztliche Untersuchung anmustern. In diesem Falle ist die Untersuchung im ersten Hafen, den das Schiff zum Löschen oder Laden anläuft, nachzuholen und der Jugendliche abzumustern, wenn das Zeugnis ergibt, daß der Jugendliche durch den übernommenen Dienst in seiner Gesundheit und körperlichen Entwicklung gefährdet wird. Die Vorschriften dieses Absatzes finden keine Anwendung auf Fischereifahrzeuge und Schiffe, auf denen nur Mitglieder einer und derselben Familie beschäftigt sind.

Jugendliche, die das achtzehnte Lebensjahr noch nicht vollendet haben, dürfen zum Dienste als Kohlenzieher (Trimmer) oder Heizer nicht angemustert werden. Falls aber Kohlenzieher (Trimmer) oder Heizer in einem Hafen benötigt werden, wo nur Jugendliche unter achtzehn Jahren zur Verfügung stehen, so dürfen diese angemustert werden, sofern sie mindestens das sechzehnte Lebensjahr vollendet haben und sofern für jeden fehlenden Kohlenzieher (Trimmer) oder Heizer zwei solcher Jugendlicher eingestellt werden.

Die Vorschriften des vorstehenden Absatzes gelten nicht

für Fischereifahrzeuge,

für Schulschiffe, sofern die Tätigkeit der Jugendlichen auf diesen von der Behörde gestattet ist und von ihr überwacht wird,

für Schiffe, die vorwiegend durch eine andere Triebkraft als Dampf bewegt werden, für Schiffe, die ausschließlich die Küstenfahrt von Indien und Japan betreiben, sofern die Jugendlichen das sechzehnte Lebensjahr vollendet haben und durch ärztliche Untersuchung für den zu übernehmenden Dienst für geeignet befunden worden sind."

§ 7. In bezug auf das Seh= und Farbenunterscheidungsvermögen der Schiffsleute gelten für Reisen in allen Fahrten die folgenden Vorschriften:

Die zum Decksdienste bestimmten Schiffsleute sind vor der ersten Anmusterung im Inlande gemäß der vom Reichskanzler erlassenen Bestimmungen auf Seh= und Farbenunterscheidungsvermögen zu untersuchen (Verordnung des Reichsverkehrsministers über die Untersuchung der Seeleute auf Hör=, Seh= und Farbenunterscheidungsvermögen vom 9. April 1929).

Nur solche Schiffsleute, welche sich über den Besitz genügenden Seh= und Farbenunterscheidungsvermögens durch eine auf Grund der Untersuchung ihnen erteilte Bescheinigung ausweisen können, dürfen zum Ausguckdienste verwendet werden.

Der Kapitän hat hinsichtlich der zum Decksdienste bestimmten Schiffsleute die Bescheinigungen über den Ausfall der Untersuchungen auf Seh= und Farbenunterscheidungsvermögen vor der Abfahrt aus dem Musterungshafen einer sorgfältigen Durchsicht zu unterziehen.

§ 8. Für die Durchführung dieser Vorschriften hat, unbeschadet der dem Kapitän zufallenden Obliegenheiten, der Reeder zu sorgen.

§ 9. Der Reichskanzler ist ermächtigt, im Einverständnisse mit der Landesregierung Ausnahmen von den vorstehenden Vorschriften zuzulassen.

§ 10. Auf die Schiffsoffiziere (§ 2 Abs. 2 der Seemannsordnung) finden diese Vorschriften keine Anwendung.

§ 11. Diese Vorschriften treten am 1. Oktober 1905 in Kraft.

Berlin, den 1. Juli 1905.

Der Reichskanzler.

In Vertretung:

Graf von Posadowsky.

2. Bekanntmachung, betreffend die Logis-, Wasch- und Baderäume sowie die Aborte für die Schiffsmannschaft auf Kauffahrteischiffen.*)

Auf Grund der Bestimmungen im § 56 Abs. 2 der Seemannsordnung vom 2. Juni 1902 (RGBl. S. 175) hat der Bundesrat die nachstehenden Vorschriften über Größe und Einrichtung der Logisräume sowie über Einrichtung der Wasch- und Baderäume und der Aborte für die Schiffsmannschaft erlassen:

Größe und Einrichtung der Logisräume für die Schiffsmannschaft.

§ 1. Für Kauffahrteischiffe von mehr als 400 Kubikmeter Brutto-Raumgehalt, mit Ausnahme der Hochseefischereifahrzeuge, gelten folgende Vorschriften:

1. Die Größe der Logisräume muß so bemessen sein, daß auf jeden darin untergebrachten Schiffsmann mindestens 3,5 Kubikmeter Luftraum entfallen; bei Räumen, die auf dem obersten Decke liegen, oder für die sonst eine ausgiebige Lüftung unter allen Umständen sichergestellt ist, genügt ein Luftraum von mindestens 3 Kubikmeter auf jeden Schiffsmann. Unter Luftraum ist der Rauminhalt nach Abzug der im Logisraum enthaltenen konstruktiven Schiffsteile zu verstehen.

An Fußbodenfläche müssen in jedem Logisraum auf jeden darin untergebrachten Schiffsmann mindestens 1,5 Quadratmeter entfallen; diese Fläche darf bis auf 1,25 Quadratmeter herabgehen, sofern für die Inwohner des Logisraums ein besonderer Speiseraum eingerichtet ist. Zur Berechnung der Fläche ist nur bis an die Innenkante der Spanten zu messen. Bei Logisräumen mit schrägen, nach oben ausfallenden Wänden darf an Stelle der Fußbodenfläche der waagerechte Querschnitt des Logis in halber Höhe der Berechnung zugrunde gelegt werden.

2. Die mittlere lichte Höhe der Logisräume muß mindestens 2 Meter, bei Schiffen von nicht mehr als 2000 Kubikmeter Brutto-Raumgehalt mindestens 1,80 Meter betragen.

---

*) Reichs-Gesetzblatt 1905, S. 563.

3. Die Logisräume müssen gegen Nässe, üble Gerüche, Wärme benachbarter Räume und sonstige belästigende Einflüsse tunlichst geschützt sein.

4. Zugänge zu Laderäumen dürfen nicht durch Logisräume führen. Vorratsräume mit Ausnahme von Kabelgatts dürfen während der Nachtzeit nur in Notfällen durch Logisräume hindurch betreten werden.

5. Jeder Logisraum muß dem Tageslicht in ausreichendem Maße zugänglich sein. Bei dunklem Wetter und zur Nachtzeit muß er ausreichend künstlich beleuchtet werden.

6. Der mittlere Teil des Logisraums soll tunlichst frei von Schachten, Tunneln, durchgehenden Luftziehern und anderen Leitungen sein.

7. Die Fußböden der Logisräume müssen ein hölzernes Deck haben oder mit einem dichten, leicht rein zu haltenden, schlecht wärmeleitenden Belage versehen sein. Die Wände und Decken der Logisräume müssen mit einem hellen Ölfarbenanstriche versehen sein; freiliegende eiserne Decken müssen mit einem das Tropfen verhindernden Schutzbelage bekleidet sein.

8. Jedem Schiffsmann ist eine eigene Koje zum alleinigen Gebrauche zu gewähren. Doppelkojen ohne Scheidewand sind unzulässig. Die Länge einer Koje darf nicht unter 1,83 Meter, die Breite nicht unter 0,6 Meter im Lichten betragen.

Der Abstand zwischen dem Fußboden und der unteren Koje muß mindestens 25 Zentimeter betragen; er darf bis auf 15 Zentimeter herabgehen, wenn drei Kojen übereinanderliegen, die aus Eisen gefertigt und leicht entfernbar sind. Der Abstand zwischen je zwei übereinander befindlichen Kojen sowie derjenige zwischen dem Boden der oberen Koje und der Decke des Logisraums muß mindestens 75 Zentimeter betragen. Mehr als drei Kojen übereinander sind unzulässig.

Das Kojenzeug ist tunlichst häufig gründlich zu lüften und zu reinigen und, sofern erforderlich, zu desinfizieren.

9. Abgesehen von der natürlichen Lüftung durch Fenster und Türen sind in jedem Logisraum Einrichtungen vorzusehen, durch

die auch bei geschlossenen Fenstern eine genügende Erneuerung und Bewegung der Luft ermöglicht wird. Sind Luftzieher vorhanden, so muß ihr unteres Ende so angebracht sein, daß der kalte Luftstrom nicht unmittelbar auf Schlafkojen trifft.

10. Bei kaltem Wetter ist für genügende Erwärmung der Logisräume zu sorgen. Eiserne Öfen sind mit einem mindestens 5 Zentimeter weit abstehenden, abnehmbaren eisernen Mantel, der am Boden einige große Öffnungen hat, zu umgeben. Die Öfen dürfen nicht mit Verstellklappen am Schornstein und die Ofenröhren nicht mit Verschlüssen (Schossen) versehen sein.

11. Die Ausstattung der Logisräume mit Tischen, Bänken, Schränken und dergleichen soll billigen Anforderungen entsprechen. In jedem Logisraume müssen, sofern nicht ein besonderer Eßraum oder eine sonstige Gelegenheit zur Einnahme von Mahlzeiten an einem vom Schlafraume getrennten Platze vorhanden ist, Tische und Sitzgelegenheiten für mindestens die Hälfte der Belegschaft zur Verfügung stehen. Auch ist in jedem Logisraume mindestens ein Spucknapf aufzustellen, der täglich zu reinigen ist.

12. Über der Tür zu jedem Logisraume muß die zulässige Belegschaftszahl deutlich angegeben sein.

13. Die Logisräume sind in reinlichem Zustande zu erhalten.

§ 2. Auf Kauffahrteischiffen von nicht mehr als 400 Kubikmeter Brutto-Raumgehalt sowie auf allen Hochseefischereifahrzeugen soll für die Unterkunft der Schiffsmannschaft entsprechend der Bestimmung im § 55 Abs. 1 der Seemannsordnung möglichst gut gesorgt werden.

Einrichtung von Wasch- und Baderäumen für die Schiffsmannschaft.

§ 3. Auf jedem Kauffahrteischiff ist der Schiffsmannschaft Gelegenheit zur körperlichen Reinigung und zum Zeugwaschen zu gewähren.

§ 4. Auf allen Dampfern, auf denen die Zahl der Schiffsmannschaft mehr als zwanzig beträgt, muß mindestens ein heller, sauberer Waschraum vorhanden und mit Wascheinrichtungen mindestens derart versehen sein, daß eine solche auf jeden zweiten Mann einer Wachmannschaft entfällt, soweit nicht für einzelne Schiffsleute besondere Wascheinrichtungen vorhanden sind. Der Waschraum muß heizbar sein; jedoch kann auf den nicht mit Dampfheizung versehenen Frachtdampfern von der Durchführung dieser Vorschrift Abstand genommen werden. Die Waschgelegenheit kann mit den Aborten in demselben Raume liegen, sofern dem Schicklichkeitsgefühle durch die Art der Anordnung und durch die Verwahrung der Aborte Rechnung getragen ist.

§ 5. Für die Maschinenmannschaft muß, sofern sie mehr als zehn Personen zählt, ein besonderer Waschraum vorhanden sein, welcher tunlichst so gelegen sein soll, daß ihn die Leute auf dem Wege von den Heiz- und Kohlenräumen erreichen können, ehe sie ihr Logis betreten. Dieser Waschraum muß so groß sein, daß sich mindestens der sechste Teil der Maschinenmannschaft zu gleicher Zeit darin reinigen kann; er muß mit Wasserleitung und mit Brausen (je einer auf etwa vier der sich gleichzeitig reinigenden Leute) und mit einer ausreichenden Anzahl von Waschgefäßen versehen sein. Ferner muß sich in diesem Waschraum eine Einrichtung zur Entnahme von warmem Wasser befinden.

§ 6. Auf allen Dampfern, auf welchen für die Reisenden Warmwasserbrausen vorhanden sind, sind solche Anlagen auch für die Schiffsmannschaft vorzusehen; dabei sind Vorkehrungen zu treffen, um eine Verbrühung der Badenden tunlichst zu verhüten.

§ 7. Auf Dampfern in mittlerer oder großer Fahrt ist der Schiffsmannschaft mindestens zweimal in der Woche Süßwasser für die körperliche Reinigung zur Verfügung zu stellen. Hochseefischereifahrzeuge sind für Reisen in nordeuropäischen Gewässern von dieser Vorschrift ausgenommen.

§ 8. Die Wasch- und Baderäume sind täglich zu reinigen.

Einrichtung der Aborte für die Schiffsmannschaft.

§ 9. Auf den Kauffahrteischiffen, mit Ausnahme der Segelschiffe von nicht mehr als 400 Kubikmeter Brutto-Raumgehalt, müssen Aborte in abgeschlossenen Räumen und Pissoire für die

Schiffsmannschaft vorhanden sein; die Pissoire dürfen in den Aborträumen liegen. Bei Seeleichtern genügt ein fester sicherer Abort für die Schiffsmannschaft.

Für die Aufwärter ist, sofern ihre Zahl zehn übersteigt, ein besonderer Abortraum vorzusehen.

§ 10. Die Aborträume müssen in solcher Höhe gelegen sein, daß die Abortsitze sich über Wasser befinden. Von etwa benachbarten Logisräumen müssen die Aborträume durch einen oder mehrere Räume, mindestens aber durch geruchdichte Schotten ohne Türen getrennt sein.

Die Aborträume müssen mit einer sicher wirkenden Abluftvorrichtung versehen und dem Tageslicht ausreichend zugänglich sein. Decken und Wände müssen mit einem hellen Ölfarbenanstriche versehen sein. Der Fußboden muß so eingerichtet sein, daß er für Luft und Wasser undurchlässig ist.

§ 11. Die Aborte müssen mit mindestens 50 Zentimeter breiten Sitzen in solcher Zahl versehen sein, daß bei einer Schiffsmannschaft von nicht mehr als einhundert Köpfen auf je fünfundzwanzig Schiffsleute mindestens ein Sitz, bei einer Schiffsmannschaft von mehr als einhundert bis zu zweihundert Köpfen auf je weitere dreiunddreißig Schiffsleute mindestens ein Sitz mehr und bei einer Schiffsmannschaft von mehr als zweihundert Köpfen für je weitere fünfzig Schiffsleute mindestens ein Sitz mehr entfällt.

Von der Einrichtung von Sitzen kann bei den der nichteuropäischen Schiffsmannschaft zum Gebrauche dienenden Aborten abgesehen werden, sofern diese Schiffsleute an die Benutzung solcher Sitze nicht gewöhnt sind.

§ 12. Auf Segelschiffen von nicht mehr als 400 Kubikmeter Brutto-Raumgehalt muß eine sichere Abortsitzgelegenheit, die beweglich sein darf, vorhanden sein.

§ 13. Die Aborte und Pissoire sind täglich zu reinigen.

Allgemeine Vorschriften.

§ 14. Die im § 1 Nrn. 1, 2, 4, 5 Satz 1 enthaltenen Vorschriften sowie die auf die Größe der Kojen und auf die Maße ihrer Abstände bezüglichen Bestimmungen im § 1 Nr. 8, ferner die in §§ 4 bis 6, § 9 Abs. 2, § 10 Abs. 1, § 11 Abs. 1 enthaltenen Vorschriften gelten nur für Schiffe, deren Bau nach dem 1. Oktober 1905 in Auftrag gegeben wird.

§ 15. Für die vorschriftsmäßige Herstellung der in diesen Bestimmungen vorgesehenen Räume und Einrichtungen hat der Reeder, für ihre vorschriftsmäßige Behandlung und Benutzung der Kapitän zu sorgen.

§ 16. Die Anlage, Einrichtung und Instandhaltung der Logisräume sowie der Wasch= und Baderäume und der Aborte für die Schiffsmannschaft unterliegen in deutschen Häfen einer regelmäßigen Beaufsichtigung durch die nach Bestimmung der Landesregierung dafür zuständige Behörde.

§ 17. Der Reichskanzler ist ermächtigt, im Einverständnisse mit der Landesregierung Ausnahmen von den vorstehenden Vorschriften zuzulassen.

§ 18. Diese Vorschriften treten am 1. Januar 1906 in Kraft.
Berlin, den 2. Juni 1905.

Der Reichskanzler.

In Vertretung:

Graf von Posadowsky.

3. Verordnung des Reichsverkehrsministers, betr. Krankenfürsorge auf Kauffahrteischiffen*). Vom 4. Januar 1929.

Auf Grund des § 56 Abs. 2 in Verbindung mit § 4 der Seemannsordnung vom 2. Juni 1902 (Reichsgesetzbl. S. 175) wird nach Zustimmung des Reichsrats hiermit verordnet:

§ 1. Kauffahrteischiffe sind mit Arznei= und anderen Hilfsmitteln sowie mit Lebensmitteln zur Krankenpflege auszurüsten:

Für die Nahfahrt und die Küstenfischerei, soweit sie zur Seefahrt gehören, nach dem Verzeichnis I a;

für Reisen in Küstenfahrt und kleiner Fahrt, wenn nicht mehr als fünf Mann als Besatzung an Bord sind, und für die kleine Hochseefischerei mit Fahrzeugen von weniger als 150 cbm Bruttoraumgehalt nach dem Verzeichnis I b;

*) Reichs=Gesetzblatt 1929, II, S. 33.

Für Reisen in Küstenfahrt und kleiner Fahrt, wenn eine Besatzung von mehr als fünf Mann an Bord ist, und für die kleine Hochseefischerei mit Fahrzeugen von weniger als 150 cbm Bruttoraumgehalt nach dem Verzeichnis I c;

für die mittlere Hochseefischerei nach dem Verzeichnis I d;

für Reisen in mittlerer Fahrt ohne Schiffsarzt nach dem Verzeichnis II a;

für Reisen in großer Fahrt ohne Schiffsarzt bei einer Besatzung von nicht mehr als fünfzehn — bei Dampfern nicht mehr als dreißig — Mann und für die große Hochseefischerei nach dem Verzeichnis II a;

bei größerer Besatzung nach dem Verzeichnis II b;

für Reisen, auf welchen Schiffe einen Schiffsarzt mitnehmen, ohne daß eine Verpflichtung hierzu gemäß § 10 besteht, nach dem Verzeichnis III a;

für Reisen, auf welchen nach § 10 ein Schiffsarzt an Bord sein muß, nach dem Verzeichnis III b.

Für die Abgrenzung der Fahrten gilt die Verordnung über die Besetzung deutscher Kauffahrteischiffe mit Kapitänen und Schiffsoffizieren vom 25. Juli 1925 (Reichsgesetzbl. II, S. 709).

§ 2. Die im Verzeichnis III mit einem Stern bezeichneten Mittel dürfen auf solchen Schiffen fehlen, auf welchen Kinder oder Frauen nicht eingeschifft sind und voraussichtlich nicht eingeschifft werden.

Arznei= und Hilfsmittel des Verzeichnisses III können auf Antrag des Reeders mit Genehmigung der nach Bestimmung der Landesregierung zuständigen Behörde und im Einverständnis mit dem Reichsgesundheitsamte durch andere Mittel von mindestens gleicher Wirksamkeit und entsprechender Menge ersetzt werden.

Die nach Bestimmung der Landesregierung zuständige Behörde, im Ausland der Konsul, ist befugt, nach Anhörung des Reeders erforderlichenfalls eine Vermehrung der Arznei= und anderen Hilfsmittel nach Art und Menge anzuordnen.

§ 3. Die Ausrüstung hat der Reeder und, wenn sie während der Reise zu vervollständigen ist, der Kapitän zu besorgen.

§ 4. Die Arzneimittel sind unter Beachtung der Verordnung, betreffend den Verkehr mit Arzneimitteln, vom 22. Oktober 1901 (Reichsgesetzbl. S. 380) und ihrer Nachträge im Inland zu beziehen; die im Deutschen Arzneibuch aufgeführten Mittel müssen den in diesem gestellten Anforderungen entsprechen. In Notfällen ist die Beschaffung von Arzneimitteln im Ausland zulässig.

Die anderen Hilfsmittel müssen von der in deutschen Krankenhäusern üblichen, brauchbaren und dauerhaften Beschaffenheit sein.

§ 5. Die Arznei= und anderen Hilfsmittel zur Krankenpflege sind in einem besonders eingerichteten Arzneischrank, der tunlichst in einem wohlverwahrten Raume sich befinden soll oder wenigstens in einer Arzneikiste übersichtlich geordnet und gegen Beschmutzung, Feuchtigkeit und sonstige schädliche Einflüsse geschützt, aufzubewahren und unter Verschluß zu halten. Der Schlüssel ist jederzeit an Bord aufzubewahren. Bei den Arznei= und Hilfsmitteln zur Krankenpflege der Verzeichnisse I a und I b genügt ein gegen Feuchtigkeit und Verunreinigung schützender Kasten ohne besonderen Verschluß.

Die im Verzeichnis III mit einem Kreuze versehenen Mittel sind in einem besonderen, verschließbaren Giftschrank oder sonst geeignetem Behältnis aufzubewahren. Der Arzt hat sie unter Verschluß zu halten und den Schlüssel sicher zu verwahren.

Sieht sich der Kapitän genötigt, im Ausland Arzneimittel an Bord zu nehmen, welche den Anforderungen des Deutschen Arzneibuchs nicht entsprechen oder nach fremdländischem Gewicht abgeteilt sind, so sind sie, mit einer entsprechenden Bezeichnung, in einer besonderen Abteilung des Arzneischrankes (der Arzneikiste) beziehungsweise des Giftschrankes aufzubewahren.

§ 6. Die Verzeichnisse I a bis d und II einschließlich der in dem entsprechenden Verzeichnis gegebenen Weisungen müssen im Arzneischrank (der Arzneikiste) in einem gut leserlichen, übersichtlichen Abdruck sichtbar angebracht sein.

§ 7. Alle Arzneimittelbehältnisse müssen mit deutlichen Aufschriften versehen sein. Sie sind,

wenn sie nicht stark wirkende Mittel enthalten, mit schwarzer Schrift auf weißem Grunde,

wenn sie Mittel enthalten, welche in Tabelle B des Arzneibuchs für das Deutsche Reich aufgeführt sind, mit weißer Schrift
auf schwarzem Grunde,

wenn sie Mittel enthalten, welche in Tabelle C daselbst aufgeführt sind, mit roter Schrift auf weißem Grunde
zu bezeichnen.

Standgefäße für Mineralsäuren dürfen mittels Radier- oder
Ätzverfahrens hergestellte Aufschriften haben.

Auf Schiffen ohne Schiffsarzt müssen die Aufschriften auf den
Arzneimittelbehältnissen die in den Verzeichnissen gegebenen
Weisungen über den Gebrauch und über etwa zu beobachtende
Vorsichtsmaßregeln enthalten.

Lichtempfindliche Mittel sind in Standgefäßen aus gelbem
Glase, Vegetabilien in Gläsern oder Blechdosen aufzubewahren.
Die Aufbewahrung von Arzneimitteln in Papierbeuteln ist nur
dann gestattet, wenn diese Beutel wieder in besonderen Standgefäßen oder Blechdosen liegen. Bei abgeteilten Pulvern ist jede
Einzelgabe mit einer deutlich aufgedruckten, den Inhalt angebenden
Aufschrift zu versehen. Die Arzneimittel dürfen, soweit es möglich ist, in Tablettenform mitgenommen werden. Auf jeder Tablette
ist die Art und Menge des Mittels unverwischbar anzugeben.

In Vorratskisten befindliche Arzneimittel sind wie die in dem
Arzneischrank (der Arzneikiste) befindlichen zu bezeichnen und aufzubewahren. Jede solche Kiste muß ein Inhaltsverzeichnis enthalten.

§ 8. Flaschen, Kruken und andere Behältnisse, in denen Arzneien
an Kranke abgegeben werden, müssen mit deutlichen Aufschriften
versehen sein; es sind ihnen tunlichst Anweisungen über den
Gebrauch und über etwa zu beobachtende Vorsichtsmaßregeln
entsprechend den in den Verzeichnissen I a bis I d und II enthaltenen Weisungen beizugeben.

Bei der Abgabe eines äußerlich anzuwendenden Mittels ist
ein roter Zettel mit der Aufschrift „Äußerlich" aufzukleben.

§ 9. Bei einer Besatzung von mehr als zehn Mann sind für
Reisen in großer Fahrt die Schiffe jeder Größe, für Reisen in
mittlerer Fahrt die Schiffe von mehr als 3000 cbm Bruttoraum-

gehalt mit einem ruhig belegenen, luftigen und hellen Krankenraum auszustatten. Der Krankenraum muß bei einer Besatzung bis zu dreißig Mann mindestens eine Koje von mindestens gleicher Größe, Lage und Ausstattung wie die Kojen des Mannschaftslogis, bei größerer Besatzung mindestens zwei solcher Kojen enthalten.

Die nach Bestimmung der Landesregierung zuständige Behörde ist befugt, für Schiffe, deren Bau vor dem 1. Oktober 1905 in Auftrag gegeben worden ist, Ausnahmen oder Erleichterungen von dieser Vorschrift zuzulassen.

Die Belegung des Krankenraumes mit Kranken hat nach der vom Reichsgesundheitsamte herausgegebenen „Anleitung zur Gesundheitspflege auf Kauffahrteischiffen" zu erfolgen.

Auf Schiffen, die nicht gemäß § 10 mit einem Schiffsarzt zu besetzen sind, darf der Krankenraum, wenn er nicht belegt ist, anderweit benutzt werden, jedoch nur in einer solchen Form, daß er jederzeit im Bedarfsfall freigemacht werden kann; er muß vor jeder Belegung mit Kranken gründlich gelüftet und gereinigt werden.

§ 10. Für Reisen in mittlerer oder großer Fahrt sind Kauffahrteischiffe, welche mehr als fünfzig Reisende oder insgesamt mehr als einhundert Personen während einer Seereise von mindestens sechs aufeinanderfolgenden Tagen beherbergen sollen oder voraussichtlich beherbergen werden, mit einem zur unentgeltlichen Behandlung der Schiffsbesatzung verpflichteten, im Deutschen Reiche approbierten Arzte zu besetzen.

§ 11. Der Schiffsarzt hat sich vor dem Antritt der Reise bei der nach Bestimmung der Landesregierung zuständigen Behörde, im Ausland bei dem Konsul, vorzustellen und seine Verwendbarkeit darzulegen. Die Behörde, im Ausland der Konsul, ist befugt, die Verwendung eines ungeeigneten Schiffsarztes zu untersagen. Nach Beendigung jeder Reise, und zwar vor der Abmusterung, hat sich der Schiffsarzt bei der bezeichneten Behörde, im Ausland bei dem Konsul, wiederum persönlich zu melden.

Während der Reise hat der Schiffsarzt eine Krankenliste (in Buchform) über die von ihm behandelten Kranken sowie ein Tagebuch mit näheren Angaben über die wichtigeren Krankheits=

fälle und über hygienisch oder sonst ärztlich wichtige Wahrnehmungen an Bord zu führen und dem Kapitän vorzulegen. Die Krankenliste soll über die einzelnen Kranken die nachstehenden Spalten enthalten:

1. Laufende Nummer, 2. Tag der Krankmeldung, 3. Name und Vorname des Kranken, 4. Alter des Kranken, 5. Stellung des Kranken an Bord (bei Besatzung Dienstgrad), 6. Krankheit, 7. Dauer der Unterbringung im Krankenraume, von — bis. 8. (bei Besatzung) Dauer der Dienstunfähigkeit, von — bis. 9. Art der Behandlung und weiterer Verlauf, 10. Tag des Austritts aus der Behandlung und Ausgang der Krankheit (genesen, gebessert, gestorben, ausgeschifft). Nach Beendigung jeder Reise sind die Krankenliste und das Tagebuch seitens des Reeders oder des Kapitäns der im Abs. 1 bezeichneten amtlichen Stelle tunlichst so zeitig zuzustellen, daß sie ihr vor der gemäß Abs. 1 erfolgenden persönlichen Meldung des Schiffsarztes vorliegen.

§ 12. Bei Neuindienststellung eines Schiffes, sodann mindestens alle zwölf Monate, hat der Reeder die Ausrüstung durch einen von der zuständigen Landesbehörde für diesen Zweck bezeichneten, im Deutschen Reiche approbierten Arzt prüfen und dabei feststellen zu lassen, ob die Ausrüstung den bestehenden Vorschriften genügt; der Prüfung ist dasjenige Verzeichnis zugrunde zu legen, welches gemäß § 1 der nächstbevorstehenden Reise entspricht. Hierbei soll, soweit erforderlich, ein von der zuständigen Landesbehörde für diesen Zweck bezeichneter Apotheker zugezogen werden. Dies hat jedenfalls zu geschehen, wenn es sich um eine Ausrüstung nach Verzeichnis III handelt.

Findet die Prüfung der Ausrüstung an Bord statt, so ist mit ihr eine Besichtigung der Krankenräume zu verbinden.

Über die Prüfung ist, nachdem die etwa vorhandenen Mängel beseitigt sind, eine Bescheinigung auszustellen, in welcher zu vermerken ist, welches Verzeichnis der Prüfung zugrunde gelegen hat.

Die Vorschriften der Absätze 1 und 2 gelten nicht für die nach den Verzeichnissen Ia und Ib ausgerüsteten Schiffe. Für Schiffe von nicht mehr als 400 cbm Bruttoraumgehalt, welche nach Verzeichnis Ic ausgerüstet sind, genügt eine von dem approbierten Leiter einer deutschen Apotheke vor längstens einem Jahre ausgestellte Bescheinigung, daß die Arznei- und anderen Hilfsmittel zur Krankenpflege gut und brauchbar sind.

Die nach Abs. 3, 4 erforderlichen Bescheinigungen sind vom Kapitän aufzubewahren und auf Verlangen der Behörde, im Ausland dem Konsul, vorzulegen.

Reeder und Kapitän haben den Prüfenden jede Erleichterung zu gewähren. Über die erfolgte Prüfung ist ein Vermerk in das Schiffstagebuch aufzunehmen.

Bleibt das Schiff länger als ein Jahr im Ausland, so hat der Kapitän die Prüfung zu geeigneter Zeit im Einvernehmen mit dem Konsul in sinngemäßer Anwendung der Vorschriften dieses Paragraphen vornehmen zu lassen. Die auszustellende Bescheinigung ist vom Konsul mit seinem Sichtvermerke zu versehen.

Die für die Prüfung von den Schiffen zu erhebenden Gebühren werden von den Landesregierungen festgestellt, im Ausland von dem Konsul für den Einzelfall bestimmt.

§ 13. Unbeschadet dieser amtlichen Prüfung und Besichtigung hat der Kapitän — falls ein Schiffsarzt angemustert ist, dieser — vor dem Antritt einer jeden Reise von voraussichtlich mehr als vierwöchiger Dauer, mindestens aber alle drei Monate, zu prüfen, ob die Arznei- und anderen Hilfsmittel sowie die Lebensmittel zur Krankenpflege für die weitere Reise noch in genügender Menge und Beschaffenheit vorhanden sind und ihre Vervollständigung rechtzeitig zu veranlassen. Die Prüfung hat sich insbesondere auch auf den Verschluß der Standgefäße und den Zustand der Instrumente zu erstrecken.

Das Ergebnis der Prüfung ist in das Schiffstagebuch einzutragen.

§ 14. Die oberste Reichsbehörde ist ermächtigt, im Einverständnisse mit der Landesregierung Ausnahmen von diesen Vorschriften zuzulassen.

§ 15. Diese Vorschriften treten mit dem Tage der Verkündung im Reichsgesetzblatt in Kraft; gleichzeitig tritt die Bekanntmachung, betreffend Krankenfürsorge auf Kauffahrteischiffen, vom 3. Juli 1905 (Reichsgesetzbl. S. 586) außer Kraft. Für eine Übergangszeit bis zum 30. Juni 1929 ist es den Schiffen gestattet, nach der bisher geltenden Regelung ausgerüstet zu sein. Erst zu diesem Zeitpunkt tritt die Ausrüstungspflicht nach den neuen Verzeichnissen I a und I b in Kraft.

Anlagen

Verzeichnis Ia.

1. Äußerlich anzuwendende Arzneimittel.

Allgemeine Wirkung	Deutsche Bezeichnung unter Berücksichtigung des Deutschen Arzneibuchs	Lateinische Bezeichnung	Menge	Gebrauchsanweisung und Vorsichtsmaßregeln
Zum Wundverband	Kautschukheftpflaster	Collemplastrum adhaesivum	5 m lang, 3 cm breit (in Bandform)	Zum Bedecken von kleinen Wunden. Die Wundränder werden einander genähert, und das Heftpflaster wird so befestigt, daß die Wunde nicht wieder auseinanderklafft.
	Borsalbe	Unguentum Acidi borici	50 g	Bei Verbrennungen und Geschwüren auf ein Mulläppchen aufzustreichen und aufzulegen.
	Essigsaure Tonerdelösung	Liquor Aluminii acetici cum Acido tartarico (95+5)	100 g	Zu Umschlägen und zur Bereitung von Gurgelwasser (in letzterem Falle 1 Teelöffel auf 1 Glas Wasser).

2. Andere Hilfsmittel zur Krankenpflege.

Gegenstand	Menge	Bemerkungen
Verbandpäckchen	3 Stück	fertig zum Gebrauch.
Verbandmull	1 m	
Mullbinden	3 Stück	
Verbandwatte	50 g	
Brandbinde	1 Stück	etwa 2 m lang, 8 cm breit; Gebrauchsanweisung steht auf der Verpackung.
Verbandschienen (Schusterspäne)	3 "	zur Sicherung von Knochenbrüchen.
Verbandtuch	1 "	mit Aufdruck nach Esmarch.
Schere, geknöpfte	1 "	
Handbürste	1 "	
Leitfaden für die erste Hilfeleistung an Bord von Seefischereifahrzeugen. Neueste Ausgabe.		

Verzeichnis I b

1. Innerlich anzuwendende Arzneimittel.

Allgemeine Wirkung	Deutsche Bezeichnung unter Berücksichtigung des Deutschen Arzneibuchs	Lateinische Bezeichnung des Deutschen Arzneibuchs	Menge	Gebrauchsanweisung und Vorsichtsmaßregeln
Abführmittel	Rizinusöl	Oleum Ricini	100 g	Bei Verstopfung, Durchfall mit Leibweh, 1 bis 2 Eßlöffel.
Beruhigungsmittel	Ätherische Baldriantinktur	Tinctura Valerianae aetherea	15 g	Mehrmals täglich 10 bis 15 Tropfen.

2. Äußerlich anzuwendende Arzneimittel.

Zum Wundverband	Kautschukheftpflaster	Collemplastrum adhaesivum	5 m lang, 3 cm breit (in Bandform)	Zum Bedecken von kleinen Wunden. Die Wundränder werden einander genähert, und das Heftpflaster wird so befestigt, daß die Wunde nicht wieder auseinanderklafft.
	Borsalbe	Unguentum Acidi borici	100 g	Bei Verbrennungen und Geschwüren auf ein Mulläppchen aufzustreichen und aufzulegen.
	Essigsaure Tonerdelösung	Liquor Aluminii acetici cum Acido tartarico (95+5)	150 g	Zu Umschlägen und zur Bereitung von Gurgelwasser (in letzterem Falle 1 Teelöffel auf 1 Glas Wasser).

— 318 —

3. Andere Hilfsmittel zur Krankenpflege.

Gegenstand	Menge	Bemerkungen
Verbandmull	2 m	In Päckchen zu je 1 m.
Verbandwatte	100 g	In Päckchen zu je 50 g.
Mullbinden	6 Stück	Etwa 2 m lang, 8 cm breit; Gebrauchsanweisung liegt auf der Verpackung.
Brandbinden	1 "	Fertig zum Gebrauch.
Verbandpäckchen	6 "	Fertig zum Gebrauch.
Verbandschienen (Schusterspäne)	3 "	Zur Sicherung von Knochenbrüchen.
Verbandtuch	1 "	Mit Aufdruck nach Esmarch.
Schere, geknöpfte	1 "	
Handbürste	1 "	
Leitfaden für die erste Hilfeleistung an Bord von Seefischereifahrzeugen. Neueste Ausgabe.		
Merkblätter für geschlechtskranke und einer solchen Krankheit verdächtige Seeleute auf Schiffen ohne Schiffsarzt	10 "	

Verzeichnis I c.

1. Innerlich anzuwendende Arzneimittel.

Die Arzneimittel dürfen, soweit es möglich ist, in Tablettenform mitgenommen werden. Auf jeder Tablette ist die Art und Menge des Mittels unverwischbar anzugeben.

Allgemeine Wirkung	Deutsche Bezeichnung unter Berücksichtigung des Deutschen Arzneibuchs	Lateinische Bezeichnung	Menge	Gebrauchsanweisung und Vorsichtsmaßregeln.
Abführmittel	Rizinusöl	Oleum Ricini	250 g	Bei Verstopfung, Durchfall mit Leibweh, Ruhr 1 bis 2 Eßlöffel.
Beruhigungsmittel	Ätherische Baldriantinktur	Tinctura Valerianae aetherea	30 g	Mehrmals täglich 10 bis 15 Tropfen.
Stopfmittel und zur Schmerzlinderung	Einfache Opiumtinktur (Opiumtropfen)	Tinctura Opii simplex	10 g (in Tropfflasche)	Nicht für Kinder! Vorsicht! Bei Magenkrampf und Kolik (Leibschmerzen), Durchfall, Ruhr; 2mal täglich 10 bis 15 Tropfen, höchstens 30 Tropfen in 3 Stunden, höchstens 60 Tropfen in 24 Stunden.
Hustenmittel	Brustelixir	Elixir e Succo Liquiritiae	100 g	Bei Husten und Erkältun¬en, 2stündlich $1/2$ Teelöffel in etwas Wasser.
	Magenpulver	Bismutum subnitricum, Rhizoma Rhei pulvis à 5 g Natrium bicarbonicum 20 g	100 g	Bei Magenbeschwerden; 3mal täglich 1 Teelöffel.
	Azetylsalizylsäure	Acidum acetylosalicylicum[1]	40 Pulver zu 0,5 g	1 bis 2 Pulver 4mal täglich bei Rheumatismus, Nervenschmerzen, Influenza.
		Dimethylaminophenyldimethylpyrazolonum[2]	10 Pulver zu 0,3 g	1 Pulver 2 bis 3mal täglich bei Kopfschmerzen und Fieber.

[1] Wissenschaftliche Bezeichnung für Aspirin. — [2] Wissenschaftliche Bezeichnung für Pyramidon.

2. Äußerlich anzuwendende Arzneimittel.

Allgemeine Wirkung	Deutsche Bezeichnung unter Berücksichtigung des Deutschen Arzneibuchs	Lateinische Bezeichnung	Menge	Gebrauchsanweisung und Vorsichtsmaßregeln
Zum Wundverband	Kautschukheftpflaster	Collemplastrum adhaesivum	5 m lang, 3 cm breit (in Bandform)	Zum Bedecken von kleinen Wunden. Die Wundränder werden einander genähert, und das Heftpflaster wird so befestigt, daß die Wunde nicht wieder auseinanderklafft.
	Kresolseifenlösung	Liquor Cresoli saponatus	100 g	Vorsicht! Nur äußerlich und gehörig verdünnt zu gebrauchen! 1 Eßlöffel voll in 1 Liter Wasser zu lösen. Zum Auswaschen und Abtupfen von Wunden und Geschwüren.
	Borsalbe	Unguentum Acidi borici	250 g	Bei Verbrennungen und Geschwüren auf reine Mulläppchen aufzustreichen und aufzulegen.
	Albargin (Gelatosesilber)	Albargin	25 Tabletten zu 0,2 g	1 bis 2 Tabletten in 200 g Wasser zu lösen, bei Tripper 4mal täglich 1 Spritze voll in die Harnröhre einzuspritzen.
	Essigsaure Tonerdelösung	Liquor Aluminii acetici cum Acido tartarico (95 + 5)	500 g	Zu Umschlägen und zur Bereitung von Gurgelwasser (in letzterem Falle 1 Teelöffel auf 1 Glas Wasser).
	Petroleumbenzin	Benzinum Petrolei	100 g	Feuergefährlich! Zum Reinigen der Haut in der Umgebung von Wundflächen und zum Ablösen von Pflasterverbänden.
	Jodtinktur	Tinctura Jodi	20 g (in Glasstöpselflasche mit weitem Halse)	Zum Aufpinseln bei altem Verstauchungen, altem Gelenkrheumatismus. Die Haut darf nicht wund oder offen sein, nach dem Pinseln ist die Haut zu verbinden.
	Flüssiger Opodeldok	Spiritus saponato-camphoratus	200 g	Als Einreibung bei Muskelschmerzen, Steifigkeit, alten Verstauchungen u. dgl.

3. Andere Hilfsmittel zur Krankenpflege.

Gegenstand	Menge	Bemerkungen
Mullbinden	20 Stück	Etwa 5 m lang, 8 cm breit.
Verbandmull	5 m	In Päckchen zu je 1 m.
Verbandwatte in Rollen	300 g	In Päckchen zu je 50 g.
Brandbinden	3 Stück	Etwa 2 m lang, 8 cm breit; Gebrauchsanweisung steht auf der Verpackung.
Verbandschienen (Schusterspäne)	4 „	Zur Sicherung von Knochenbrüchen.
Verbandtücher	2 „	Mit Aufdruck nach Esmarch.
Sicherheitsnadeln	12 „	In einer Schachtel.
Pappe	2 Bogen	
Holzstäbchen für Tupfer	6 Stück	
Schere, geknöpfte	1 „	
Verbandpäckchen	6 „	
Lederfingerlinge	3 „	
Injektionsmesser mit Umsteckhülse	1 „	
Minuten-Maximalthermometer in Hülse	1 „	Fertig zum Gebrauch.
Pinzette (anatomische)	1 „	
Handbürste	1 „	
Tripperspritzen	3 „	Zu 10 ccm Inhalt aus starkem Glase mit kurzer stumpfer Spitze und Hartgummimontur.
Leitfaden für die erste Hilfeleistung an Bord von Seefischereifahrzeugen. Neueste Ausgabe.		
Merkblätter für geschlechtskranke und einer solchen Krankheit verdächtige Seeleute auf Schiffen ohne Schiffsarzt	10 „	

— 322 —

Verzeichnis I d.

1. Innerlich anzuwendende Arzneimittel.

Allgemeine Wirkung	Deutsche Bezeichnung unter Berücksichtigung des Deutschen Arzneibuchs	Lateinische Bezeichnung des Deutschen Arzneibuchs	Menge	Gebrauchsanweisung und Vorsichtsmaßregeln
Abführmittel	Künstliches Karlsbader Salz	Sal Carolinum factitium	250 g	Gegen Verstopfung morgens nüchtern 1 Eßlöffel voll in 1 Glas warmem Wasser gelöst zu trinken.
	Rizinusöl	Oleum Ricini	250 g	Bei Verstopfung, Durchfall mit Leibweh, Ruhr; 1 bis 2 Eßlöffel.
Beruhigungsmittel	Ätherische Baldriantinktur	Tinctura Valerianae aetherea	50 g	Mehrmals täglich 10 bis 15 Tropfen.
Stopfmittel und zur Schmerzlinderung	Einfache Opiumtinktur (Opiumtropfen)	Tinctura Opii simplex	10 g (in Tropfflasche)	Nicht für Kinder! Vorsicht! Bei Magenkrampf und Kolik (Leibschmerzen), Durchfall, Ruhr; 2mal täglich 10 bis 15 Tropfen, höchstens 30 Tropfen in 3 Stunden, höchstens 60 Tropfen in 24 Stunden.
	Azetylsalizylsäure	Acidum acetylosalicylicum[1]	100 Pulver zu 0,5 g	1 bis 2 Pulver 4mal täglich bei Rheumatismus, Nervenschmerzen, Influenza.
		Dimethylaminophenyldimethylpyrazolonum[2]	10 Pulver zu 0,3 g	1 Pulver 2 bis 3mal täglich bei Kopfschmerzen und Fieber.
Hustenmittel	Brustelixir	Elixir e Succo Liquiritiae	100 g	Bei Husten und Erkältungen, 2stündlich ½ Teelöffel in etwas Wasser.

[1] Wissenschaftliche Bezeichnung für Aspirin. — [2] Wissenschaftliche Bezeichnung für Pyramidon.

Allgemeine Wirkung	Deutsche Bezeichnung unter Berücksichtigung des Deutschen Arzneibuchs	Lateinische Bezeichnung unter Berücksichtigung des Deutschen Arzneibuchs	Menge	Gebrauchsanweisung und Vorsichtsmaßregeln
Bei Magen- und Verdauungsbeschwerden	Magenpulver	Bismutum subnitricum Rhizoma Rhei pulvis aa 5 g Natrium bicarbonicum 20 g	100 g	Bei Magenbeschwerden; 3mal täglich 1 Teelöffel.
Fiebermittel	Chinin	Chininum hydrochloricum	50 Kapseln zu 0,2 g	Bei fieberhaften Erkrankungen alle 2 Stunden 1 Kapsel zu nehmen. Bei Wechselfieber genau nach der „Anleitung", wobei zu beachten ist, daß der Inhalt von 5 Kapseln = 1 g ist.
	Kamillen	Flores Chamomillae	125 g (jährlich zu erneuern)	Bei Erkältung und Unwohlsein als Teeaufguß (1 Eßlöffel voll auf ½ Liter kochendes Wasser) tassenweise mit etwas Zucker zu trinken.

2. Äußerlich anzuwendende Arzneimittel.

| Zum Wundverband | Kautschukheftpflaster | Collemplastrum adhaesivum | 2mal 5 m lang, 3 cm breit (in Bandform) | Zum Bedecken von kleinen Wunden. Die Wundränder werden einander genähert, und das Heftpflaster wird so befestigt, daß die Wunde nicht wieder auseinanderklafft. |
| | Kresolseifenlösung | Liquor Cresoli saponatus | 250 g | Vorsicht! Nur äußerlich und gehörig verdünnt zu gebrauchen! 1 Eßlöffel voll in 1 Liter Wasser zu lösen. Zum Auswaschen und Abtupfen von Wunden und Geschwüren. |

Basisches Wismutgallat (als Jodoformersatz)	Bismutum subgallicum	25 g	Auf Wunden, Schrunden und Geschwüre in dünner Schicht zu streuen; bei stärkerer Absonderung streue man dickere Schichten auf.
Borsalbe	Unguentum Acidi borici	250 g	Bei Verbrennungen und Geschwüren auf reine Mulläppchen aufzustreichen und aufzulegen.
Jodtinktur	Tinctura Jodi	30 g (in Glasstöpselflasche mit weitem Halse)	Zum Aufpinseln bei frischen Verletzungen, alten Verstauchungen und altem Rheumatismus, nach dem Pinseln ist die Stelle zu verbinden.
Kreosotlösung (Zahntropfen)	Spiritus Kreosoti (1+1)	10 g (in Tropfflasche)	1 Tropfen auf 1 Stückchen Watte in den hohlen Zahn einführen.
Senfspiritus	Spiritus Sinapis	100 g	Ein handgroßes Stück Leinen oder Löschpapier anzufeuchten und auf die Haut zu legen; bei Ohnmacht, Kopf-, Brustschmerzen, Herzkrämpfen u. dgl.
Petroleumbenzin	Benzinum Petrolei	100 g	Feuergefährlich! Zum Reinigen der Haut in der Umgebung von Wundflächen und zum Ablösen von Pflasterverbänden.
Essigsaure Tonerdelösung	Liquor Aluminii acetici cum Acido tartarico (95+5)	500 g	Zu Umschlägen und zur Bereitung von Gurgelwasser (in letzterem Falle 1 Teelöffel auf 1 Glas Wasser).
Albargin (Gelatosesilber)	Albargin	25 Tabletten zu 0,2 g	1 bis 2 Tabletten in 200 g Wasser zu lösen, bei Tripper 4mal täglich 1 Spritze voll in die Harnröhre einzuspritzen.
Flüssiger Opodeldok	Spiritus saponato-camphoratus	200 g	Einreibung bei Muskelschmerzen, Steifigkeit, alten Verstauchungen u. dgl.

Mittel gegen Zahnweh
Anregendes Mittel

3. Andere Hilfsmittel zur Krankenpflege.

Gegenstand	Menge	Bemerkungen
Medizingläser	6 Stück	3 zu 200 ccm Inhalt, die übrigen kleiner.
Korke	20 "	
Salbenkrusen	3 "	
Zettel, rote, mit der Aufschrift „Äußerlich", gummierte	12 "	Zum Aufkleben auf die Arzneigefäße.
Zettel, weiße, gummierte	12 "	Desgleichen.
Wasserdichter Stoff (Ölleinwand, Guttaperchapapier od. dgl.)	2 qm	Zur Bedeckung von Umschlägen.
Verbandwatte in Rollen	1 kg	In Päckchen zu 50 g.
Brandbinden	5 Stück	Etwa 2 m lang, 8 cm breit; Gebrauchsanweisung steht auf der Verpackung.
Flanellbinden	3 "	5 m lang, 8 cm breit.
Mullbinden	20 "	Desgleichen.
Cambricbinden	10 "	5 Stück 3 bis 5 m lang, 8 cm breit, 5 Stück 3 bis 5 m lang, 6 cm breit.
Verbandmull	10 m	In Päckchen zu 1 m.
Verbandpäckchen	10 Stück	Fertig zum Gebrauch.
Jodoformgazebinde	1 "	4 m lang, 8 cm breit.
Verbandtücher	3 "	Mit Aufdruck nach Esmarch.
Lederfingerlinge	3 "	
Sicherheitsnadeln	20 "	In einer Schachtel.
Verbandschienen (Schusterspäne)	4 "	

— 326 —

Spatschienen	2 Stück	Aus dünnen Brettchen, welche in etwa 1 cm breite Streifen geschnitten und auf Zeug geklebt sind. 80 cm lang, 10 cm breit.
Schienen nach Heußer	2 "	
Handbürsten	2 "	
Holzstäbchen für Lupfer	12 "	
Tripperspritzen	3 "	Zu 10 ccm Inhalt aus starkem Glase mit kurzer, stumpfer Spitze und Hartgummimontur.
Tragbeutel (Suspensorien)	3 "	
Bruchbänder	2 "	
Gummikatheter (Nelaton oder Jacques Patent) .	1 "	1 linksseitiges und 1 rechtsseitiges.
Instrumententasche oder -kasten, enthaltend:		
1 Minuten-Maximalthermometer in Hülse		Das Thermometer ist vor dem Gebrauch derart zu schütteln, daß der Quecksilberfaden nach unten sinkt; beim Messen wird die obere Marke des Fadens abgelesen.
1 Injektionsmesser mit Umsteckhülse,		
1 Verbandschere,		
1 Cooperſche Schere,		
1 Spatel,		
1 Pinzette (anatomische),		
1 Klemmpinzette in Scherenform,		
3 Wundnadeln, krumme (darunter 1 starke),		
1 Nadelhalter, 15 cm lang,		
2 Rollen chirurgische Nähseide Nr. 1, aseptisch.		
Anleitung zur Gesundheitspflege auf Kauffahrtei- schiffen usw. Neueste Ausgabe.	1 "	
Merkblätter für geschlechtskranke und einer solchen Krankheit verdächtige Seeleute auf Schiffen ohne Schiffsarzt	25 "	

Verzeichnis II.

1. Innerlich anzuwendende Arzneimittel.

Allgemeine Wirkung	Deutsche Bezeichnung unter Berücksichtigung des Deutschen Arzneibuchs	Lateinische Bezeichnung unter Berücksichtigung des Arzneibuchs	Menge a	Menge b	Gebrauchsanweisung und Vorsichtsmaßregeln	Englische Bezeichnung unter Berücksichtigung der British Pharmacopoeia von 1914
Abführmittel	Künstliches Karlsbader Salz	Sal Carolinum factitium	250 g	500 g	Gegen Verstopfung, morgens nüchtern 1 Eßlöffel voll, in 1 Glas warmem Wasser gelöst, zu trinken.	Artificial Carlsbad Salt.
	Rizinusöl	Oleum Ricini	500 g	1 kg	Bei Verstopfung, Durchfall mit Leibweh, Ruhr; 1 bis 2 Eßlöffel.	Castor Oil.
Beruhigungsmittel	Ätherische Baldriantinktur	Tinctura Valerianae aetherea	50 g	100 g	Mehrmals täglich 10 bis 15 Tropfen.	Ethereal Tincture of Valerian.
Stopfmittel und zur Schmerzlinderung	Einfache Opiumtinktur (Opiumtropfen)	Tinctura Opii simplex	50 g (in Tropfflasche)	50 g	Nicht für Kinder! Vorsicht! Bei Magenkrampf und Kolik (Leibschmerzen, Durchfall, Ruhr); 2mal 10 bis 15 Tropfen, höchstens 30 Tropfen in 3 Stunden, höchstens 60 Tropfen in 24 Stunden.	Tincture of Opium (Laudanum).

	Morphium= pulver	Morphinum hydro- chloricum	20 Pulver zu 0,01 g	20 Pulver zu 0,01 g	Nicht für Kinder! Vorsicht! Genau nach der „Anleitung" zu geben; höchstens 2 Pulver auf einmal, höchstens 6 Pulver in 24 Stunden.	Morphine Hydrochloride.
	Azethsalizyl= säure	Acidum acetylo- salicylicum[1]	50 Pulver zu 0,5 g	100 Pulver zu 0,5 g	1 bis 2 Pulver 4 mal täglich bei Rheumatismus, Nervenschmerzen, Influenza.	Acetylsalicylic Acid.
		Dimethyl- amino-phenyl- dimethyl- pyrazolonum[2]	20 Pulver zu 0,3 g	40 Pulver zu 0,3 g	1 Pulver 2= bis 3 mal täglich bei Kopfschmerzen und Fieber.	
Bei Blasen= katarrh	Bärentrauben= blätter	Folia Uvae Ursi	250 g	500 g	Bei Blasenkatarrh als Tee= aufguß (1 Eßlöffel voll auf ½ Liter kochendes Wasser) tassenweise zu trinken.	Bearberry Leaves.
	Hexamethylen= tetramin	Hexa- methylen- tetraminum[3]	20 Pulver zu 0,5 g	40 Pulver zu 0,5 g	Bei Blasenkatarrh 2 bis 4 Pulver täglich.	Hexamine.
Hustenmittel	Brusteligir	Elixir e Succo Liquiritiae	250 g	500 g	Bei Husten und Erkältungen 2stündlich ½ Teelöffel in etwas Wasser.	

[1] Wissenschaftliche Bezeichnung für Aspirin. — [2] Wissenschaftliche Bezeichnung für Pyramidon. — [3] Wissenschaftliche Bezeichnung für Urotropin.

Allgemeine Wirkung	Deutsche Bezeichnung unter Berücksichtigung des Deutschen Arzneibuchs	Lateinische Bezeichnung unter Berücksichtigung des Deutschen Arzneibuchs	Menge a	Menge b	Gebrauchsanweisung und Vorsichtsmaßregeln	Englische Bezeichnung unter Berücksichtigung der British Pharmacopeia von 1914
Bei Magen- und Verdauungs- beschwerden	Magenpulver	Bismutum subnitricum Rhizoma Rhei pulvis aa 5 g Natrium bicarbonicum 20 g	300 g	300 g	Bei Magenbeschwerden; 3mal täglich 1 Teelöffel voll.	Bismuth Oxynitrate, Powder of Rhubarb ana 5 g, Sodium Bicarbonate 20 g.
	Doppelt- kohlensaures Natron	Natrium bicarbonicum	150 g	300 g	Bei Vergiftungen mit Säuren: siehe „Anleitung".	Sodium Bicarbonate.
	Salzsäure, verdünnte	Acidum hydro- chloricum dilutum	50 g	100 g	Bei Magenkatarrh, bei Typhus und im Fieber gegen trok- kene Zunge und Durst 10 bis 15 Tropfen in 1 Glas Wasser mehrmals täglich.	Diluted Hydrochloric Acid.
Brechmittel	Brechwurzel- pulver	Radix Ipecacuanhae pulvis	20 Pulver zu 1,0 g	20 Pulver zu 1,0 g	Bei Fleisch- und Fischvergif- tungen; 1 Pulver. Nachtrin- ken einer geringen Menge lauwarmen Wassers. Tritt nach $1/4$ Stunde kein Er- brechen ein, noch 1 Pulver. Bei Ruhr: siehe „Anlei- tung".	Powdered Ipecacuanha Root.

Fiebermittel	Chinin	Chininum hydrochloricum	150 Kapseln zu 0,2 g (Für Reisen in Malariagegenden IIa 500, IIb 1000 Kapseln)	300 Kapseln zu 0,2 g	Bei fieberhaften Erkrankungen; alle 2 Stunden 1 Kapsel zu nehmen. Bei Wechselfieber genau nach der „Anleitung", wobei zu beachten ist, daß der Inhalt von 5 Kapseln = 1 g ist.	Quinine Hydrochloride.
	Jodkali	Kalium jodatum	5 Gläser zu je 10 g	10 Gläser zu je 10 g	Bei alter Syphilis. Der Inhalt eines Glases in 200 g Wasser zu lösen, davon 3mal täglich 1 Eßlöffel voll ein paar Wochen lang.	Potassium Jodide.
	Kamillen	Flores Chamomillae	125 g	250 g (jährlich zu erneuern)	Bei Erkältung und Unwohlsein, als Teeaufguß (1 Eßlöffel voll auf ½ Liter kochendes Wasser) tassenweise mit etwas Zucker zu trinken.	German Chamomile.

2. Äußerlich anzuwendende Arzneimittel.

| Zum Wundverband | Kautschukheftpflaster | Collemplastrum adhaesivum | 1mal 5 m, breit 3 cm 1mal 5 m, breit 5 cm | 2mal 5 m, breit 3 cm 1mal 5 m, breit 5 cm (in Bandform) | Zum Bedecken von kleinen Wunden. Die Wundränder werden einander genähert, und das Heftpflaster wird so befestigt, daß die Wunde nicht wieder auseinanderklafft. | |

Allgemeine Wirkung	Deutsche Bezeichnung unter Berücksichtigung des Deutschen Arzneibuchs	Lateinische Berücksichtigung	Menge a	Menge b	Gebrauchsanweisung und Vorsichtsmaßregeln	Englische Bezeichnung unter Berücksichtigung der Britisch Pharmacopeia von 1914
	Karbol-Quecksilberpflaster	Collemplastrum Hydrargyri carbolisatum	1 Stück	2 Stück	Zum Bedecken von Karbunkeln, Furunkeln und kleinen eiternden Hautwunden.	
	Basisches Bismutgallat (als Jodoformersatz)	Bismutum subgallicum	30 g	50 g	Auf Wunden, Schrunden und Geschwüre in dünner Schicht zu streuen; bei stärkerer Absonderung streue man dickere Schichten auf. Auf Brandwunden in dünner Schicht zu streuen, darüber Verbandwatte und Mullbinde.	Bismuth Oxygallate.
	Borsalbe	Unguentum Acidi borici	200 g	400 g	Bei Verbrennungen und Geschwüren auf reine Mullläppchen aufzustreichen und aufzulegen.	Boric Acid Ointment.
	Weißes Vaselin	Vaselinum album	200 g	400 g	Als abdeckende reizmildernde Salbe zu gebrauchen.	
	Jodtinktur	Tinctura Jodi	50 g (in Glasstöpselflasche mit weitem Halse)	75 g	Zum Aufpinseln bei frischen Verletzungen und bei altem Verstauchungen und altem Rheumatismus; nach dem Pinseln ist die Stelle zu verbinden.	Tincture of Jodine 7%.

Zu Umschlägen, Einreibungen u. dgl.	Flüssiger Opodeldok	Spiritus saponato-camphoratus	200 g	400 g	Als Einreibung bei Muskel= schmerzen, Steifigkeit, alten Verstauchungen u. dgl.	Liniment of Soap 190 parts, Solution of Ammonia 10 parts.
	Essigsaure Tonerde= lösung	Liquor Aluminii acetici cum Acido tartarico (95+5)	500 g	1000 g	Zu Umschlägen und zur Bereitung von Gurgelwasser (1 Teelöffel auf 1 Glas Wasser).	Aluminium Acetate Solution with 5% Tartaric Acid.
	Quecksilber= salbe	Unguentum Hydrargyri cinereum	40 Päckchen zu 2 g	50 Päckchen zu 2 g	Gegen Läuse, vorsichtig ein bohnengroßes Stück einzureiben, am nächsten Tag mit Seife abzuwaschen. Bei Syphilis genau nach der „Anleitung".	Mercury Ointment.
	Krätzesalbe	Unguentum contra Scabiem	100 g	200 g	Bei Krätze in die gereinigte Haut abends einzureiben.	Sublimed Sulphur, Tar ana 1 part, Soft soap, Prepared Lard ana 2 parts.
	Salizyl= streupulver	Pulvis salicylicus cum Talco	200 g	400 g	Zum Einstreuen gegen übelriechende Schweiße und dadurch hervorgerufenes Wundsein (Füße, Achselhöhle usw.).	Compound Salicylic Acid Powder.

— 334 —

Allgemeine Wirkung	Deutsche Bezeichnung unter Berücksichtigung des Deutschen Arzneibuchs	Lateinische Bezeichnung	Menge a	Menge b	Gebrauchsanweisung und Vorsichtsmaßregeln	Englische Bezeichnung unter Berücksichtigung der British Pharmacopoeia von 1914
Mittel gegen Zahnweh	Kreosotlösung (Zahntropfen)	Spiritus Kreosoti (1 + 1)	10 g (in Tropfflasche)	20 g	1 Tropfen auf ein Stückchen Watte in den hohlen Zahn einzuführen.	Creosote and Alcohol (90 per cent) 1 part of each.
Anregendes Mittel	Senfspiritus	Spiritus Sinapis	100 g	200 g	Ein handgroßes Stück Leinen oder Löschpapier anzufeuchten und auf die Haut zu legen; bei Ohnmacht, Kopf-, Brustschmerzen, Herzkrämpfen u. dgl.	Spirit of Mustard 2%.
	Petroleumbenzin	Benzinum Petrolei	250 g	500 g	Feuergefährlich! Zum Reinigen der Haut in der Umgebung von Wundflächen und zum Ablösen von Pflasterverbänden.	Petroleum spirit.
	Albargin (Gelatosesilber)	Albargin	50 Tabl. zu 0,2 g	100 Tabl. zu 0,2 g	1 bis 2 Tabletten in 200 g Wasser zu lösen, bei Tripper 4mal täglich eine Spritze voll in die Harnröhre einzuspritzen.	

3. Desinfektionsmittel.

| | Kresolseifenlösung | Liquor Cresoli saponatus | 2,5 kg | 5 kg | Vgl. die Desinfektionsanweisung in der „Anleitung". | Solution of Cresol with Soap. |

— 335 —

4. Andere Hilfsmittel zur Krankenpflege.

Gegenstand	Menge a	Menge b	Bemerkungen
Meßgefäß	1 Stück	1 Stück	zu 100 ccm Inhalt und mit ccm-Einteilung.
Hornlöffel	1 „	1 „	von Teelöffelgröße.
Tropfflaschen	3 „	3 „	
Medizingläser	12 „	24 „	4 bzw. 8 zu 200 ccm Inhalt, die übrigen kleiner.
Korke	30 „	60 „	
Salbenkruken	3 „	6 „	
Zettel, rote, mit der Aufschrift „Äußerlich", gummierte	25 „	50 „	zum Aufkleben auf die Arzneigefäße.
Zettel, weiße, gummierte	25 „	50 „	zum Aufkleben auf die Arzneigefäße.
Wasserdichter Stoff (Meinewand, Guttaperchapapier od. dgl.)	1 qm	1 qm	zur Bedeckung von Umschlägen.
Gummibettunterlage	1 Stück	1 Stück	
Trinkrohr (aus Glas)	2 „	2 „	
Spülgefäß (Irrigator)	1 „	1 „	mit 2 Gummischläuchen, 2 Zwischenhähnen, 1 Mundspül- und 1 Klistieransatz.
Steckbecken	1 „	1 „	
Urinflasche	1 „	1 „	
Tragbeutel (Suspensorien)	6 „	12 „	
Bruchbänder	2 Stück (1 linkss., 1 rechtss.)	4 Stück (2 linkss., 2 rechtss.)	
Verbandwatte in Rollen	1 kg	2 kg	die Hälfte in Rollen zu je 50 g.
Ungeleimte Watte oder Zellstoff	0,5 „	1 „	als Verbandpolster.
Verbandmull	10 m	20 m	in Päckchen zu je 1 m.
Brandbinden	3 Stück	6 Stück	etwa 2 m lang, 8 cm breit; Gebrauchsanweisung steht auf der Verpackung.
Flanellbinden	3 „	6 „	etwa 5 m lang, 8 cm breit.

Gegenstand	Menge a	Menge b	Bemerkungen
Mullbinden	20 Stück	40 Stück	etwa 5 m lang, 8 cm breit.
Cambricbinden	10 „	20 „	die Hälfte etwa 5 m lang, 8 cm breit, die andere Hälfte 5 m lang, 6 cm breit.
Verbandpäckchen	10 „	20 „	fertig zum Gebrauch.
Verbandtücher	3 „	5 „	mit Aufdruck nach Esmarch.
Jodoformgazebinden	2 „	2 „	
	4 m lang, 8 cm breit	4 m lang, 8 cm breit	
Lederfingerlinge	6 Stück	10 Stück	
Sicherheitsnadeln	12 „	24 „	in Schachteln.
Verbandschienen (Schusterspäne)	4 „	6 „	
Spalkschienen	2 „	2 „	aus dünnen Brettchen, welche in etwa 1 cm breite Streifen geschnitten und auf Zeug geklebt sind.
Schienen (nach Heußner)	2 „	2 „	80 cm lang, 10 cm breit.
Minuten-Maximalthermometer in Hülse	2 „	3 „	das Thermometer ist vor dem Gebrauch derartig zu schütteln, daß der obere Quecksilberfaden nach unten sinkt; beim Messen wird die obere Marke des oberen Fadens abgelesen.
Handbürsten	2 „	2 „	
Tripperspritzen	3 „	6 „	zu 10 ccm Inhalt aus starkem Glase mit kurzer stumpfer Spitze und Hartgummimontur.
Gummikatheter (Nelaton- oder Jacques-Patent)	2 „	2 „	in verschiedenen Größen.
Eisbeutel	1 „	1 „	
Pappe	2 Bogen	2 Bogen	zur Anfertigung von Schienen.

— 337 —

Instrumentenschale (10 : 20 cm)	1 Stück	1 Stück
Instrumententasche oder -kasten	1 "	1 "
enthaltend:		
2 Injsionsmesser mit Umstechhülse,		
1 Verbandschere,		
1 Cooperische Schere,		
1 Spatel,		
1 Pinzette (anatomische),		
1 Klemmpinzette in Scherenform,		
3 Wundnadeln, krumme (darunter 1 starke),		
1 Nadelhalter, 15 cm lang,		
2 Rollen chirurgische Nähseide Nr. 1, aseptisch.		
Anleitung zur Gesundheitspflege auf Kauffahrteischiffen usw. Neueste Ausgabe	1 "	1 "
Merkblätter für geschlechtskranke und einer solchen Krankheit verdächtige Seeleute auf Schiffen ohne Schiffsarzt . .	50 "	50 "

5. Lebensmittel zur Krankenpflege*.

Sago (Tapioka)	3 kg	5 kg	in verlöteten Büchsen zu ½ kg oder 1 kg oder in luftdicht schließenden Flaschen.
Hafergrütze	3 "	5 "	desgleichen.
Kondensierte Milch	3 "	5 "	desgleichen.
Guter Rotwein	3 Flaschen	6 Flaschen	

* Die Bestände an Sago, Hafergrütze und Milch sind jährlich zu erneuern; auf jeder einzelnen Packung ist der Lieferungstag deutlich anzugeben. Auf Reisen in mittlerer Fahrt braucht Rotwein nicht mitgenommen zu werden. (Die unter 5 genannten Lebensmittel sind für die ärztliche Ausrüstung der Schiffe nicht besonders anzufordern, falls in den Schiffsvorräten diese Lebensmittel vorhanden sind.)

Verzeichnis III.
1. Arzneimittel.

Lateinische Bezeichnung unter Berücksichtigung des Arzneibuchs	Deutsche Bezeichnung des Deutschen	Menge a	Menge b	Bemerkungen	Englische Bezeichnung unter Berücksichtigung des Britisch Pharmacopoeia von 1914
Acidum acetylosalicylicum	Acetylsalizylsäure	100 Pulver zu 0,5 g	200 Pulver zu 0,5 g		Acetylsalicylic Acid.
Acidum boricum pulvis	Borsäurepulver	50 g	50 g		Powdered Boric Acid.
†Acidum diaethylbarbituricum	Diäthylbarbitursäure	10 Pulver zu 0,5 g	20 Pulver zu 0,5 g		Barbitone (Diethylbarbituric Acid).
Acidum hydrochloricum dilutum	verdünnte Salzsäure	50 g	100 g		Diluted Hydrochloric Acid.
Aether chloratus	Äthylchlorid	50 g	100 g	in Metalltuben oder in Glasröhren mit Metallverschluß	Ethyl Chloride.
Aether pro narcosi	Narkoseäther	2 Flaschen zu 50 g	4 Flaschen zu 50 g		Purified Ether.
Albargin	Albargin (Gelatosilber)	50 Tabletten zu 0,2 g	100 Tabletten zu 0,2 g		
Aqua destillata	destilliertes Wasser	1 kg	1 kg		Distilled Water.
Aqua redestillata	zweifach destilliertes Wasser	20 Ampullen zu 10 g	20 Ampullen zu 10 g		Redistilled Water.
†Argentum nitricum fusum	geschmolzenes Silbernitrat	2 Stück zu 1 g	2 Stück zu 1 g		Moulded Silver Nitrate.
†Atropinum sulfuricum solutum	Atropinsulfatlösung	10 Ampullen (0,001 : 1 g)	10 Ampullen (0,001 : 1 g)		Solution of Atropine Sulphate.

† Atropinum sulfuricum solutum cum Acido borico (1 + 3 : 100)	borſäurehaltige Atropinſulfatlöſung	10 g	10 g		Atropine Sulphate 1 part, Boric Acid 3 parts, Distilled Water 96 parts.
Balsamum peruvianum	Perubalſam	25 g	50 g		Balsam of Peru.
Benzinum Petrolei	Petroleumbenzin	400 g	800 g		Petroleum Spirit.
Bismogenol	Bismogenol	2 × 15 g in Fläſchchen	2 × 15 g in Fläſchchen		
Bismutum subgallicum	Baſiſches Bismutgallat	30 g	50 g		Bismuth Oxygallate.
Bismutum subnitricum	Baſiſches Bismutnitrat	50 g	100 g		Bismuth Oxynitrate.
Carbo medicinalis granulatus	Mediziniſche Kohle	100 g	200 g	granulierte Form	
Chininum hydrochloricum	Chininhydrochlorid	200 Kapſeln zu 0,2 g (Für Reiſen in Malaria= gegenden 2000 Kapſeln)	200 Kapſeln zu 0,2 g		Quinine Hydrochloride.
Chininum hydro-chloricum solutum (nach Giemſa)	Chinin-Urethanlöſung nach Giemſa	10 Ampullen zu 0,5 : 2 ccm, gelöſt mit Hilfe von Urethan	20 Ampullen zu 0,5 : 2 ccm, gelöſt mit Hilfe von Urethan	nur bei Reiſen in Malaria= gegenden	Quinine Hydrochloride solved 0,5 : 2 ccm (solved with Urethan [Giemsa]).
† Chloroformium pro narcosi	Narkoſechloroform	4 Ampullen zu 25 g	8 Ampullen zu 25 g		Chloroform for Inhalation.
† Cocainum hydrochloricum	Kokainhydrochlorid	1 g	3 g		Cocaine Hydrochloride.
Cuprum sulfuricum	Kupferſulfat	1 Stift in Holz= faſſung	2 Stifte in Holz= faſſung		Copper Sulphate.
† Codeinum phosphoricum	Kodeinphosphat	25 Pulver zu 0,03 g	50 Pulver zu 0,03 g		Codeine Phosphate.

Lateinische Bezeichnung unter Berücksichtigung des Deutschen Arzneibuchs	Deutsche Bezeichnung des Deutschen Arzneibuchs	Menge a	Menge b	Bemerkungen	Englische Bezeichnung unter Berücksichtigung der Britisch Pharmacopoeia von 1914
† Coffeinum-Natrium benzoicum solutum Collemplastrum adhaesivum	Koffein= Natriumbenzoatlösung Kautschukheftpflaster	10 Ampullen 0,3 : 1 g 2 Rollen 5 m lang, 3 cm breit; 2 Rollen 5 m lang, 5 cm breit	20 Ampullen 0,3 : 1 g 2 Rollen 5 m lang, 3 cm breit; 2 Rollen 5 m lang, 5 cm breit		Caffeine Sodio-Benzoate solved 0.3 : 1.
Collemplastrum Hydragyri carbolisatum	Karbol= Quecksilberpflaster	1 Packung 50 cm lang, 18 cm breit	1 Packung 50 cm lang, 18 cm breit		
†Diphtherie-Serum (in Gläschen zu je 2000, 3000 u. 4000 Einheiten)	Diphtherie=Serum	15000 Einheiten	30000 Einheiten		Diphtheria Serum.
Elixir e Succo Liquiritiae †Extractum Filicis	Brustelixir Farnextrakt	500 g 1 Gläschen zu 6 g, 2 Gläschen zu 8 g	500 g 2 Gläschen zu 6 g, 3 Gläschen zu 8 g		Elixir pectorale. Liquid Extract of Male Fern.
*Extractum Secalis cornuti fluidum	Mutterkornfluidextrakt	10 g	10 g		Liquid Extract of Ergot.
†Emetinum hydrochloricum solutum	Emetinhydrochlorid= lösung	je 5 Ampullen zu 0,05 : 1 g und 0,1 : 1 g	je 10 Ampullen zu 0,05 : 1 g und 0,1 : 1 g	nur bei Tropen= reisen jährlich zu erneuern	Solution of Emetine Hydrochloride.
Flores Chamomillae	Kamillen	250 g	250 g		German Chamomile.

Folia Uvae Ursi	Bärentraubenblätter	250 g	500 g		Bearberry Leaves.
*Fructus Foeniculi	Fenchel	100 g	200 g		Fennel Fruit.
Glycerinum	Glyzerin	50 g	100 g		Glycerin.
Guttapercha	Guttapercha	1 Stange weiß	1 Stange weiß		Gutta Percha.
		1 Stange rot	1 Stange rot	zur Zahn= behandlung	
Hexamethylen- tetraminum	Hexamethylentetramin	30. Pulver	60 Pulver		Hexamine.
†Hydrargyrum chloratum	Quecksilberchlorür	zu 0,5 g 20 Pulver zu 0,3 g	zu 0,5 g 30 Pulver zu 0,3 g		Mercurous Chloride.
†Hydrargyrum chloratum (0,01 g) cum Saccharo Lactis (0,3 g)		30 Pulver	30 Pulver		Mercurous Chloride 0.01 g (one centigramme) Milk-Sugar 0,3 g.
Hydrogenium peroxydatum solutum concentratum	Konzentrierte Wasserstoffsuperoxydlösung	50-g-Flasche	100-g-Flasche	nur verdünnt zu gebrauchen	Solution of Hydrogen Peroxide 30%.
Kalium bromatum	Kaliumbromid	50 g	100 g		Potassium Bromide.
†Kalium jodatum	Kaliumjodid	50 g	100 g		Potassium Jodide.
Kalium permanganicum	Kaliumpermanganat	25 g	25 g		Potassium Permanganate.
—	*Kindermehlpräparate	3 Büchsen	6 Büchsen	jährlich zu erneuern	
Liquor Aluminii acetici cum Acido tartarico (95 + 5)	Aluminiumazetatlösung	1000 g	1500 g		Aluminium Acetate Solution with 5% Tartaric Acid.
Liquor Ammonii anisatus	Anisöhaltige Ammoniakflüssigkeit	50 g	100 g		Anisated Solution of Ammonia (Oil of Anise 1 part, Alcohol [90%] 24 parts, Solution of Ammonia 5 parts).

— 342 —

Lateinische Bezeichnung unter Berücksichtigung des Deutschen Arzneibuchs	Deutsche Bezeichnung unter Berücksichtigung des Deutschen Arzneibuchs	Menge a	Menge b	Bemerkungen	Englische Bezeichnung unter Berücksichtigung der Britisch Pharmacopoeia von 1914
†Liquor Kalii arsenicosi	Fowlersche Lösung	—	25 g		Arsenical Solution.
†Lobelinum hydrochloricum solutum	Lobelinhydrochloridlösung	5 Ampullen zu 0,01 g	10 Ampullen zu 0,01 g		Solution of Lobeline Hydrochloride.
Magnesium sulfuricum	Magnesiumsulfat	250 g	500 g		Magnesium Sulphate.
†Morphinum hydrochloricum	Morphinhydrochlorid	20 Pulver zu 0,01 g	30 Pulver zu 0,01 g		MorphineHydrochloride.
†Morphinum hydrochloricum solutum	Morphinhydrochloridlösung	je 10 Ampullen zu 0,01:1 g und 0,02:1 g	je 20 Ampullen zu 0,01:1 g und 0,02:1 g		Solution of Morphine Hydrochloride (1 and 2%).
Natrium bicarbonicum	Natriumbikarbonat	250 g	500 g		Sodium Bicarbonate.
†Neosalvarsan	Neosalvarsan	je 10 Ampullen zu 0,3, 0,45 und 0,6 g	je 10 Ampullen zu 0,3, 0,45 und 0,6 g		Neosalvarsan.
Oleum camphoratum	Kampferöl	30 Ampullen zu 1 g	50 Ampullen zu 1 g		Camphorated Oil 10%.
Oleum Ricini	Ricinusöl	500 g	1 kg		Castor Oil.
Oleum Chloroformii (20%)	Chloroformöl (20%)	10 g	10 g	zur Zahnbehandlung	Chloroform Oil (20% Chloroform).
Oleum Terebinthinae rectificatum	gereinigtes Terpentinöl	—	200 g		Rectified Oil of Turpentine.
Pasta Zinci	Zinkpaste	100 g	200 g		Zinc Paste.
†Pastilli Hydrargyri bichlorati	Sublimatpastillen	20 Pastillen zu 1 g HgCl$_2$ 25 Pulver zu 0,5 g	50 Pastillen zu 1 g HgCl$_2$ 50 Pulver zu 0,5 g		Corrosive Sublimate Discs (1 g HgCl$_2$).
†Phenacetinum	Phenacetin				Phenacetin.
†Phenolum liquefactum	verflüssigtes Phenol	10 g	10 g		Liquefied Phenol.

— 343 —

	100 Pillen	200 Pillen	
†Pilulae laxantes fortes (Extractum Colocynthidis 0,8; Extractum Aloes 8,0; Resina Jalapae, Sapo medicatus ā ā 4,0; Adeps Lanae q. s. fiant pilulae Nr. C)			
†Pulvis Ipecacuanhae opiatus	Dover'sches Pulver	20 Pulver zu 0,5 g	40 Pulver zu 0,5 g	Compound Powder of Ipecacuanha (Dover's Powder).
Pulvis Liquiritiae compositus	Brustpulver	50 g	100 g	Compound Powder of Liquorice.
Pulvis salicylicus cum Talco	Salizylstreupulver	400 g	400 g	Compound Salicylic Acid Powder.
†Dimethylamino-phenyldimethyl-pyrazolonum*	Dimethylamino-phenyl-dimethylpyrazolon	30 Pulver zu 0,3 g	60 Pulver zu 0,3 g	
†Radix Ipecacuanhae pulvis	Brechwurzel	10 Pulver zu 1 g	20 Pulver zu 1 g	Powdered Ipecacuanha Root.
Sal Carolinum factitium	Künstliches Karlsbader Salz	250 g	500 g	Artificial Carlsbad Salt.
—	Schutzpockenlymphe (in Röhrchen mit kleineren und größeren Portionen)	Portionszahl entsprechend der halben Kopfzahl (Besatzung und Reisende, unter Abzug der Frischgeimpften)	Bei Tropenfahrten vor jeder Reise, sonst mindestens alle Vierteljahre zu erneuern und an einem kühlen, bunten Orte aufbewahren	

* Wissenschaftliche Bezeichnung für Pyramidon.

Lateinische Bezeichnung unter Berücksichtigung des Deutschen Arzneibuchs	Deutsche Bezeichnung des Deutschen	Menge a	Menge b	Bemerkungen	Englische Bezeichnung unter Berücksichtigung der British Pharmacopoeia von 1914
Solutio Masticis	Mastixlösung	50 g	100 g		
†Solutio Novocaini et Suprarenini	Novocain-Suprarenin-lösung	10 Ampullen zu je Novocain 0,04 g, Solutio Suprarenini 2 Tropfen, Aqua destillata ad 2 g	20 Ampullen zu je Novocain 0,04 g, Solutio Suprarenini 2 Tropfen, Aqua destillata ad 2 g		
Spiritus (90 Volumprozent)	Weingeist	500 g	750 g		Alcohol (90 volumes percent).
Spiritus camphoratus	Kampferspiritus	—	500 g		Spirit of Camphor.
†Spiritus Kreosoti (1 + 1)	Kreosotlösung	20 g	20 g		Creosote and Alcohol (90%) 1 part of each.
Spiritus saponato-camphoratus	flüssiger Opodeldok	500 g	500 g		Liniment of Soap 190 parts, Solution of Ammonia 10 parts.
Spiritus Sinapis	Sentspiritus	—	50 g		Spirit of Mustard (2%).
Tannalbin	Tannalbin	40 g in Tabletten zu 0,5 g	60 g		Albumin Tannate.
†Theobromino-natrium salicylicum	Theobrominnatrium-salizylat	20 g	30 g		Theobromine and Sodium Salicylate.
Tinctura Chinae composita	zusammengesetzte Chinatinktur	100 g	100 g		Compound Tincture of Cinchona.
†Tinctura Digitalis	Fingerhuttinktur	50 g	50 g		Tincture of Digitalis.

		50 g in Glasstöpselflasche mit weitem Halse	100 g in Glasstöpselflasche mit weitem Halse		Tincture of Jodine (7%).
†Tinctura Jodi,	Jodtinktur	10 g	10 g		
†Tinctura Jodi, Tinctura Aconiti aa	Jodtinktur und Eisenhuttinktur zu gleichen Teilen	—		zur Zahnbehandlung	Tincture of Jodine (7%), Tincture of Aconite 1 part of each.
Tinctura Myrrhae	Myrrhentinktur				Tincture of Myrrh.
†Tinctura Opii simplex	Einfache Opiumtinktur	50 g in Tropfflasche	50 g 100 g in Tropfflasche		Tincture of Opium (Laudanum).
†Tinctura Strophanthi	Strophanthustinktur	25 g	25 g		Tincture of Strophanthus.
Tinctura Valerianae aetherea	Ätherische Baldriantinktur	50 g	100 g		Ethereal Tincture of Valerian.
†Tricresol-Formalin		20 g	20 g	zur Zahnbehandlung	Tricresol-Formaldehyde.
Unguentum Acidi borici	Borsalbe	500 g	500 g		Boric Acid Ointment.
Unguentum Hydrargyri cinereum	Quecksilbersalbe	100 g	100 g		Mercury Ointment.
Unguentum Hydrargyri flavum (1%)	Gelbe Quecksilberoxydsalbe (1%)	10 g in schwarzer Kruke	10 g in schwarzer Kruke	Augensalbe, alle drei Monate, spätestens nach jeder länger als drei Monate dauernden Auslandsreise, zu erneuern	Yellow Mercuric Oxide Ointment (1%).

Lateinische Bezeichnung unter Berücksichtigung des Deutschen Arzneibuchs	Deutsche Bezeichnung unter Berücksichtigung des Deutschen Arzneibuchs	Menge a	Menge b	Bemerkungen	Englische Bezeichnung unter Berücksichtigung der British Pharmacopoeia von 1914
Unguentum Hydrargyri album (10%) Unguentum contra Scabiem	Quecksilberpräzipitatsalbe (10%) Krätzesalbe	100 g 250 g	100 g 250 g		Ammoniated Mercury Ointment (10%). Sublimed Sulphur, Tar ana 1 part; Soft Soap, Prepared Lard ana 2 parts.
Vaselinum album Yatren 105	Weißes Vaselin Yatren	200 g 100 Pillen zu 0,25 g	200 g 200 Pillen zu 0,25 g		Yatren.
†Zincum sulfuricum	Zinksulfat	30 Pulver zu 0,5 g	60 Pulver zu 0,5 g		Zinc Sulphate.

2. Desinfektionsmittel.

Liquor Cresoli saponatus	Kresolseifenlösung	10 kg	20 kg	zur Desinfektion von Räumen und Gegenständen	Solution of Cresol with Soap.

3. Andere Hilfsmittel zur Krankenpflege.

Gegenstand	Menge a	Menge b	Bemerkungen
a) Apothekengeräte.			
Mörser	1 Stück	1 Stück	
Meßgefäße	2 „	2 „	1 größeres zu 100 ccm, 1 kleineres zu 25 ccm, mit ccm-Einteilung.
Handwaage mit Gewichten	1	1	von 10 g Tragfähigkeit, mit Gewichten zu 10 g, 5 g, 2 Gewichten zu 2 und 2 Gewichten zu 1 g und 0,5 g, 2 Gewichten zu 0,2 g, 1 Gewicht zu 0,1 g.
Trichter	1	1	
Salbenspatel	1	1	
Horn- oder Knochenlöffel	2	2	aus Glas von 8 cm Durchmesser.
Tropfgläser	6	6	von Teelöffelgröße mit langem Stiel.
Medizingläser, runde und eckige	50	100	in verschiedenen Größen bis zu 200 ccm Inhalt.
Korke	100	200	
Salbenkrukſen	6	6	
*Milchflaschen	5	10	
Holz- oder Blechschachteln	20	20	sortiert.
Pappschachteln	10	10	sortiert.
Zettel, rote, mit der Aufschrift „Äußerlich", gummiert	100	100	zum Aufkleben auf die Arzneigefäße.
Zettel, weiße, gummiert	100	100	zum Aufkleben auf die Arzneigefäße.
Papierbeutel	100	100	sortiert.
Filtrierpapier	2 Bogen	4 Bogen	in Umschlag.
Lackmuspapier, rotes und blaues	je 1 Buch	je 1 Buch	
Reagenzgläser	10 Stück	10 Stück	

* Auf Anfordern des Schiffsarztes.

— 348 —

Gegenstand	Menge		Bemerkungen
	a	b	
b) Krankengeräte.			
Krankentransportgerät	1 Stück	1 Stück	
Waschschalen	2 „	2 „	
Flache, viereckige Instrumentenschalen	1 „	2 „	von verschiedener Größe.
Eiterbecken	1 „	2 „	
Eisbeutel	1 „	2 „	
Wasserdichter Stoff	2 qm	2 qm	
Gummibettunterlage	1 Stück	1 Stück	beiderseitig gummiert.
Einnehmegläser	2 „	2 „	graduiert.
Trinkrohre	2 „	2 „	aus Glas.
Spülgefäße	1 „	2 „	mit je 2 Gummischläuchen, 2 Zwischenhähnen, 1 Wundspül- und 1 Klistieransatz.
Steckbecken	2 „	2 „	
Urinflaschen	2 „	2 „	1 für männliche, 1 für weibliche Personen.
Wärmflaschen oder Wärmekissen	1 „	2 „	
Tragbeutel	6 „	6 „	
Bruchbänder	5 „	5 „	
*Sauger	5 „	10 „	2 rechts-, 2 linksseitig, 1 doppelseitig.
Augenschutzklappen	3 „	3 „	
Temperaturkurvenvordrucke	10 „	25 „	
Inhalationsapparat		1 „	
c) Verbandmittel.			
Gipsbinden	10 Stück	20 Stück	etwa 5 m lang, 8 cm breit, in verlöteten Dosen.
Verbandwatte	2 kg	3 kg	in Paketen zu 100 g; davon die Hälfte sterilisiert.

* Auf Anfordern des Schiffsarztes.

— 349 —

	1 kg 3 Binden zu 4 m lang, 8 cm breit	1 kg 4 Binden zu 4 m lang, 8 cm breit	
Ungeleimte Watte oder Zellstoff			in mehreren Paketen.
Jodoformgazebinden			
Verbandmull	10 m	20 m	in Stücken zu 1 m, davon die Hälfte sterilisiert.
Flanellbinden	6 Stück	6 Stück	etwa 5 m lang, 8 cm breit.
Mullbinden	100 „	100 „	etwa 5 m lang, 8 cm breit.
Kleisterbinden	10 „	10 „	etwa 2 m lang, 8 cm breit.
Brandbinden	6 „	12 „	
Mitellen	2 „	2 „	
Verbandtücher	2 „	4 „	große.
Kleine Drahtschienen	2 „	2 „	für Armverbände.
Volkmannsche T-Schienen	1 „	2 „	
Holzschienen (einschließlich Spaltschienen)	4 „	6 „	
Schienen nach Cramer	4 „	4 „	
Pappe	3 Bogen	3 Bogen	
Sicherheitsnadeln	24 Stück	36 Stück	
Verbandschere	1 „	1 „	
Lederfingerlinge	6 „	6 „	
Holzstäbchen für Tupfer	50 „	100 „	

d) Ärztliche Geräte und Instrumente.

Minuten-Maximalthermometer in Hülse	3 Stück	3 Stück
Stethoskop	1 „	1 „
Handbürsten	3 „	3 „
Holzspatel	50 „	100 Stück
Verbandeimer	1 „	1 „
Nagelreiniger	1 „	1 „

(Die Instrumente sind in besonderen Kästen aufzubewahren, Metallteile müssen tunlichst vernickelt sein.)

— 350 —

Gegenstand	Menge a	b	Bemerkungen
Ärzteschürzen	2 Stück	2 Stück	hochgeschlossen, waschbar.
Operationsschürzen	1 "	1 "	Den Reedereien bleibt überlassen, mit den Schiffsärzten Vereinbarungen darüber zu treffen, daß die Schiffsärzte die Ärzteschürzen und die Operationsschürze selbst stellen.
Esmarch'sche Narkosemaske	1 "	1 "	im Etui, mit Zungenzange und Mundsperrer.
Rekord- oder Ganzglasspritzen	3 "	3 "	zu 1 ccm, 5 ccm, 10 ccm in Etui aus Nickel.
Reservekanülen dazu, zur Hälfte aus rostfreiem Stahl	6 "	6 "	je 2 zu jeder Spritze.
Gummifingerlinge	1 Pfd.	1 Pfd.	in fester Schachtel, in Talk aufzubewahren.
Tripperspritzen	6 Stück	12 Stück	zu 10 ccm Inhalt, aus starkem Glase mit kurzer, stumpfer Spitze und Hartgummimontur.
Gummi-Katheter	3 "	3 "	Nelatonsche oder Jaques-Patent in verschiedenen Größen (Nr. 8 und 16 gewöhnlich, Nr. 12 gekrümmt, in luftdicht verschließbarer Glasröhre).
Bougies	3 "	3 "	in verschiedenen Größen (Nr. 6, 10, 14 mit großer Krümmung).
Gummischlauch mit großem Trichter und Glaszwischenstück	1 "	1 "	zu Magenausspülungen (1 m lang).
Pipetten und Gummikappen	3 "	3 "	
Schlundstößer	—	1 "	
Grätenfänger	1 "	1 "	
Reflektor mit verstellbarer Stirnbinde	1 Stück	1 "	
Zungenspatel aus Glas	1 "	1 "	
Nasenspiegel	—	1 "	verstellbar.

Ohrentrichter	1 Satz	1 Satz	
Ohrenspritze	1 Stück	1 Stück	
Ohrenpinzette	1 „	1 „	
Parazentesenadel	1 „	1 „	
Bellocqsches Röhrchen	—	6 „	
Haarpinsel	3 Stück	3 „	in verschiedenen Größen.
Trachealkanülen aus Neusilber	—	5 „	nach englischer Art
Zahnzangen	5 Stück	1 „	
Wurzelheber	1 „	1 „	
Mundspiegel	1 „	1 „	gebogen . . . . . in besonderem Besteck*.
Zahnpinzette	1 „	1 „	
Zahnstopfer	1 „	2 „	
Excavatoren	2 „	3 „	
Gerade Stahlpelle	2 „	1 „	oder gleichartige Instrumente in Bisturiform.
Gerade Schere	1 „	1 „	
Cooperische Schere	1 „	3 „	
Arterienklemmen nach Kocher	3 „	2 „	
Anatomische Pinzetten	1 „	2 „	
Hakenpinzetten	1 „	1 „	
Lilienpinzette	—	1 „	
Knopfsonde	1 Stück	1 „	
Hohlsonde	1 „	1 „	
Myrtenblattsonde	1 „	6 „	gebogen, in verschiedenen Größen.
Wundnadeln	6 „	2 Fläschchen	steriliziert oder in Phenollösung.
Katgut	2 Fläschchen	3 Gläschen	
Seide (Nr. 2 u. 3)	3 Gläschen	1 Stück	etwa 15 cm lang.
Nadelhalter	1 Stück		

* Auf Anfordern des Schiffsarztes.

Gegenstand	Menge		Bemerkungen
	a	b	
Abziehstein	1 Stück	1 Stück	für Skalpelle.
Scharfer Löffel	1 "	1 "	
Wundhaken, kleine	2 "	2 "	zum Luftröhrenschnitt und ähnlichen Operationen.
Scharfe, vierzinkige Haken	—	2 "	zu Amputationszwecken.
Feine Corneallanzette	1 Stück	1 "	
Feiner Augenmeißel	1 "	1 "	
Impffedern	100 "	100 "	oder 3 Impflanzetten mit ausglühbarer Platiniridiumspitze.
Rasiermesser	1 "	1 "	
Großes Messer	—	1 "	
Mittleres Messer	—	1 "	
Scherenförmige Arterienpinzette	—	4 "	
Große Säge	—	1 "	
Stichsäge	—	1 "	
Schneidende Knochenzange	—	1 "	
Knochenmeißel	—	1 "	{ Meißel, gebogen nach Lüer } zu Amputationszwecken.
Holzhammer	—	1 "	
Hohlmeißelzange	—	1 "	
Rippenschere	—	1 "	
Knochenhautschaber	—	1 "	
Troikart	—	1 "	
Wundnadeln	—	6 "	
Zange	—	1 "	zur Geburtshilfe.
Perforatorium	—	1 "	

— 352 —

Haken	—	1 Stück ⎫
Katheter	—	1 „ ⎬ zur Geburtshilfe.
Lange Kugelzange	—	1 „ ⎭
Lange Kornzange	—	1 „ halb gebogen.
Lange Klemmpinzette . .	—	1 Satz
Dilatatoren aus Metall . .	—	1 Satz
Küretten	—	2 Stück 1 scharfe, 1 stumpfe.
Uterusröhre zum Ausspülen .	—	1 „
Glasrohre zur Scheidenspülung	—	2 „ Mutterrohre.
Hohlrinnenpessula	—	1 Satz (3 Stück)
Einfacher Sterilisierapparat mit Erhitzungsvorrichtung	—	1 Stück mit Einsatz zur Sterilisierung der Instrumente. Er soll so groß sein, daß auch die geburtshilflichen Instrumente darin sterilisiert werden können.
Büchsen nach Dührssen . . .	—	2 „ zur Uterustamponade.

e) Hilfsmittel zu mikroskopischen und chemischen Untersuchungen.

Mikroskop mit Gehäuse und Zubehör .	—	1 Stück mit umlegbarem Stativ, Abbescher Beleuchtungsvorrichtung, Einrichtung zur Dunkelfeldbeleuchtung, Irisblende, Trieb am Tubus, Mikrometerschraube, 3 Objektiven (1 schwachen und 1 starken Trockensystem, 1 Glimmerimmersionssystem), 2 Okularen mit 6= bis 10facher Vergrößerung.

Gegenstand	Menge		Bemerkungen
	a	b	
Präpariernadeln (gerade Nr. 1520)	—	2 Stück	
Mikrokopierpinzetten	—	2 "	
Pinzetten nach Cornet (breite Form)	—	1 "	
Anatomische Pinzetten (je eine 100 und 120 mm lang)	—	2 "	
Schere nach Cooper	—	1 "	
Schere, gerade, mikroskopische	—	1 "	
Öfen aus Platin oder Platinersatz	—	2 "	
Ösenhalter nach Kolle	—	1 "	
Hohlgeschliffene Objektträger	—	2 "	
Gewöhnliche Objektträger, ungeschliffen, 76 × 26 mm	—	100 "	
Deckgläschen	—	50 "	
Poliertuch	—	1 "	
Baumwollene Putztücher	—	2 "	
Uhrglasschälchen	—	6 "	
Blockschälchen mit Deckel	—	3 "	
Doppelglasschalen nach Petri	—	4 "	
Glaspipetten, einfache Form, 14 cm lang, mit Gummihütchen	—	2 "	
Tropfflaschen mit eingeschliffenem Deckelstopfen, weißes Glas, 50 g Inhalt	—	2 "	
Kleine Glastrichter, 6 cm Durchmesser	—	2 "	
Reagensgläschen	—	1 "	10 cm Durchmesser.
Wassergläser	—	3 "	

Spirituslampe mit Tülle und Docht	1 Stück	1 Stück	
Spiritus denaturatus, Brennspiritus	1000 g	1000 g	
Fettfarbstifte (blau und rot mit Holzfassung)	—	2 Stück	
Fließpapier (48 × 60 cm)	—	20 Bogen	
Weithalsige Präparatengläser	—	6 Stück	
Absoluter Alkohol in eckiger Flasche mit Schild und Aufschrift	—	500 g	
Lösung nach Giemsa (Azur-Methylenblau-Lösung)	—	50 g	in Tropfflaschen mit Korkstöpfel und angehängtem Tropfverschluß im gemeinsamen Stativ (zum Feststellen).
Karbolgentianaviolettlösung	—	50 g	
Ziehl-Neelsensche Karbolfuchsinlösung	—	50 g	
Salpetersäure	30 g	30 g	
Salzsäurealkohol	—	50 g	
Nylandersche Lösung	50 g	50 g	
Jod-Jodkalilösung nach Lugol	—	50 g	
Azeton-Alkohol (1 + 1)	—	100 g	
Zedernöl	—	10 g	
Xylol	—	100 g	
Burritusche	—	10 g	
Benzidin	—	10 g	
Löfflers Methylenblaulösung	—	50 g	
Fuchsinlösung in Alkohol	—	50 g	
Gentianaviolett	—	10 g	
Ehrlichsche Lösung	—	100 g	
Diazoreagens I und II	—	200 g u. 20 g	
Wasserstoffsuperoxydlösung	—	100 g	
Nitroprussidnatrium	—	5 g	in Substanz.
Acidum aceticum glaciale	—	20 g	

Gegenstand	Menge a	Menge b	Bemerkungen
Hämoglobinskala nach Talquist	—	1 Stück	
Typhus-Diagnostikum nach Ficker mit Zubehör	—	1 "	
Paratyphus-Diagnostikum B nach Ficker mit Zubehör	—	1 "	
Rekord- oder Ganzglasspritzen zu 10 ccm	—	1 "	
Handzentrifuge mit Gehänge für 2 Gläser	—	1 "	
Zentrifugengläser	—	6 "	
Albuminimeter nach Esbach in Holzfutteral	—	1 "	
Blutkörperchenzählapparat nach Zeiß oder ein ähnlicher Apparat	—	1 "	

f) Bücher.

Gegenstand	Menge a	Menge b	Bemerkungen
Krankenbuch	1 Stück	1 Stück	
Ärztliches Tagebuch	1 "	1 "	
Anleitung zur Gesundheitspflege auf Kauffahrteischiffen usw. Neueste Ausgabe	1 "	1 "	
Lehrbuch für Tropenkrankheiten (für Ärzte geschrieben). Neueste Ausgabe	1 "	1 "	
Merkblatt für geschlechtskranke Seeleute auf Schiffen, die mit einem Schiffsarzt besetzt sind	100 "	100 "	

4. Kurze Anleitung zu mikroskopischen Untersuchungen (unter Berücksichtigung der im Verzeichnis III für Kauffahrteischiffe vorgeschriebenen Hilfsmittel).

Die Hilfsmittel der mikroskopischen Ausrüstung ermöglichen die Untersuchung aller Arten von menschlichen Ab- und Ausscheidungen und Gewebselementen sowie den Nachweis der wesentlichsten Krankheitserreger. Es empfiehlt sich, dabei folgendes zu beachten.

1. Zur Färbung von Ausstrichpräparaten sind nur Objektträger zu benutzen, weil Deckgläschen eine zu geringe Oberfläche haben und leicht zerbrechen. Auf Bakterien zu untersuchendes Material wird mit der Ausstrichnadel oder dem Tupfer sehr dünn ausgestrichen, zur Fixierung mehrfach durch die Flamme gezogen (Spirituslampe), einige Sekunden bis eine halbe Minute mit Farbstofflösung benetzt und dann gut abgespült. Blutpräparate sind nur mit Alkohol zu härten. Auswurf, Eiter und Schleim färbt man zum Nachweis von Bakterien am besten mit Methylenblaulösung, die nie überfärbt und stets klare Bilder gibt. Diese Färbung ist vorzüglich geeignet zum Nachweis von Gonokokken, Staphylokokken und Streptokokken sowie von Pestbazillen und hämorrhagischer Septikämie in Eiter und Blut, auch von Meningokokken in Lumbalflüssigkeit. — Ziehl-Neelsensche Karbolfuchsinlösung ist nur für besondere Fälle, z. B. Tuberkel- und Leprabazillen, zu verwenden, sonst aber zu vermeiden, weil es die Präparate leicht überfärbt und flexig macht.

Zur Besichtigung der Präparate mit der Ölimmersion dient das Zedernöl. Will man sie aufheben (Dauerpräparate), so ist das Zedernöl mit Xylol abzupinseln.

2. Die Gramfärbung ist ein wichtiges Unterscheidungsmittel, besonders bei Gonorrhöe- und Meningitisverdacht (beide gramnegativ).

Man streicht das Material dünn aus, fixiert durch die Flamme und läßt Karbolgentianaviolettlösung drei Minuten einwirken. Dann spült man mit Wasser ab, bringt für drei Minuten Jodjodkalilösung auf das Präparat, läßt die Lösung ablaufen und behandelt das Präparat so lange mit Azeton-Alkohol (1 + 1), bis sich keine violette Farbe mehr löst. Nach dem Abtrocknen ist das Präparat fertig. Wenn es gelungen ist, sieht man nur noch die grampositiven Organismen, weil alles andere (Schleim, Eiter usw.) entfärbt ist. Die gramnegativen Organismen kann man dadurch kenntlich machen, daß man mit sehr verdünnter Ziehl-Neelsenscher Karbolfuchsinlösung (1:100) nachfärbt (1 Tropfen auf 10 ccm Wasser).

Es sind

grampositiv	gramnegativ
Kokken:	
Streptokokken	Gonokokken
Staphylokokken	Meningokokken
Sarzinen	Mikrokokk. katarrh.
Stäbchen ohne Sporen	
Mäuseseptikämiebazillen	Typhus-, Coli-, Ruhrbazillen
Schweinerotlaufbazillen	Pestbazillen, Pyocyaneus- und Influenzabazillen
Stäbchen mit Sporen	
Milzbrand-, Rauschbrand-, Gasbrand und Tetanusbazillen	Bazillen des malignen Ödems Choleravibrionen
Verzweigte Bakterien	
Diphtherie-, Tuberkulose-, Leprabazillen, Aktynomices.	

3. Zur Herstellung eines „hängenden Tropfens" bei Prüfung auf Beweglichkeit der Bakterien sind nur Reinkulturen geeignet. Man streicht um die Höhlung eines hohlgeschliffenen Objektträgers soviel Fett oder Vaseline, daß ein auf die Höhlung gelegtes Deckgläschen festklebt. Vor dem Auflegen beschickt man das Deckgläschen mit einer geringen Menge des Materials und legt es so auf, daß das Tröpfchen in die Höhlung hineinhängt.

4. **Stuhlpräparate** zur Ermittelung von Parasiten und ihren Eiern, von Amöben usw. werden ungefärbt untersucht, indem man eine kleine Probe auf den Objektträger bringt, sie mit einem kleinen Tropfen destillierten Wassers vermischt und ein Deckgläschen darüber legt. Besichtigung mit Trockensystem 60fach, Olimmersion.

5. **Tuberkelbazillenfärbung.** Da manchmal nur wenige Bazillen im Auswurf sind, mischt man diesen (am besten Morgenauswurf) zunächst in einer Petrischale gut durch, bringt mehrere kleine Proben davon mit der Platinöse auf den Objektträger, legt einen zweiten Objektträger auf den ersten und zieht die beiden Objektträger unter leichtem Druck so auseinander, daß der Auswurf in äußerst dünner Schicht gleichmäßig verteilt ist. Dann fixiert man das Präparat, begießt es mit Ziehl-Neelsenscher Karbolfuchsinlösung und erwärmt etwa eine Minute, bis zur Dampfbildung. Nach dem Abspülen mit Wasser gießt man Salzsäurealkohol darüber, bis die rote Farbe verschwunden ist, und färbt mit Methylenblau eine halbe Minute nach. Die Tuberkelbazillen erscheinen rot, der Auswurf blau.

6. Zur **Untersuchung auf Malaria und andere Protozoen** benutzt man zwei gut gereinigte Objektträger, von denen der eine geschliffen und womöglich etwas schmäler sein muß. Mit letzterem fängt man den Blutstropfen (am besten vom Ohrläppchen) so auf, daß er nahe der glatten Kante hängt, setzt ihn auf den anderen, auf fester Unterlage liegenden Objektträger am rechts liegenden Ende im spitzen Winkel so auf, daß der Blutstropfen sich in dem nach rechts offenen Winkel befindet, und breitet ihn durch Fortschieben des geschliffenen Objektträgers über den anderen (von rechts nach links) in dünner Schicht gleichmäßig aus. Dann fixiert man zehn Minuten in absolutem Alkohol, trocknet und färbt nach Giemsa. Zu diesem Zweck bringt man in ein Reagensglas zu je 1 ccm Wasser einen Tropfen Giemsalösung, schüttelt durch und gibt die Mischung sofort auf das Präparat. Man färbt 30 Minuten, spült mit Wasser ab und trocknet.

Zur Herstellung von „Dicken-Tropfen"-Präparaten läßt man zwei bis drei Blutstropfen auf einen Objektträger fallen, verstreicht sie etwas und läßt sie staubsicher trocknen; sie dürfen nicht fixiert werden. Nach vollkommener Trocknung werden sie in derselben Weise, wie oben angegeben, gefärbt. Dann wird die Farblösung abgegossen; das Präparat darf aber weder abgespült noch abgelöscht, sondern nur in einem Glas Wasser einige Male hin und hergeschwenkt werden und wird dann zum Trocknen schräg aufgestellt.

7. Zum Nachweis von **Syphilisspirochäten** ist die Untersuchung eines Tropfens des vom Patienten entnommenen Reizserums im Dunkelfeld erforderlich.

8. Bei **pestverdächtigem** Material ist zu beachten, daß das Präparat nicht durch Erhitzen, sondern nur mit absolutem Alkohol fixiert werden darf, weil sonst die Polfärbung leidet. Gefärbt wird mit dünner Methylenblaulösung.

9. Bei **Choleraverdacht** sind von den Darmentleerungen (möglichst Schleimflocken) Ausstrichpräparate zu machen. Färbung am besten mit verdünnter Ziehl-Neelsenscher Karbolfuchsinlösung (1:9).

10. **Diphtheriebazillen** färbt man am besten mit Methylenblau. Bei zweifelhaftem Ergebnis bringt bisweilen ein mit sehr verdünnter Ziehl-Neelsenscher Karbolfuchsinlösung gefärbtes weiteres Präparat den erwünschten Aufschluß.

5. Auszug aus der Zusammenstellung der Vorschriften über die Führung und Behandlung des Schiffstagebuches*).

In das Tagebuch sind insbesondere einzutragen:

....

15. jede Einnahme von Trinkwasser, tunlichst mit kurzer Angabe der Herkunft des Wassers;

16. eine Kürzung der Rationen oder eine Änderung hinsichtlich der Wahl der Speisen und Getränke mit der Angabe, wann, aus welchem Grunde und in welcher Weise sie eingetreten ist;

---

*) Anlage III der von den Regierungen der deutschen Bundesseestaaten erlassenen gleichartigen Verordnungen, betr. die Führung und Behandlung des Schiffstagebuches.

17. die beim Kapitän angebrachte Beschwerde eines Schiffsmanns über ungenügenden oder verdorbenen Proviant, unter genauer Angabe des Sachverhalts ...;

18. das Ergebnis der vorgeschriebenen Prüfung der Arzneimittel, der sonstigen Hilfs= und der Lebensmittel zur Krankenpflege;

19. die vorgekommenen Geburts= und Sterbefälle ...;

....

28. jeder Unfall, durch welchen eine auf dem Fahrzeuge beschäftigte Person auf der Reise getötet wird oder eine Körperverletzung erleidet, die eine völlige oder teilweise Arbeitsunfähigkeit von mehr als drei Tagen oder den Tod zur Folge hat, nebst kurzer Beschreibung des Unfalls. Nach den Bekanntmachungen des Reichsversicherungsamtes vom 23. Dezember 1887 und 1. Oktober 1900 hat die Beschreibung des Unfalls in einem besonderen Anhange zum Tagebuch (Unfalltagebuch) zu geschehen, während in das Tagebuch selbst nur ein kurzer, auf den Unfall bezüglicher Vermerk, bei gleichzeitigem Hinweis auf die betreffende Seite des Anhanges, aufzunehmen ist. Für die Beschreibung und den Anhang sind besondere Formulare vorgeschrieben ...;

29. Erkrankungen, wenn sie bei einer auf dem Schiffe beschäftigten Person eine Arbeitsunfähigkeit von mehr als drei Tagen, oder wenn sie den Tod des Erkrankten oder dessen Ausschiffung zur Folge haben, nebst einer kurzen Beschreibung der Krankheitserscheinungen. Die Eintragung ist nicht erforderlich, wenn die Erkrankung von dem Schiffsarzt in das von ihm zu führende Tagebuch eingetragen ist;

30. alle an Bord ausgeführten, dem Auftreten von Aussatz, Cholera, Fleckfieber, Gelbfieber, Pest und Pocken vorbeugenden Maßnahmen, sowie die gegen die Weiterverbreitung dieser Krankheiten gerichteten Vorkehrungen;

31. alle von den Gesundheitsbehörden der auf einer Reise berührten Hafenplätze vorgenommenen Besichtigungen, Untersuchungen, Desinfektionen, Ausschiffungen usw.

....

(Vorderseite.)

Unfall

in dem Betriebe des deutschen .... Schiffes ....

Heimathafen .... Unterscheidungssignal ....

Name und Wohnort des Schiffsführers ....

Name und Wohnort des Reeders (Reedereileiters) ....

Für jede getötete oder verletzte Person ist eine besondere Anzeige auszufüllen.

Reise (im Hafen) von .... nach ....

1. Wochentag, Datum, Jahr, Stunde des Unfalls	.... (Wochentag), den ..ten .... 19.. $\frac{\text{vor}}{\text{nach}}$ mittags .. Uhr .. Min.
2. a) Vor- (nur Rufname) und Familienname der getöteten oder verletzten Person	a) ....
b) Wohnort und Wohnung	b) ....
c) Dienststellung	c) ....
d) Höhe der Monatsheuer (nur bei zur Besatzung gehörigen Leuten auszufüllen)	d) ....
e) Tag, Monat, Jahr und Ort der Geburt (wenn unbekannt, ungefähre Angabe des Lebensalters)	e) geboren am ..ten .... $\frac{18..}{19..}$ in .... Kreis .... Amt
f) Ledig, verheiratet, verwittwet	f) ....
Zahl der Kinder unter 15 Jahren	
g) Bei minderjährigen Personen: Vor- und Familienname, Wohnort und Wohnung des Vaters oder des gesetzlichen Vertreters (Mutter, Vormund)	g) ....

— 363 —

3. a) Ist der vom Unfall Betroffene getötet? .... a)
   b) I. Welche Körperteile sind verletzt .... b) I.
      (rechts und links zu unterscheiden)?
      II. Welcher Art ist die Verletzung (z. B. Knochen= .... II.
      bruch, Verrenkung, Gliederverlust)?
      III. Ist die Verletzung eine schwere (entzündete .... III.
      Wunden, Knochenbrüche, Ausrenkungen, Ver=
      stauchungen und Quetschungen großer Gelenke,
      innere Verletzungen, ausgedehnte Brandwunden,
      Augenverletzungen, Milzbrand u. dgl.)?
   c) Wird die Verletzung voraussichtlich den Tod zur Folge .... c)
      haben?
   d) Hat der Verletzte die Arbeit sofort eingestellt oder wann .... d)
      (Tag und Stunde)?
   e) Hat er das Schiff verlassen? wann (genaues Datum) .... e)
      und wo?

Wenn möglich, nach dem Krankheitsattest
oder den Angaben des Arztes

4. a) Ist der Verletzte in einem Krankenhaus untergebracht? .... a)
      in welchem? oder wo befindet er sich? an Bord? zu
      Hause?
   b) I. des zuerst zugezogenen Arztes .... I.
   Name, Wohnung,
      II. des jetzt behandelnden Arztes .... II.
      III. der in der ersten Hilfeleistung besonders aus= .... III.
      gebildeten Laien, welche die erste Hilfe geleistet
      haben (in der Gesundheitspflege geprüfte Schiffs=
      offiziere, Sanitätskolonnenmitglieder, Heilgehülfen
      u. a.)

5. a) Welcher Krankenkasse gehört der Verletzte an? .... a)
   b) Hatte der Verletzte vor dem Unfall volle Arbeitskraft? .... b)
      wenn nicht, weshalb?
   c) Bezieht der Verletzte Unfall=, Invalidenrente, Knapp= .... c)
      schaftspension, Ruhegeld oder Gebührnisse auf Grund
      der Reichsversorgung? von welcher Stelle?

Heftrand!

— 364 —

Nicht beschreiben!

6. **Veranlassung und Hergang des Unfalls**

Hier ist der Unfall möglichst genau zu schildern. Insbesondere sind die Stelle des Schiffes, wo der Unfall geschah (z. B. Back, Zwischendeck, Heizraum), sowie die Arbeit (Maschine usw.), bei der er sich ereignet hat, genau zu bezeichnen, gegebenenfalls unter Beifügung einer erläuternden Zeichnung.

Ereignete sich der Unfall am Lande, so ist der Ort des Unfalls (Straße, Platz, Stelle des Hafens) genau zu bezeichnen und — möglichst unter Beifügung einer Zeichnung — anzugeben, wie weit (in m) die Unfallstelle vom Liegeplatz des Schiffes entfernt ist, und ob der Verunglückte beurlaubt oder in dienstlicher — welcher — Angelegenheit an Land war.

7.	Vor- und Familienname, Stand, Wohnort, Wohnung	a) sämtlicher Augenzeugen des Unfalles b) anderer Personen, die zuerst von dem Unfall Kenntnis erhalten haben	a) .... b) ....
8.	Hat eine Unfalluntersuchung durch ein Seemannsamt (Konsulat) oder eine Ortspolizeibehörde stattgefunden? zutreffendenfalls wo? (Eine Unfalluntersuchung muß u. a. stattfinden, wenn der Unfall den Tod oder eine solche Verletzung zur Folge hat, die eine Erwerbsunfähigkeit von mehr als 13 Wochen bedingen wird)	....
9.	a) Etwaige Bemerkungen b) Wenn die Anzeige zu spät erstattet wird, weshalb geschieht dies?	a) .... b) ....

(Rückseite.)

Heftrand!

Eine beglaubigte Abschrift des Eintrags über diesen Unfall im Tagebuche (Schiffsjournale, Loggbuche) — Anhang zum Tagebuch (Unfalltagebuch) — in der besonderen Nachweisung (Unfalltagebuch) — [Nichtzutreffendes durchstreichen] — oder ein Stück dieser Anzeige des Unfalls

geht 1. an das Seemannsamt (Konsulat) in ....
 oder wenn das Schiff in einem deutschen Hafen liegt, in dem sich kein Seemannsamt befindet, an die
 Ortspolizeibehörde in ....
 2. an den für den Heimathafen des Schiffes zuständigen Sektionsvorstand der See-Berufsgenossenschaft, d. i.
 an den Vorstand der Sektion .... in ....

 Name des Schiffsführers oder seines Stellvertreters

(Ort) ...., den ..... ten .... 19.....   ....

Zur Beachtung.

Nach gesetzlicher Vorschrift (§§ 1746 bis 1749 und 1767 der Reichsversicherungsordnung) ist jeder Unfall, durch den ein auf einem Seefahrzeuge Beschäftigter während der Reise getötet oder so verletzt ist, daß er stirbt oder für mehr als drei Tage völlig oder teilweise arbeitsunfähig wird, in das Tagebuch (Schiffsjournal, Loggbuch) einzutragen und dort oder in einem Anhang kurz darzustellen.

Ist kein Tagebuch zu führen, so hat der Schiffsführer solche Unfälle in einer besonderen Niederschrift nachzuweisen.

Von jedem Eintrag dieser Art hat der Schiffsführer eine von ihm beglaubigte Abschrift dem Seemannsamte zu übergeben, bei dem es zuerst geschehen kann. Statt dessen kann er auch das Tagebuch oder die Niederschrift dem Seemannsamte zur Abschrift des Eintrags vorlegen. Das Seemannsamt gibt das Tagebuch oder die Niederschrift binnen vierundzwanzig Stunden zurück.

Ereignet sich der Unfall im Inlande vor oder nach der Reise, so hat ihn der Schiffsführer spätestens am dritten Tage, nachdem er ihn erfahren hat, dem Seemannsamt oder, wo keins am Orte ist, der Ortspolizeibehörde anzuzeigen.

Das Seemannsamt oder die Ortspolizeibehörde übersendet die Abschriften und Anzeigen dem Seemannsamte des Heimathafens.

Nach der Satzung der See-Berufsgenossenschaft ist jeder Unfall, der die oben bezeichneten Folgen hat, auch dem für den Heimathafen des Schiffes zuständigen Sektionsvorstande besonders anzuzeigen.

Für alle nach diesen Vorschriften erforderlichen Eintragungen usw. und Anzeigen ist dieses vom Reichsversicherungsamte festgestellte Muster maßgebend.

Verletzt der Schiffsführer die vorstehenden Vorschriften, so kann ihn der Vorstand der See-Berufsgenossenschaft gegen ihn Geldstrafen verhängen.

6. Speiserolle.

I. Täglich.

Brot	500 g oder 350 g Mehl
Rindfleisch	400 g
oder	
Schweinefleisch	325 g
oder	
Speck	225 g
oder	
Dosenfleisch	200 g

Nach vierwöchentlichem alleinigen Genuß von Salzfleisch ist Dosenfleisch mindestens zweimal wöchentlich zu geben.

Frischer Fisch	750 g	nicht mehr als zweimal wöchentlich und jedenfalls getrockneten Fisch nur einmal wöchentlich.
Getrockneter Fisch	375 g	

Wasser . . . . auf Dampfern 10 l, auf Seglern 7½ l.

Bei Besatzungen von über zehn Köpfen eine Ration mehr.

II. Wöchentlich.

Hülsenfrüchte	800 g
Gemüse	3 kg frisch oder 300 g getrocknet oder 1000 g Salzgemüse.
Kartoffeln	7 kg oder 600 g getrocknete Kartoffeln.
Butter oder Schmalz oder Margarine	500 g
Aufschnitt	250 g wovon statt 100 g zwei Eier gegeben werden können.
Käse	250 g
Kaffee	50 g Kaffeebohnen geröstet, 150 g gebrannter Kornkaffee.
Tee	25 g
Zucker	200 g

Getrocknete Früchte	250 g
Gewürze	Senf, Essig, Pfeffer, Salz nach Messebedarf.
Kondensierte Milch	pro Mann und Woche 225 g zur Verfügung der Küche.

III. Küche.

Fette	100 g Schmalz oder Margarine und 100 g geräucherter Speck oder 200 g Schmalz oder Margarine. Statt Schmalz oder Margarine kann bis zu ein Drittel der Menge Talg gegeben werden.
Zucker	100 g Zucker oder 50 g Zucker und 75 g Sirup.
Nährmittel	700 g einschließlich Reis oder Mehl.
Mehl	175 g
Gewürze	nach Küchenbedarf.

IV. Allgemeine Bestimmungen.

a) Auf Dampf- und Motorschiffen ist für das Maschinenpersonal während der Woche nach Bedarf Hafer- oder Gerstengrütze in Wasser als Getränk zu geben.

b) Im Hafen und auf der Reede ist nach Möglichkeit frischer Proviant zu geben. Bei längerem als zweitägigem Aufenthalt in einem Hafen kann dies indessen nur für zwei Tage innerhalb einer Woche verlangt werden.

7. Vorschriften für die Beförderung von Leichen auf dem Seewege.

§ 1.

1. Für die Beförderung einer Leiche zwischen den Seehäfen des Deutschen Reichs und einem ausländischen Hafen ist ein nach anliegendem Muster ausgefertigter Leichenpaß beizubringen, welchen der Schiffskapitän für die Dauer der Fahrt in Verwahrung nimmt.

2. Die Ausstellung der Leichenpässe liegt im Deutschen Reiche den von den Landesbehörden, im Auslande den dazu ermächtigten Gesandten und Konsuln des Reichs ob. Für Leichen von Personen, welche an Cholera, Pest oder Pocken verstorben sind, dürfen solche Pässe erst dann ausgestellt werden, wenn mindestens ein Jahr nach dem Tode verflossen ist.

3. Dem Gesuch um Erteilung eines Leichenpasses sind in Urschrift oder beglaubigter Abschrift beizufügen:

a) eine vorschriftsmäßig ausgefertigte Sterbeurkunde, welche Namen, Stand, Alter und Todestag des Verstorbenen enthält;

b) eine tunlichst auf Grund einer Äußerung des Arztes, der den Verstorbenen behandelt hat, ausgestellte Bescheinigung über die Todesursache. Kommt die Leiche aus einem Orte, an dem Cholera, Pest oder Pocken herrschen, so ist gleichzeitig zu bescheinigen, daß der Beförderung der Leiche gesundheitliche Bedenken nicht entgegenstehen;

c) eine Bescheinigung des bei der Einsargung zugegen gewesenen Sachverständigen (Artikel 2, Abs. 1) darüber, daß die Einsargung vorschriftsmäßig erfolgt ist.

4. Bei Leichen von Angehörigen der Reichswehr oder der Reichsmarine genügen die von der zuständigen Militärbehörde oder Dienststelle ausgefertigten Nachweise zu Abs. 3, a bis c. Im Auslande kann auf die zu b vorgesehene Bescheinigung verzichtet werden, wenn dem zur Ausstellung des Leichenpasses zuständigen Gesandten oder Konsul des Reichs die zu bescheinigenden Tatsachen bekannt sind.

5. Bei Leichen aus solchen ausländischen Staaten, mit welchen eine Vereinbarung wegen wechselseitiger Anerkennung der Leichenpässe abgeschlossen ist, genügt die Beibringung eines der Vereinbarung entsprechenden Leichenpasses.

6. Bei der Beförderung von Leichen in das Ausland hat der Kapitän darauf zu sehen, daß die nach den Bestimmungen des Auslandes erforderlichen Nachweise beigebracht sind. Werden ausländische Häfen angelaufen, so hat der Kapitän auch die dort geltenden Bestimmungen zu beachten.

§ 2.

1. Die Einsargung der Leiche hat in Gegenwart einer von der zuständigen Behörde des Sterbeortes oder des seitherigen Bestattungsortes hierzu zu bestimmenden sachverständigen Person zu erfolgen. Diese Person wird bei Leichen von Angehörigen der Reichswehr oder der Reichsmarine von der zuständigen Militärbehörde oder Dienststelle, im Ausland in Ermangelung einer für den Ort zuständigen Landesbehörde von dem Gesandten oder Konsul des Reichs bestimmt.

2. Die Leiche muß in einem hinlänglich widerstandsfähigen, luftdicht zu verlötenden Metallsarg eingeschlossen und dieser von einem festgefugten Holzsarge dergestalt umgeben sein, daß jede Verschiebung des Metallsarges in der Umhüllung verhindert wird. Der Holzsarg ist in einer Kiste derart zu verpacken, daß auch hier jede Verschiebung des Inhalts ausgeschlossen ist.

3. Falls die Leiche nicht vollständig einbalsamiert wird und es sich nicht um eine Beförderung von kürzerer Dauer handelt, ist die Leiche durch Einspritzung einer konservierenden Flüssigkeit, z. B. von etwa 5 Litern einer weingeistigen Lösung von Formaldehyd (10%) oder Rohkresol (5%) oder Sublimat (2%) oder Chlorzink (10%) in eine oder mehrere leicht zugängliche Arterien usw. gegen Verwesung möglichst zu schützen; auch ist der Boden des inneren (Metall=) Sarges mit einer reichlichen Schicht Sägemehl, Torfmull oder mit anderen aufsaugenden Stoffen zu bedecken.

4. Diese Bestimmungen finden sinngemäße Anwendung bei Leichen (Leichenresten), welche für die überseeische Beförderung wieder ausgegraben worden sind.

§ 3.

1. Sollen Leichen von Personen, welche während der Reise an Bord gestorben sind, ausnahmsweise bis zum Bestimmungshafen mitgeführt werden, so ist tunlichst nach Artikel 2, Abs. 2 und 3 zu verfahren. Dauert die Reise von der Todesstunde bis zur Ankunft

am Begräbnisorte weniger als drei Tage, so darf von der Einsargung abgesehen werden.

2. Leichen von Personen, welche während der Reise an Cholera, Pest oder Pocken verstorben sind, dürfen an Bord nicht weiter befördert werden.

§ 4.
Leichen sind an Bord von Schiffen tunlichst getrennt von Nahrungs- und Genußmitteln und derart aufzubewahren, daß eine Belästigung der Reisenden und der Besatzung vermieden wird.

§ 5.
Die vorstehenden Bestimmungen treten am 1. Juli 1906 in Kraft.

Leichenpaß Muster
(für Leichenbeförderung auf dem Seewege.)

Die Überführung der nach Vorschrift eingesargten Leiche be..
am .... 19 ... zu ....
an (Todesursache) .... verstorbenen ..jährigen
(Vor- und Zuname, Stand des Verstorbenen, bei Kindern Stand der Eltern) ....
....
von .... nach) ....
auf dem Seewege wird hierdurch genehmigt.
............, den .... 19...

(Dienststempel.) (Unterschrift.)

8. Einige für den Kapitän wichtige Bestimmungen des Internationalen Sanitätsabkommens zu Paris, vom 21. Juni 1926.

Art. 13. Die zuständige Behörde ist gehalten, wirksame Maßnahmen zu treffen:

1. um die Einschiffung von Personen zu verhindern, die Erscheinungen von Pest, Cholera, Gelbfieber, Fleckfieber oder Pocken zeigen, sowie von Personen aus der Umgebung der Kranken, von denen anzunehmen ist, daß sie die Krankheit übertragen können;

2. im Falle von Pest, um das Anbordkommen von Ratten zu verhindern;

3. im Falle von Cholera, um darüber zu wachen, daß das an Bord genommene Trinkwasser und die Lebensmittel einwandfrei sind, und daß das aufgenommene Ballastwasser gegebenenfalls desinfiziert wird;

4. im Falle von Gelbfieber, um das Anbordkommen von Stechmücken zu verhindern;

5. im Falle von Fleckfieber, um die Entlausung aller verdächtigen Personen vor ihrer Einschiffung sicherzustellen;

6. im Falle von Pocken, um alte Kleider und Lumpen der Desinfektion zu unterziehen, bevor sie zusammengepreßt werden.

Art. 17. Vorbehaltlich der Bestimmungen des Art. 50, letzter Absatz*, dürfen die auf dem Land- oder Seewege ankommenden Waren oder Gepäckstücke weder von der Einfuhr oder Durchfuhr ausgeschlossen noch an den Grenzen oder in den Häfen zurückgehalten werden. Die einzigen Maßnahmen, die ihnen gegenüber angeordnet werden dürfen, sind nachstehend besonders bezeichnet:

a) Im Falle von Pest können getragene Leibwäsche, Altsachen und kürzlich getragene Kleider (Bekleidungsgegenstände des täglichen Gebrauchs), kürzlich gebrauchtes Bettzeug einem Verfahren zur Befreiung von Ungeziefer und gegebenenfalls einer Desinfektion unterzogen werden.

Waren, die aus einem befallenen Bezirke kommen und Pestratten enthalten könnten, dürfen nur unter der Bedingung ausgeladen werden, daß das Möglichste geschieht, um ein Entweichen der Ratten zu verhindern und um sie zu vernichten.

b) Im Falle von Cholera können getragene Leibwäsche, Altsachen und kürzlich getragene Kleider (Bekleidungsgegenstände des täglichen Gebrauchs) sowie kürzlich gebrauchtes Bettzeug der Desinfektion unterzogen werden.

Abweichend von den vorstehenden Bestimmungen können Fische, Schaltiere und frisches Gemüse von der Einfuhr ausgeschlossen

---
* Enthält die Verpflichtung der Vertragsstaaten, bestimmte Häfen für verseuchte Herkünfte offen zu halten.

werden, falls sie nicht einer Behandlung unterworfen worden sind, durch welche die Cholerabazillen abgetötet werden.

c) Im Falle von Fleckfieber können getragene Leibwäsche, Altsachen und getragene Kleider (Bekleidungsgegenstände des täglichen Gebrauchs), gebrauchtes Bettzeug sowie Lumpen, die nicht als Großhandelswaren befördert werden, einem Verfahren zur Befreiung von Ungeziefer unterzogen werden.

d) Im Falle von Pocken können getragene Leibwäsche, Altsachen und kürzlich getragene Kleider (Bekleidungsgegenstände des täglichen Gebrauchs), kürzlich gebrauchtes Bettzeug sowie Lumpen, die nicht als Großhandelswaren befördert werden, einer Desinfektion unterzogen werden.

Art. 18. Die Entscheidung darüber, wie und wo die Desinfektion stattzufinden hat, sowie darüber, welches Verfahren zur sicheren Vernichtung der Ratten oder der Insekten (Flöhe, Läuse, Stechmücken usw.) anzuwenden ist, steht der Behörde des Bestimmungslandes zu. Dabei muß derart verfahren werden, daß die Gegenstände so wenig als möglich beschädigt werden. Alte Kleidungsstücke und andere Gegenstände von geringem Werte sowie Lumpen, mit Ausnahme der als Großhandelswaren beförderten, können durch Feuer vernichtet werden.

Die Regelung der Frage des etwaigen Ersatzes, des bei der Desinfektion, der Entrattung oder der Befreiung von Ungeziefer sowie bei der Vernichtung der vorerwähnten Gegenstände entstehenden Schadens bleibt jedem Staate überlassen.

Werden aus Anlaß der Durchführung dieser Maßnahmen von der Gesundheitsbehörde unmittelbar oder durch Vermittlung einer Gesellschaft oder einer Privatperson Gebühren erhoben, so soll ihre Höhe nach einem vorher zu veröffentlichenden Tarif berechnet werden. Dieser Tarif ist so festzusetzen, daß seine Anwendung nicht zu einer Gewinnquelle für den Staat oder die Gesundheitsverwaltung wird.

Art. 19. Briefe und Schriftwechsel, Drucksachen, Bücher, Zeitungen, Geschäftspapiere usw. unterliegen keinerlei gesundheitlichen Maßnahmen. Für Postpakete gilt eine Einschränkung nur, wenn sie Gegenstände enthalten, die den in Art. 17 des gegenwärtigen Abkommens vorgesehenen Maßnahmen unterworfen werden können.

Art. 20. Sind Waren oder Gepäckstücke dem im Art. 17 vorgeschriebenen Verfahren unterworfen worden, so hat jeder Beteiligte das Recht, von der Gesundheitsbehörde die unentgeltliche Aushändigung einer Bescheinigung über die durchgeführten Maßnahmen zu verlangen.

A. Pest.

Art. 24. Als verseucht gilt ein Schiff,
1. das einen Fall von Menschenpest an Bord hat,
2. oder auf dem sich ein Fall von Menschenpest später als sechs Tage nach der Einschiffung gezeigt hat,
3. oder auf dem das Vorhandensein von Pestratten festgestellt worden ist.

Als verdächtig gilt ein Schiff,
1. auf dem sich ein Fall von Menschenpest während der ersten sechs Tage nach der Einschiffung gezeigt hat,
2. oder auf dem sich bei der Durchsuchung nach Ratten eine ungewöhnliche Rattensterblichkeit, deren Ursache nicht festgestellt wurde, ergeben hat.

Ein Schiff gilt so lange als verdächtig, bis es in einem entsprechend eingerichteten Hafen den durch das gegenwärtige Abkommen vorgeschriebenen Maßnahmen unterzogen worden ist.

Als rein gilt ein Schiff, das, wenn es auch aus einem befallenen Hafen kommt, weder bei der Abfahrt noch während der Reise, noch zur Zeit der Ankunft Menschen- oder Rattenpest an Bord gehabt hat, und auf dem bei der Durchsuchung nach Ratten kein ungewöhnliches Rattensterben festgestellt worden ist.

Art. 28. Alle Schiffe, mit Ausnahme der einheimischen Küstenfahrzeuge, sind regelmäßig zu entratten oder dauernd so zu unterhalten, daß sie nur eine Mindestzahl von Ratten aufweisen. Im ersten Falle erhalten sie ein Zeugnis über Rattenvertilgung und im letzten ein Zeugnis darüber, daß sie von der Entrattung befreit sind.

Die Regierungen haben durch Vermittlung des Internationalen Gesundheitsamts diejenigen ihrer Häfen bekanntzugeben, welche die zur Entrattung der Schiffe nötigen Einrichtungen und Leute besitzen.

Die Zeugnisse über Rattenvertilgung und die Befreiungszeugnisse werden nur von den Gesundheitsbehörden der obenerwähnten Häfen ausgestellt. Die Gültigkeitsdauer solcher Zeugnisse beträgt sechs Monate. Indes wird den Schiffen, die ihren Heimatshafen aufsuchen, eine ergänzende Schonungsfrist von einem Monat gewährt.

Wird ein gültiges Zeugnis nicht vorgelegt, so kann die Gesundheitsbehörde der in Abs. 2 dieses Artikels erwähnten Häfen nach vorgenommener Untersuchung und Besichtigung:

a) die Rattenvertilgung auf dem Schiffe selbst ausführen oder unter ihrer Leitung und Aufsicht ausführen lassen. Nach zufriedenstellender Durchführung des Verfahrens hat sie ein mit Datum versehenes Entrattungszeugnis auszustellen. Sie bestimmt in jedem Falle, auf welche Weise eine sichere Vertilgung der Schiffsratten erzielt werden soll; genaue Angaben über das bei der Rattenvertilgung angewandte Verfahren sowie über die Zahl der getöteten Ratten sind in das Zeugnis aufzunehmen. Die Entrattung ist so zu vollziehen, daß Beschädigungen des Schiffes und gegebenenfalls auch der Ladung nach Möglichkeit vermieden werden. Das Verfahren darf nicht länger als 24 Stunden dauern. Auf Schiffen in Ballast ist es vor der Beladung durchzuführen. Alle mit der Entrattung verbundenen Kosten sowie alle etwaigen Entschädigungen sind nach Maßgabe des Art. 18 zu regeln;

b) ein mit Datum und Gründen versehenes Befreiungszeugnis ausstellen, wenn sie sich davon überzeugt hat, daß das Schiff so gehalten ist, daß es nur eine Mindestzahl von Ratten aufweist.

Die Entrattungs= und Befreiungszeugnisse werden möglichst nach einem einheitlichen Muster ausgestellt. Vordrucke für diese Zeugnisse werden von dem Internationalen Gesundheitsamt in Paris entworfen.

Die zuständige Behörde eines jeden Landes verpflichtet sich, dem Internationalen Gesundheitsamt alljährlich eine Aufstellung der in Anwendung dieses Artikels ergriffenen Maßnahmen zu liefern sowie die Anzahl der Schiffe, die in den in Abs. 2 dieses Artikels erwähnten Häfen entrattet worden sind oder Befreiungszeugnisse erhalten haben, mitzuteilen.

Das Internationale Gesundheitsamt wird ersucht, gemäß Art. 14 alle Vorkehrungen zu treffen, um einen Austausch aller Mitteilungen zu sichern, die sich auf die in Anwendung dieses Artikels ergriffenen Maßnahmen sowie auf die dabei erzielten Ergebnisse beziehen.

....

Die Regierungen haben darüber zu wachen, daß alle wünschenswerten und praktisch durchführbaren Maßnahmen von den zuständigen Behörden ergriffen werden, um die Rattenvertilgung in den Häfen und den damit zusammenhängenden und angrenzenden Gebieten sowie auf den Leichtern und Küstenfahrzeugen durchzuführen.

B. Cholera.

Art. 29. Als verseucht gilt ein Schiff, das einen Cholerafall an Bord hat oder auf dem ein Cholerafall innerhalb von fünf Tagen vor der Ankunft im Hafen vorgekommen ist.

Als verdächtig gilt ein Schiff, auf dem zur Zeit der Abfahrt oder während der Reise ein Cholerafall, aber kein neuer Fall in den letzten fünf Tagen vor der Ankunft vorgekommen ist. Es gilt so lange als verdächtig, bis es den im gegenwärtigen Abkommen vorgeschriebenen Maßnahmen unterworfen worden ist.

Als rein gilt ein Schiff, das, wenn es auch aus einem befallenen Hafen kommt oder Personen aus einem befallenen Bezirk an Bord führt, keinen Cholerafall bei der Abfahrt, während der Reise oder bei der Ankunft gehabt hat.

Krankheitsfälle, die die klinischen Erscheinungen der Cholera zeigen, bei denen keine Vibrionen gefunden worden sind, oder bei denen Vibrionen gefunden worden sind, die nicht die Eigentümlichkeiten der Choleravibrionen besitzen, unterliegen allen für Cholera vorgeschriebenen Maßnahmen.

Die bei der Ankunft eines Schiffes ermittelten Keimträger sind nach ihrer Ausschiffung allen Maßnahmen zu unterwerfen, die nach den Landesgesetzen im gleichen Falle den Staatsangehörigen des Ankunftslandes auferlegt werden.

C. Gelbfieber.

Art. 35. Als verseucht gilt ein Schiff, das einen Gelbfieberfall an Bord hat oder bei der Abfahrt oder während der Reise gehabt hat.

Als verdächtig gilt ein Schiff, das zwar keinen Gelbfieberfall an Bord gehabt hat, aber nach einer Reisedauer von weniger als sechs Tagen aus einem gelbfieberbefallenen oder aus einem gelbfieberfreien Hafen kommt, der enge Beziehungen mit endemischen Gelbfieberzentren hat, oder wenn anzunehmen ist, daß es nach einer Reisedauer von mehr als sechs Tagen geflügelte Stegomyien (Aëdes Egypti) aus diesem Hafen mitführen könnte.

Als rein gilt ein Schiff, das, wenn es auch aus einem gelbfieberbefallenen Hafen kommt, keinen Fall von Gelbfieber an Bord gehabt hat und von dem nach einer Reisedauer von mehr als sechs Tagen anzunehmen ist, daß es keine geflügelten Stegomyien mitbringt, oder das der Behörde des Ankunftshafens glaubhaft nachweist:

a) daß es sich während seines Aufenthaltes im Abfahrtshafen mindestens 200 m vom bewohnten Lande und in solcher Entfernung von den Schiffsbrücken gehalten hat, daß nur geringe Wahrscheinlichkeit dafür vorliegt, daß die Stegomyien auf das Schiff gelangen konnten; oder

b) daß es bei der Abfahrt einer wirksamen Ausräucherung zur Vernichtung der Stechmücken unterzogen worden ist.

F. Gemeinsame Bestimmungen.

Art. 44. Der Kapitän und der Schiffsarzt sind verpflichtet, alle Fragen über den Gesundheitszustand auf dem Schiffe während der Überfahrt zu beantworten, die ihnen von der Gesundheitsbehörde vorgelegt werden.

Wenn der Kapitän und der Schiffsarzt versichern, daß seit der Abfahrt auf dem Schiffe weder ein Fall von Pest, Cholera, Gelbfieber, Fleckfieber oder Pocken noch ein ungewöhnliches Rattensterben vorgekommen ist, so kann die Gesundheitsbehörde von ihnen eine förmliche oder eidliche Erklärung darüber verlangen.

Art. 47. Schiffe aus befallenen Gegenden, die nach Ansicht der Gesundheitsbehörde in ausreichender Weise Gegenstand gesundheitspolizeilicher Maßnahmen gewesen sind, brauchen sich bei ihrer Ankunft in einem neuen Hafen, gleichviel ob dieser demselben Lande angehört oder nicht, diesen Maßnahmen nicht wieder zu unterziehen, vorausgesetzt, daß inzwischen kein die Anwendung der vorerwähnten Sanitätsmaßnahmen bedingender Umstand eingetreten ist und kein befallener Hafen, außer zur Versorgung mit Heizmaterial, angelaufen worden ist.

Ein Schiff, das, ohne mit dem Festland in Verbindung gestanden zu haben, lediglich Reisende und ihr Gepäck sowie die Postsachen ausschifft, oder nur die Postsachen oder solche Reisende mit oder ohne Gepäck eingeschifft hat, die weder mit diesem Hafen noch mit einem verseuchten Bezirk in Verbindung gestanden haben, wird so angesehen, als ob es den Hafen nicht angelaufen hätte. Hierbei muß, wenn es sich um Gelbfieber handelt, das Schiff sich außerdem, soweit als möglich, mindestens jedoch 200 m vom bewohnten Lande und in solcher Entfernung von den Schiffsbrücken gehalten haben, daß nur geringe Wahrscheinlichkeit dafür vorliegt, daß die Stegomyien auf das Schiff gelangen konnten.

Art. 48. Die Hafenbehörde, die die Gesundheitsmaßnahmen ausführt, erteilt dem Kapitän oder jedem sonstigen Beteiligten auf jedesmaliges Ersuchen unentgeltlich eine Bescheinigung über die Art der Maßnahmen, das angewandte Verfahren, die behandelten Teile des Schiffes sowie über die Gründe, die für die Anwendung der Maßnahmen maßgebend waren.

Sie stellt auf Verlangen auch den Reisenden, die auf einem verseuchten Schiffe ankommen, eine Bescheinigung über den Tag ihrer Ankunft und die Maßnahmen, denen sie sich mit ihrem Gepäck unterzogen haben, unentgeltlich aus.

Abschnitt V. Allgemeine Bestimmungen.

Art. 54. Jedem Schiffe, das sich den ihm von der Hafenbehörde auf Grund der Bestimmungen dieses Abkommens auferlegten Verpflichtungen nicht unterziehen will, steht es frei, wieder in See zu gehen.

Es kann ihm jedoch gestattet werden, seine Waren unter der Bedingung zu löschen, daß eine Absonderung erfolgt und daß die Waren den im Abschnitt II des Kapitels II dieses Abkommens vorgesehenen Maßregeln unterworfen werden*.

Ebenso kann dem Schiffe gestattet werden, Reisende, die darum ersuchen, zu landen, unter der Bedingung, daß sie sich den von der Gesundheitsbehörde vorgeschriebenen Maßnahmen unterziehen.

Das Schiff kann auch, wenn es abgesondert bleibt, Heizmaterial, Lebensmittel und Wasser an Bord nehmen.

Art. 55. Jede Regierung verpflichtet sich, nur einen Tarif für gesundheitliche Gebühren anzuwenden und ihn zu veröffentlichen. Die Gebühren sind in mäßigen Grenzen zu halten. Dieser Tarif ist in den Häfen bei allen Schiffen gleichviel, ob sie die eigene Flagge oder eine fremde führen, und bei ausländischen Staatsangehörigen genau so wie bei den eigenen anzuwenden.

9. Warnung! Vorsicht bei Schiffsausgasungen mit Blausäure (Cyangas, Cyanide gaz, HCN)!

Im In- und Auslande bei Schiffsausgasungen mit Blausäure vorgekommene, zum Teil tödlich verlaufene Unfälle machen es nötig, daß sich die Schiffsbesatzungen, ganz besonders aber die Schiffsleitungen, mit den Gefahren dieser Ausgasungen bekannt machen und nachstehende zu ihrer Verhütung dienende Angaben und Maßregeln selbst befolgen und auf ihre Durchführung achten.

1. Blausäure ist ein äußerst starkes und gefährliches Gift. Vom unverdünnten Gas, wie es bei der Ausgasung gebraucht oder entwickelt wird, wirken schon wenige Atemzüge tödlich.

---

* In Betracht kommt für gewisse Waren (Leibwäsche, Bettzeug usw.) eine Desinfektion sowie eine Bekämpfung von Ungeziefer.

Kleinere Gasmengen in bereits gelüfteten Räumen sind meist nicht sofort töblich, aber bei längerer Einatmung gefährlich. Sie machen sich gewöhnlich durch Kratzen im Hals und süßlichen Geruch bemerkbar, doch ist dies durchaus nicht bei allen Menschen der Fall.

2. Die ersten Anzeichen von Vergiftung sind: Schwindelgefühl, Kopfschmerzen, Ohrensausen und besonders Übelkeit und Erbrechen. Wer beim Betreten von Räumen auf einem ausgegasten Schiffe solche Anzeichen spürt, muß sich sofort an die frische Luft begeben und von seinen Wahrnehmungen Meldung machen. Daraufhin ist die weitere gründliche Lüftung und die Untersuchung des Raumes auf Anwesenheit von Blausäuregas durch Sachverständige zu veranlassen. Der Raum ist nicht eher zu benutzen, bis er als gasfrei festgestellt ist. Wenn bei den von den ersten Anzeichen einer Blausäurevergiftung betroffenen Menschen nicht sofort wieder volles Wohlbefinden eintritt, ist unverzüglich ärztliche Hilfe zu beschaffen.

3. Bei feuchtkaltem Wetter muß damit gerechnet werden, daß trotz reichlicher Durchlüftung Blausäure von den Decken und Wänden der Räume und von den darin befindlichen Gegenständen, durch die Kälte oder die Feuchtigkeit gebunden, zurückgehalten wird. Dieses Blausäuregas wird jedoch zum größten Teil wieder frei, sobald der Raum erwärmt wird. Es sind deshalb bei feuchtkalter Witterung alle Wohnräume vor dem Auslüften und Betreten, wenn irgend möglich, zu durchheizen. Die Untersuchung der Raumluft auf Gasfreiheit darf erst vorgenommen werden, wenn nach der Durchheizung und Lüftung unmittelbar vor der Untersuchung mindestens eine halbe Stunde lang Fenster und Türen geschlossen waren. Erst wenn diese Untersuchung der Raumluft die Abwesenheit des Blausäuregases ergibt, dürfen die Räume für längeren Aufenthalt wieder in Benutzung genommen zu werden. Dies gilt für alle Wohn- und Aufenthaltsräume.

4. Kleider, Decken, Betten, Matratzen, Vorhänge, Möbelpolster und besonders alle feuchten Gegenstände nehmen bei der Aus-

gasung Blausäure auf und geben sie erst allmählich wieder ab. Sie dürfen deshalb erst nach gründlicher Durchlüftung jedes einzelnen Teils wiederbenutzt werden. Die Durchlüftung des Raumes genügt hierzu nicht, vielmehr muß jedes Stück an die frische Luft gebracht und unter Aufsicht durch gründliches Klopfen vom Gas befreit werden, Schütteln wirkt nicht genügend. Bei kaltem Wetter ist auch dann nur auf genügende Entfernung des Gases aus den Gegenständen zu rechnen, wenn sie vor dem Klopfen gründlich durchwärmt worden sind.

5. Es ist dringend davor zu warnen, in der auf die Ausgasung folgenden Nacht in durchgasten Räumen zu schlafen; selbst am Tage nach der Ausgasung sind sie zu längerem Aufenthalt nur dann zu benutzen, wenn durch Offenhalten von Fenstern und Türen die dauernde Durchlüftung sichergestellt ist. Auch sonst sind nach einer Ausgasung Fenster und Türen soviel und solange wie möglich geöffnet zu halten.

6. Es ist unbedingt nötig, daß jedermann, der nicht bei der Ausgasung beschäftigt ist, das Schiff vor ihrem Beginn verläßt und es erst wieder betritt, wenn es ausdrücklich gestat'et worden ist. Vor dem Betreten eines ausgegasten Raumes sollte jeder sich noch besonders vergewissern, daß von der dafür zuständigen Stelle die Erlaubnis dazu bereits gegeben worden ist.

7. Alkoholgenuß macht für das Blausäuregift besonders empfänglich; vor ihm ist deshalb bei Ausgasungen dringend zu warnen.

Alphabetisches Sachverzeichnis.

(Die Ziffern geben die Seitenzahlen an.)

Abführmittel 186.
Aborte 23.
Absonderung von Personen mit ansteckenden Krankheiten 55.
Abel 286.
Aderpresse 233.
Ärztliche Hilfe im Auslande 94.
Albargin 87.
Alkoholvergiftung 201.
Ameisenkribbeln 173.
Anmusterung 52.
Anzeigepflicht bei ansteckenden Krankheiten 55, Anmerkung.
Apotheke, Schiffs= 82.
Armtragetuch 221.
Arsenikvergiftung 201.
Arterien s. Schlagadern.
Arznei 85.
Arzneimittel 87, Abgabe von 84.
Arzneikiste 84.
Arzneischrank 84.
Asthma 181.
Atemnot 181.
Atmung 11.
Atmung, künstliche 206 ff.
Aufwärter 53.
Augenentzündung 71, 291.
Augenuntersuchung 20.
Ausfluß aus den Ohren 71.
Ausrüstung mit Arzneimitteln 82.
Ausschiffung 56.
Ausschläge auf der Haut 70.

Auswurf 159, 160, 162, 177, 180, 181.
Auszehrung s. Tuberkulose.
Azetylsalizylsäure 87.

Badeeinrichtung 28.
Bäder 91.
Bärentraubenblätter 87.
Baldriantinktur 87.
Ballast 24.
Bandwürmer 31, 187.
Bauchfell 14.
Bauchfellentzündung 167, 239.
Bauchschmerzen 70.
Bauchwunden 238.
Beköstigung 28.
Beleuchtung 21.
Benommenheit 70, 96.
Beriberi 175, 191.
Bettschüssel 75.
Beulenpest s. Pest.
Bier 41.
Bilge, Reinhaltung der 23.
Blasenkatarrh 137, 191.
Blattern s. Pocken.
Blausäurevergiftung 204.
Bleivergiftung 45, 185.
Blinddarmentzündung 167.
Blitzschlag 212.
Blut 16.
Blutadern 6.
Blutarmut 192.
Blutbrechen 105, 166, 169, 241.

Blutfinne 284.
Blutgefäße 6.
Blutharnen 241.
Bluthusten 128, 169.
Blutkreislauf 8.
Blutschwär 284.
Blutstillung 230, -sturz 128.
Blutungen, aus dem After 121, 192; aus dem Darme 172; aus der Lunge 128, 169; aus dem Magen 169, 172; aus der Nase 116, 172, 177; aus den Nieren 172; aus den Ohren 266; aus dem Zahnfleisch 172.
Blutunterlaufung 172.
Blutvergiftung 288.
Bohnen 36.
Borsalbe 87.
Brand 241.
Brandbeule s. Karbunkel.
Brandwunden 243.
Branntwein 41.
Brechdurchfall 184.
Brechwurzel 87.
Breiumschläge 90.
Brot 35.
Bruch s. Knochenbruch, Unterleibsbruch.
Brustbeklemmung 181, 198.
Brustelixier 87.
Brustfell 11.
Brustfellentzündung 162.
Brustschmerzen 70, 177.
Bruststiche 72, 170.
Brustwunden 237.
Bubo 141, 146.
Butter 34.

Carne secca 32.
Charqui 32.
Chinin 87.
Chlorkalk 58.

Cholera 100.
Corned beef 33.

Darm 14.
Darmblutung 172.
Darmkatarrh 183.
Darmkrebs 167.
Darmtyphus s. Unterleibstyphus.
Darmverletzung 238.
Delirium s. Säuferwahnsinn.
Desinfektion im allgemeinen 56 ff.; von Aborten 64; der Ausscheidungen 60; des Bilgeraumes 64; von Gegenständen 60, 62; der Hände 223; der Instrumente 224; der Kleidung 60; des Krankenraums 62; von Personen 60, 61; von Pissoiren 64; von Räumlichkeiten 63; von Wäsche 59; v. Wasser 64, 65.
Desinfektionskammern 58.
Desinfektionsmittel 56.
Deutsche Gesellschaft zur Bekämpfung der Geschlechtskrankheiten 134.
Dimethylamino-phenyldimethylphyrazolonum 88.
Diphtherie 155, 179.
Dörrgemüse 38.
Doppeltkohlensaures Natrium s. Natriumbikarbonat.
Druckbrand 291.
Drüsenpest 97 ff.
Durchfall 70, 100, 121, 124, 183, 184, 241.
Durchliegen 76, 143.
Dysenterie 121.

Ebene, doppelt geneigte 273.
Eicheltripper 134.
Eingeweide des Menschen 13.

Eingeweidewürmer 187.
Einreibungen 86.
Einrenkung 249.
Einwicklungen, kalte 91.
Eisbeutel 91.
Eiterung 223.
Eitervergiftung 289.
Enteric fever s. Unterleibs=
  typhus.
Entzündungen 282 ff.
Epilepsie s. Fallsucht.
Erbrechen 70, 96, 100, 104, 114, 116, 182, 184, 202, 241, 296.
Erbsen 36.
Erfrieren 47, 212, 244.
Erhängen 211.
Erkältung 180.
Erkrankungen, Verhalten bei —
  an Bord 55.
Ernährung s. Beköstigung, Kran=
  kenkost.
Ersticken 211.
Ertrinken 205.
Erysipel 282.
Essigessenz 39.
Essigwasser, Ausspülungen mit 174.

Fallsucht 194.
Farbenunterscheidungsvermö=
  gen 20.
Feigwarzen, spitze 137, 140.
Feuer 58.
Fieber 77; Behandlung dess. 80.
Filter 44, 53.
Filzläuse 299.
Fingerentzündung, Fingerge=
  schwür, Fingerwurm 286.
Finnen 31.
Fische 33.
Fische, Verletzungen durch gif=
  tige 242.
Fischvergiftung 202.

Fleckfieber 119.
Fleisch 31.
Fleischextrakt 33.
Fleischvergiftung 202.
Fortschaffung des Verletzten 214.
Fremdkörper im Auge 292; im
  Ohre 293.
Frostbeulen 245.
Frostschäden 47, 244.
Früchte 36.
Furunkel 284.
Fußschweiß s. Salizylstreupul=
  ver.

Gallenblase 14.
Gallensteine 187.
Gasvergiftung 203.
Gegend, Verhalten in kalter 46.
—, Verhalten in warmer 47 ff.
Gehirnerschütterung 266.
Gehirnschlag 172.
Gehirnschlagfluß s. Schlaganfall.
Geistesstörung 195.
Gelbfieber 103.
Gelbsucht 186.
Gelenkentzündung 136, 139, 240, 289.
Gelenkrheumatismus 289; fie=
  berhafter (akuter) 163; chro=
  nischer 164.
Gelenkwunden 240.
Gemüse 37.
Gemüsedauerwaren 38.
Geschlechtskrankheiten 130; Ver=
  hütung ders. 150.
Geschlechtsorgane 15.
Geschwüre 282 ff.; infolge Durch=
  liegens 291; am Finger 286;
  im Munde 72; bei Syphilis 145; am Unterschenkel 290.
Getränke, geistige 41.
Gewürze 38.
Gicht 165.

Gliederreißen 193.
Graue Salbe f. Quecksilbersalbe.
Graupen 35.
Grieß 35.
Grippe 159.
Grütze 35.
Gurgelwasser f. Tonerdelösung, essigsaure.

Hafen, Maßnahmen beim Einlaufen in einen 49; Verhalten in einem verseuchten 51 ff.; gesundheitliche Behandlung der Seeschiffe im 67.
Halsentzündung 179.
Halsschmerzen 70, 177.
Hämorrhoiden 192.
Harn, Beschaffenheit desf. 73.
Harnflasche 75.
Harnorgane 15.
Harnröhrentripper 135.
Harnröhrenverengerung 136, 139.
Harnverhaltung 93.
Hautausschlag 70.
Hautpflege 27.
Heiserkeit 179.
Heizerkrämpfe 199.
Heizung 22.
Herz 8.
Herzklopfen 72, 164, 241.
Herzlähmung 172.
Herzleiden 163, 191.
Herzmassage 210, 212.
Herzschlag 197.
Hexamethylentetramin 88.
Hexenschuß 193.
Hilfsmittel zur Krankenpflege 317, 319, 322, 326, 335, 347.
Hirnhautentzündung 200.
Hitzausschlag 298.
Hitzschlag 47, 163, 197.
Hülsenfrüchte 36.

Hund, roter 49, 298.
Husten 159, 170, 180, 181.

Infektionskrankheiten 95.
Influenza f. Grippe.
Inkubationsstadium 96.
Jodkalium 88.
Jodtinktur 88.

Kaffee 40.
Kakao 40.
Kalk 57.
Kalkbrühe 57.
Kalkmilch 57.
Kamillen 88.
Karbunkel 286.
Karlsbader Salz, künstliches 88.
Kartoffeln 37.
Käse 34.
Katheterisieren 93.
Kehlkopfkatarrh 179.
Kleiderläuse 299.
Kleidung 27, 46, 48.
Klistiere 92.
Knochenbau des Menschen 3 ff.
Knochenbruch im allgemeinen 258 ff.; Beispiel 279; Einrichtung 260, 262; Verband 260; Zeichen desf. 258.
Knochenbruch der Finger 272; der Kniescheibe 275; der Knöchel 275; des Oberarms 269; des Oberschenkels 272; der Rippen 267; des Schädels 265; des Schlüsselbeins 267; der Speiche 271; des Unterarms 271; des Unterkiefers 265; des Unterschenkels 275; der Wirbelsäule 267.
Koje 22.
Koch 53.
Kompressen 229.
Kondome 150.
Kontrolle, gesundheitliche 67.

Kopfläuse 300.
Kopfschmerzen 96, 115, 159, 177, 182, 185, 190, 202, 241.
Kopfverletzung (Beispiel) 245.
Kopfwunden 237.
Körper, Bau und Verrichtungen desf. 3, Reinigung desf. 27.
Körpersäfte 16.
Körperwärme, Messung der 79.
Kost s. Beköstigung, Krankenkost.
Kotbrechen 296.
Krampfaderbruch 298.
Krämpfe (Heizerkrämpfe) 199; bei Fallsucht 194.
Krankenfürsorge (Vorschriften) 310.
Krankenkost 80.
Krankenpflege 69, 73, 213.
Krankenraum 55, 73.
Krankheiten, äußere 69, 213; innere 69.
Krankheitszeichen 69, 71.
Krätze 298.
Krätzesalbe 88.
Kreosotlösung 90.
Kresolseifenlösung 57, 89.
Kresolwasser, verdünntes 57.
Kresolwundwasser 89, 223.
Kreuzschmerzen 159.
Kribbeln 173.
Kurzatmigkeit 164.

Ladung 24.
Lagerung des Kranken 74; des Verletzten 213.
Lähmung 176, 196; der Arme 185.
Läuse 298; s. auch Filz-, Kopf- und Kleiderläuse.
Laugenvergiftung 201.
Lebensmittel, fremdländische 39; zur Krankenpflege 337.
Leber 14.

Leberleiden 187, 191.
Leichenbeförderung (Vorschriften) 367.
Leibschmerzen 70, 102, 121, 167, 177, 183, 184.
Leistendrüsenentzündung s. Bubo.
Linsen 36.
Logisräume 20.
Luftröhrenkatarrh 180.
Lüftung 26; der Logisräume 21.
Luftwege 11.
Lungen 11.
Lungenblutungen 170.
Lungenentzündung 160.
Lungenkatarrh 180.
Lungenpest 97.
Lungenschwindsucht, =tuberkulose s. Tuberkulose.
Lymphdrüsen 17.
Lymphe 16.
Lymphgefäße 16.

Madenwurm 189.
Magen 14.
Magenblutung 169.
Magengeschwür 166.
Magenkatarrh 181.
Magenkrampf 183.
Magenpulver 89.
Malaria s. Wechselfieber.
Mandelentzündung 179.
Margarine 34.
Masern 154, 179.
Massage 248.
Mastdarmkrebs 167.
Mattigkeit 96, 104, 124, 187, 202.
Maus 23.
Mehl 34.
Methylalkohol 41.
Milz 14.
Morphiumarznei 89.

Morphiumpulver 89.
Morphiumsucht 89, -vergiftung 201.
Mundentzündung, Mundfäule 178.
Muskelrheumatismus 193.
Muskelschmerzen 101, 189.

Nachtblindheit 172, 293.
Nasenbluten 116, 172, 177.
Natriumbikarbonat 88.
Nebenhodenentzündung 136, 139.
Nerven 6.
Nervenfieber s. Unterleibstyphus.
Nieren 15.
Nierenentzündung 190.

Ofen 22.
Ohnmacht 196, 242.
Ohreiterungen 159.
Ohrenschmerzen 293.
Opiumtinktur, -tropfen 89.
Opiumvergiftung 201.
Opodeldok 89.

Pest 96, 161.
Petroleumbenzin 89.
Pflanzliche Vergiftung 201.
Pflege von Kranken 76; von Verletzten 215.
Pfleger 76.
Pfriemenschwanz 189.
Phimose s. Vorhautentzündung.
Phosphorvergiftung 201.
Piles s. Hämorrhoiden.
Pissoire 23.
Pocken 115.
Proviant 30.
Pulsschlag 77.
Pulver 85.

Quecksilbersalbe 88.
Quecksilberschmierkur 149, 178.
Quetschwunden 236.

Ratten 23, -gift 24, 201.
Rattenpest 99.
Reis 35.
Rheumatismus s. Gelenkrheumatismus, Muskelrheumatismus.
Rheumatismuspulver s. Azetylsalizylsäure.
Rippenfell s. Brustfell.
Rißwunden 236.
Rizinusöl 89.
Rose s. Erysipel.
Röteln 154.
Rotlauf s. Wundrose.
Rückenschmerzen 159.
Ruhr 121.

Salbe, graue, s. Quecksilbersalbe.
Salbenverbände 86.
Salizylstreupulver 89.
Salzfleisch 32.
Salzsäure, Salzsäurearznei 90.
Salzsäurevergiftung 201.
Sandflot s. Hodenentzündung.
Sanitätsabkommen, internationales, zu Paris vom 21. Juni 1926 68.
Säuferwahnsinn 160, 195.
Säurevergiftung 201.
Schädelbruch 265.
Schanker, harter 145; weicher 140; gemischter 144.
Scharlach 155.
Scheintod 196, 204.
Schiffsapotheke 82.
Schiffsraum, Reinhaltung desselben 23.
Schiffstagebuch (Vorschriften) 360.

Schilddrüse 11.
Schlagadern 8; verletzte 231.
Schlaganfall 196.
Schlangenbiß 241.
Schleimfieber s. Unterleibstyphus.
Schmierkur 149.
Schnittwunden 235.
Schnupfen 159.
Schußwunden 236.
Schwarzwasserfieber 114.
Schweinsbeule 284.
Schwindel 96, 104, 203.
Schwindsucht s. Tuberkulose.
Seekrankheit 194.
Segelschiffsberiberi 172.
Sehvermögen 20.
Selbstmord 48.
Senfspiritus 90.
Siedehitze 58.
Skorbut 171, 191.
Sodbrennen 182.
Sonnenstich 47, 200.
Speck 32.
Speisen, Zubereitung der 29.
Speiseröhre 13.
Speiserolle 366.
Springwurm 189.
Spulwurm 188.
Starrkrampf 284.
Steckbecken s. Bettschüssel.
Stichwunden 235.
Stuhlgang, Beschaffenheit desselben 73.
Sublimatvergiftung 201.
Sumpffieber s. Wechselfieber.
Suppenzutaten 38.
Syphilis 144 ff.

Tee 40.
Teigwaren 35.
Temperatur, Körper- 77.
Tetanus s. Wundstarrkrampf.

Thermometer 77.
Tobsucht 195.
Tonerdelösung, essigsaure 88.
Transport s. Fortschaffung.
Triangel 269.
Trichinen 32.
Trichinenkrankheit 189.
Trinkwasser 43, 53.
Tripper 135, 137, 289.
Tripperaugenentzündung 137, 140, 293.
Tripperrheumatismus 136.
Tropenfieber 109, 111.
Tuberkulose 127, 159, 179, 289.
Typhoid fever, Typhus s. Unterleibstyphus.
Typhus fever s. Fleckfieber.

Übelkeit 104, 114, 182, 202.
Umschläge 86; feuchtwarme 90; kalte 91.
Unfallformular 362.
Unterbindung von Blutgefäßen 233.
Unterleibsbruch 295; eingeklemmter 296.
Unterleibstyphus 123.
Unterschenkelgeschwür 290.
Untersuchung der Aftergegend 73; des Bauches 72; der Brust 72; der Geschlechtsteile 73; der Gliedmaßen 73; von Kopf und Hals 71; körperliche 70, 213; des Kranken 69, 213; auf Hör-, Seh- und Farbenunterscheidungsvermögen 20; auf Tauglichkeit zum Schiffsdienst 17; des Verletzten 213.
Unwohlsein 200.

Variola s. Pocken.
Varizellen s. Windpocken.
Vaseline 90.

Venen s. Blutadern.
Verbände 216.
Verbandwechsel 228.
Verbrennung s. Brandwunden.
Vergiftungen 200.
Verletzungen 213; blutige 216; unblutige 216; wichtiger Organe 237; durch giftige Fische 242.
Verrenkung im allgemeinen 247; des Ellbogens 253; der Fingergelenke 254; im Fußgelenke 257; im Handgelenke 254; im Hüftgelenke 255; im Schultergelenke 251; des Unterkiefers 250.
Verstauchung 248.
Verstopfung 70, 104, 182, 185, 187.
Verzeichnisse der mitzunehmenden Arzneimittel Ia, 317, Ib 318, Ic 320, Id 323, II 328, III 338.
Vorhautentzündung 136, 139.
Vorsteherdrüse 15.

Wadenkrämpfe 184.
Wartung des Kranken s. Pflege.
Wäsche 27; Reinigung ders. 27.
Wasser 43 ff.
Wasserbruch 297.
Wasserdampf 58.
Wassersucht 174, 191.
Wasserumschläge 90.
Wechselfieber 109, 181.
Wein 41.
Wiederbelebungsversuche siehe Scheintod.
Windpocken 154.
Wismutgallat, basisches 88.
Wundbehandlung 216, 223; Beispiel 245.
Wunden 223; gequetschte und verunreinigte 228; vergiftete 241.
Wundnaht 228, 230.
Wundkrankheiten 282 ff.
Wundpulver, gelbes s. Wismutgallat.
Wundrose 191, 282.
Wundstarrkrampf 284.
Wurmfortsatzentzündung 167.
Wurstvergiftung 202.

Zahnfleischentzündung 174.
Zahngeschwür 294.
Zahnschmerzen 293.
Zahnpflege 294.
Zahntropfen s. Kreosotlösung.
Zellgewebsentzündung 191, 241, 242, 288.
Zitronensaft 42.
Zuckerkrankheit 190.
Zunge, belegte 71.

Verlag von Julius Springer / Berlin

Hilfsbuch für die Schiffsführung. Von **Johannes Müller**, Inspektor des Norddeutschen Lloyd, und **Joseph Krauß**, Direktor der Staatlichen Seefahrtschule Stettin. Zweite, wesentlich erweiterte und verbesserte Auflage. Mit 229 Abbildungen im Text und einer farbigen Tafel. XXIV, 576 Seiten. 1925. Gebunden RM 33.—

Aus den Besprechungen:

... Die Zusammenarbeit beider Verfasser ist außerordentlich ertragreich gewesen; durch sie ist ein Buch zustande gekommen, das an Gründlichkeit und Reichhaltigkeit alle Werke gleicher Art weit übertrifft ... Nichts, was den fahrenden Nautiker und den angehenden Schiffsoffizier interessiert, ist ausgelassen: Terrestrische und astronomische Navigation, Chronometerkontrolle und Kompaßkunde, Gezeitenberechnung, Meteorologie, Seestraßenrecht, Seemannschaft, alles Wichtige über Ladung und Ladungspapiere, Schiffbau und Schiffsmaschinenkunde sowie über Gesundheitspflege an Bord, alles ist in klarer übersichtlicher Form in dem Werk zu finden. Gerade die einfache und leicht faßliche Art der Behandlung der vielen Einzelabschnitte ist es, die das Buch nicht nur zu einem unentbehrlichen Nachschlagewerk für den erfahrenen Nautiker macht, sondern ihm auch den Charakter eines Lehrbuches verleiht, das sich in der Hand eines jeden befinden sollte, der an der Führung eines Schiffes interessiert ist ... „Annalen der Hydrographie und Maritimen Meteorologie."

Leitfaden für die erste Hilfeleistung an Bord von Seefischereifahrzeugen. Auf Veranlassung des Staatssekretärs des Innern bearbeitet im Reichsgesundheitsamt. VII, 100 Seiten. 1911. RM —.45

Hygiene und Gesundheitsgefahren der Werft- und Hafenarbeit und der Arbeit des Heizpersonals auf Schiffen. Von Oberarzt Dr. **Rothfuchs**, Hamburg; Obergewerberat Dr. **Barkow**, Hamburg; Professor Dr. **Schwarz**, Hamburg; nebst Beiträgen von Dr. **Meyer-Brodnitz**, Berlin; M. **Grotjahn**, Berlin; E. **Riedel**, Berlin. (Bildet Beiheft 11 zum „Zentralblatt für Gewerbehygiene und Unfallverhütung", herausgegeben von der Deutschen Gesellschaft für Gewerbehygiene.) Mit 8 Textabbildungen. IV, 48 Seiten. 1928. RM 2.80

Nothelferbuch. Leitfaden für erste Hilfe bei plötzlichen Erkrankungen und Unglücksfällen. Herausgegeben von der Medizinalabteilung des Preußischen Ministeriums für Volkswohlfahrt. Dritte Auflage. Mit 113 Textabbildungen. VIII, 152 Seiten. 1922. RM 1.50

Krankenpflegelehrbuch. Herausgegeben im Auftrage des Preußischen Ministeriums für Volkswohlfahrt. Von Dr. **Ostermann**, Ministerialrat. Zehnte Auflage in vollständig neuer Fassung. Mit 219 Abbildungen. XV, 499 Seiten. 1928. Gebunden RM 12.—
bei Abnahme von 50 Expl. je RM 11.—
„ „ „ 100 „ „ RM 10.50
„ „ „ 300 „ „ RM 10.—

Verlag von Julius Springer / Berlin

Die Lehre von den Epidemien. Von Professor Dr. med. **Adolf Gottstein**, Berlin. (Bildet Band V der „Verständlichen Wissenschaft".) Mit 23 Abbildungen. VII, 202 Seiten. 1929. Gebunden RM 4.80

Blattern- und Schutzpockenimpfung. Denkschrift zur Beurteilung des Nutzens des Impfgesetzes vom 8. April 1874 und zur Würdigung der dagegen gerichteten Angriffe. Bearbeitet im Reichsgesundheitsamt. Vierte Auflage mit den gesetzlichen Vorschriften als Anhang sowie mit 31 Textabbildungen und 5 Tafeln. VI, 214 Seiten. 1925. Kart. RM 3.—

Leitfaden der Desinfektion für Desinfektoren und Krankenpflegepersonen in Frage und Antwort. Von Professor Dr. **Fritz Kirstein**, Medizinalrat und Direktor des Medizinaluntersuchungsamtes Hannover. Dreizehnte, verbesserte Auflage. VI, 108 Seiten. 1929. Gebunden RM 4.50

Hygienische Volksbildung. Von Dr. med. **Martin Vogel**, Wissenschaftlicher Direktor am Deutschen Hygiene-Museum, Generalsekretär des Sächsischen Landesausschusses und vorm. Generalsekretär des Reichsausschusses für Hygienische Volksbelehrung. (Sonderausgabe des gleichnamigen Beitrages in dem I. Band des „Handbuches der sozialen Hygiene und Gesundheitsfürsorge".) Mit 6 Abbildungen. IV, 88 Seiten. 1925. RM 3.—

Wie kann die Menschheit von der Geißel der Syphilis befreit werden? Von Dr. **Erich Hoffmann**, o. ö. Professor und Direktor der Hautklinik an der Universität Bonn. Mit 8 Abbildungen. 54 Seiten. 1927. RM 2.40

Die Ernährung des Menschen. Nahrungsbedarf, Erfordernisse der Nahrung, Nahrungsmittel, Kostberechnung. Von Professor Dr. **Otto Kestner**, Direktor des Physiologischen Instituts an der Universität Hamburg, und Dr. **H. W. Knipping**, Privatdozent, früherem Assistenten des Physiologischen Instituts an der Universität Hamburg. Mit zahlreichen Nahrungsmitteltabellen und 10 Abbildungen. Dritte Auflage. VI, 136 Seiten. 1928. RM 5.60

Die Ernährung des Menschen mit besonderer Berücksichtigung der Ernährung bei Leibesübungen. Von **Max Rubner**, Geheimer Obermedizinalrat, Professor an der Universität Berlin. III, 48 Seiten. 1925. RM 2.40

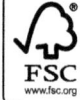

MIX
Papier aus verantwortungsvollen Quellen
Paper from responsible sources
FSC® C105338

If you have any concerns about our products,
you can contact us on
ProductSafety@springernature.com

In case Publisher is established outside the EU,
the EU authorized representative is:
**Springer Nature Customer Service Center GmbH
Europaplatz 3, 69115 Heidelberg, Germany**

Printed by Libri Plureos GmbH
in Hamburg, Germany